Springer-Lehrbuch

Carl Meißner

(Hrsg.)

Basic Skills PJ

Praktische Tipps für Chirurgie und Innere

Mit 221 Abbildungen

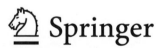 Springer

Herausgeber
Carl Meißner
Klinikum Magdeburg gGmbH
Magdeburg

ISBN 978-3-662-48702-0 · 978-3-662-48703-7 (eBook)
DOI 10.1007/978-3-662-48703-7

Die Deutsche Nationalbibliothek verzeichnet diese Publikation in der Deutschen Nationalbibliografie;
detaillierte bibliografische Daten sind im Internet über http://dnb.d-nb.de abrufbar.

Springer
© Springer-Verlag Berlin Heidelberg 2016

Umschlaggestaltung: deblik Berlin
Fotonachweis Umschlag: © lenetsnikolai, Fotolia

Gedruckt auf säurefreiem und chlorfrei gebleichtem Papier

Springer ist Teil von Springer Nature
Die eingetragene Gesellschaft ist Springer-Verlag GmbH Berlin Heidelberg

Vorwort

Das Lehrangebot für den medizinischen Nachwuchs ist heutzutage breiter denn je. Fachbücher, Zeitschriften, Internet, Fortbildungen und Kongresse beleuchten viele Facetten der Medizin. Das zu lernende Spektrum, gerade in der Medizin, wird immer weiter und auch fundamental tiefer erforscht und gelehrt.

Die Zeiten der jungen Generation sind geprägt dadurch, dass ein Spagat zwischen exzellentem Fachwissen auf der einen Seite und praktischen Fertigkeiten auf der anderen Seite geleistet werden muss. Dies bedeute teilweise für den Studenten, gerade am Anfang im Praktischen Jahr, wahrscheinlich große Lücken. Der ungewohnte und neue Umgang mit den Kollegen, die teilweise zum ersten Mal durchgeführten praktischen ärztlichen Handlungen, die verwirrenden Strukturen des Gesundheitssystems, die anspruchsvolle Kommunikation innerhalb der Krankenhaushierarchie, die komplexen Anforderungen bei der Patientenführung oder das geschickte Verhalten in der Notfallsituation werfen Fragen oder auch Probleme auf. Diese können die herkömmlichen Lehrmittel meist nicht beantworten.

Damit Sie in Ihrer Anfangszeit einen gute Grundlage und vor allem Sicherheit finden, haben wir dieses Buch geschrieben. In 13 spannenden Kapiteln blicken wir mit Ihnen hinter die Kulissen, lesen zwischen den Zeilen und klären die wichtigsten Tipps und Tricks im ersten Arzt-Patienten-Kontakt.

Dieses Buch zu schreiben hat uns sehr viel Spaß gemacht, auch wenn es wie die Vorbereitung zu einer Prüfung oft sehr viel eisernen Willen gebraucht erforderte. Das »gute Ende« verdanke ich in erster Linie meiner Frau Luisa und meinen Kindern Lennard und Mathilda, welche mit viel Toleranz die intensive Arbeit an diesem vorliegenden Buch unterstützt haben. Im Weiteren verdanke ich es natürlich auch meinen chirurgischen Lehrern Prof. Dr. med. Gerd Meißner (meinem Vater) und Prof. Dr. med. Karsten Ridwelski. Vielen Dank für die Unterstützung und Anregungen. Des Weiteren gilt mein besonderer Dank Frau Christine Ströhla und Frau Rose-Marie Doyon vom Springer Verlag, ohne die die Erstellung dieses Buches nicht möglich gewesen wäre. Sie haben an mich und meine Idee geglaubt – danke. Vergessen möchte ich auch nicht Frau Dr. med. Dipl. Päd. Martina Kahl-Scholz für Ihre Bereitschaft, als Co-Autorin zu arbeiten, und die sich mehr als nur eine Lektorin um dieses vorliegende Buch gekümmert hat.

Ich freue mich über Verbesserungen, Anregungen oder Wünsche der Leser, denn nur so kann das Buch stetig besser werden und wachsen.

Mit den besten Wünschen für ein erfolgreiches PJ und Staatsexamen in der Medizin.

Carl Meißner
Magdeburg, Winter 2015

Über den Autor

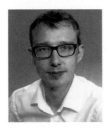

Dr. med. Carl Meißner

Jahrgang 1982, studierte Medizin in Budapest und Magdeburg und promovierte 2010 an der Ruprecht-Karls-Universität Heidelberg. Nach Auslandsaufenthalten unter anderem in Basel, an der Universität in Zürich und der University of Minnesota in Minneapolis war er Assistenzarzt am Carl-von-Basedow Klinikum Saalekreis in Querfurt und Merseburg mit Hospitation in der BG Klinik Bergmannstrost in Halle/Saale. 2013 wechselte er in die Klinik für Allgemein- und Viszeralchirurgie am Klinikum Magdeburg. Dort schloss er 2015 auch seine Facharztausbildung ab. Seine Passion gehört der Ernährungsmedizin und Ernährungstherapie.

Inhaltsverzeichnis

Meißner: Basis Skills PJ A1

Einleitung:
Thematischer
Einstieg ins Kapitel

Zwischenmensch-liches: Dinge, die
sonst nicht im Lehr-buch stehen

Merke:
Was sind die Dos
and Dont's

Jeder Assistent und jeder chirurgisch-/internistisch interessierte Student sollte einige Aspekte der Anäs-thesie kennen, z. B., welche präoperativen Abklärun-gen für die Anästhesie von Wichtigkeit sind und welche Risiken bei der Operationsindikation berück-sichtigt werden muss. Ebenso wird in diesem Kapitel auf die Intubationsvarianten und deren -technik eingegangen.

Gute Kenntnisse in der Lokalanästhetika und Applikation von Anästhetika muss jeder chirur-gisch tätige Arzt haben, damit schwerwiegende Komplikationen vermieden werden können. Das gilt auch schon für Sie im Chirurgie-Tertial bzw. für ein eventuelles Wahltertial Anästhesie. Auch die modernen Überwachungsmethoden eines Pati-enten während einer Operation müssen allen Be-teiligten bekannt sein. Die heutigen Formen der postoperativen Schmerzbekämpfung und die häu-figen postoperativen Komplikationen sollten bzw. müssen den Chirurgen geläufig sein. Ein Großteil, d. h. 70 bis 80 % aller großen Zwischenfälle im Operationssaal, beruhen auf menschlichem Versa-gen. Davon sind etwa **90 % durch eine mangelhaf-te Kommunikation** verursacht. Erst in den letzten Jahren wurde realisiert, dass viele Trainingsmetho-den zur Erhebung der Sicherheit, die heute in der zivilen Luftfahrt selbstverständlich sind, auch im Operationssaal angewendet werden müssen und können.

5.1 Die Sauerstoffgabe bei erhaltender Atmung

Indikationen Die Gabe von Sauerstoff ist eine wich-tige Maßnahme in der Notfallmedizin.

❯ **Sauerstoff ist das Notfallmedikament der 1. Wahl!**

Die Beatmung durch eine **O$_2$-Maske** ist am effizien-testen, es gelangt also die größtmögliche Menge Sauerstoff in die Lungen. Bei der O$_2$-Maske ist zu beachten, dass ein Flow von > 4 l pro Minute einge-stellt werden muss, damit es zu keiner CO$_2$-Rück-atmung kommt.

Bisweilen kommt es vor, dass die O$_2$-Maske von den Patienten nicht toleriert wird. Dann sollte eine

Assistenz den Patienten mit sehr hohem Flow die Maske nur vorhalten.

Zwischenmenschliches

Die ersten Intubationen, die Sie im PJ durchführen, sofern Sie dazu aufgefordert werden, können ziem-lich nervenaufreibend sein. Das ist ganz normal. Anfangs fehlt einfach auch hier die Routine, vielleicht sind die Intubationsverhältnisse schwierig, der Um-gang mit den Instrumentarium wurde zwar schon einmal an einer Puppe, nie aber an einem lebenden Menschen ausprobiert. Wichtig ist: versuchen Sie trotz allem die Ruhe zu bewahren, auch wenn es nicht direkt beim ersten Mal funktioniert. Erwach-sene Patienten tolerieren eine gewisse Sauerstoff-karenz (wichtig ist, hier immer auf das Monitoring zu achten – O$_2$-Sättigung!) länger als Kinder (s. u.), ver-lassen Sie sich hier auf die Erfahrung der erfahrenen Kollegen. Wenn Sie nach dem ersten missglückten Versuch zu unsicher sind, übergeben Sie an den betreuenden Arzt und versuchen Sie es zeitnah bei einem weiteren Patienten erneut. Sie werden sehen, dass auch eine Intubation mit der Übung immer leichter wird. Nicht umsonst ist bei der Ausbildung in der Notfallmedizin derzeit (in Sachsen-Anhalt) eine 2-jährige klinische Weiterbildung, einschließlich 6 Monaten Intensivmedizin, dem Nachweis von 50 begleiteten Notarzteinsätzen und der Nachweis von Intubationen vorzubringen. Übung macht den Meister.

5.2 Maskenbeatmung

Eine einfache Maßnahme zur Wiederherstellung der Atmung ist neben der Mund-zu-Mund- oder Mund-zu-Nase-Beatmung die Maskenbeatmung.

Anleitung Hierbei werden zunächst der Mund- und der Nasenrachenraum inspiziert und ggf. von Fremdkörpern oder Schleim gereinigt. Nach Über-strecken des Kopfes kann der sogenannte **Esmarch-Handgriff** angewendet werden.

Mit beiden Händen des Helfers (Daumen am Kinn, Finger am Unterkieferwinkel) wird der Un-terkiefer vor die obere Zahnreihe geschoben, womit ein zurückfallen der Zunge verhindert werden kann. Vorzugsweise in dieser Kieferposition (Un-

Checkliste zur endotrachealen Intubation
(☑ Abb. 5.8)
Es werden benötigt:
— Einmalhandschuhe,
— Laryngoskop,
— Endotrachealtubus mit einem Führungsstab,
— Ersatztubus,
— Magill-Zange,
— Blockerspritze,
— AbsaugKatheter,
— Beißkeil,
— Binde zur Tubusfixierung,
— Absaugpumpe,
— Beatmungsbeutel,
— Stethoskop,
— ggf. Beatmungsgerät mit Kapnometrie.

terkieferzähne vor den Oberkieferzähnen) wird die Maske bei geschlossenem Mund aufgesetzt und mit dem C-Griff gehalten.

Nun können Daumen und Zeigefinger die Maske halten, während die restlichen Finger den Unterkiefer des Patienten fixieren (was bei Patienten ohne Gebiss schwierig sein kann.

❶ **Maskenbeatmung bei nicht nüchternen Patienten – Aspirationsgefahr!**

▪ **Guedel- und Wendeltubus**
Wenn die Beatmung mit der Maske auch nach Änderung der Position des Kopfes nicht gelingt, sollte ein Guedel- oder ein Wendeltubus eingelegt werden.

5.3 Endotracheale Intubation

Die sicherste und effizienteste Methode zur Sicherung der Atmung ist die endotracheale Intubation. Hierbei wird ein Beatmungsschlauch als »Brücke« in die Trachea eingebracht und dort mittels eines Ballons geblockt. Die entscheidenden Vorteile sind die **optimale Sauerstoffversorgung** (Oxygenie-

Cave: Vorsicht!
Hier kann man etwas
falsch machen

Checkliste:
Welches Material
benötige ich wofür?

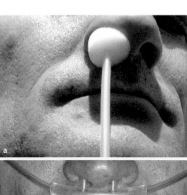
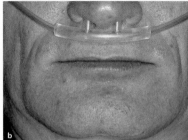
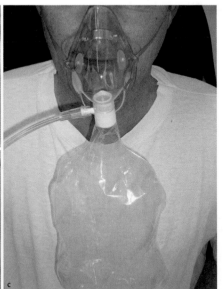

☑ **Abb. 5.1a-c** Möglichkeiten der Sauerstoffapplikation. **a** Nasensonde. **b** Nasenbrille. **c** Maske. (Aus Rücker 2011)

Autorenverzeichnis

Dr. med. Peter Hilbert-Carius (DEAA)
Klinik für Anästhesiologie, Intensiv- und
Notfallmedizin
BG-Klinikum Bergmannstrost
Merseburgerstr. 165
06112 Halle (Saale)

Dr. med. Dipl.-Päd. Martina Kahl-Scholz
Landwehr 3
59519 Möhnesee

Dr. med. Eva Lieske
Klinik für Allgemein- und Visceralchirurgie
Klinikum Magdeburg gGmbH
Birkenallee 34
39130 Magdeburg

Dr. med. Sebastian Lieske
Klinik für Orthopädie
Zentrum für Unfallchirurgie und Orthopädie
Klinikum Magdeburg gGmbH
Birkenallee 34
39130 Magdeburg

Dr. med. Carl Meißner
Klinikum Magdeburg gGmbH
Klinik für Allgemein- und Viszeralchirurgie
Birkenallee 34
39130 Magdeburg

Prof. Dr. med. Gerd Meißner
Carl-von-Basedow Klinikum Saalekreis gGmbH
Klinik für Chirurgie
Vor dem Nebraer Tor 11
06268 Querfurt

Luisa Meißner
Universitätsklinikum Magdeburg A.ö.R.
Klinik für Herz-Thoraxchirurgie
Leipziger Str. 44
39120 Magdeburg

Prof. Dr. med. Frank Meyer
Universitätsklinikum Magdeburg A.ö.R.
Klinik für Allgemein-, Viszeral- und Gefäßchirurgie
Leipziger Str. 44
39120 Magdeburg

Prof. Dr. med. Karsten Ridwelski
Klinikum Magdeburg gGmbH
Klinik für Allgemein- und Viszeralchirurgie
Birkenallee 34
39103 Magdeburg

Lara Schifferer
Klinikum Magdeburg gGmbH
Klinik für Kardiologie und Diabetologie
Birkenallee 34
39130 Magdeburg

Prof. Dr. med. Hendrik Schmidt
Klinikum Magdeburg gGmbH
Klinik für Kardiologie und Diabetologie
Birkenallee 34
39130 Magdeburg

Antje Tegelbeckers
Klinikum Magdeburg gGmbH
Klinik für Kardiologie und Diabetologie
Birkenallee 34
39130 Magdeburg

Anamnese und klinische Untersuchung

Carl Meißner, Martina Kahl-Scholz

C. Meißner (Hrsg.), *Basic Skills PJ*,
DOI 10.1007/978-3-662-48703-7_1, © Springer-Verlag Berlin Heidelberg 2016

1

In diesem Kapitel geht es darum, welche Schritte bei einer Anamneseerhebung beachtet werden müssen und welche Aspekte eine gelungene Arzt-Patienten-Kommunikation ausmachen, die eine fundierte Anamnese erst ermöglicht. Auch die Vorgehensweise bei der körperlichen Untersuchung, die Dokumentation der erhobenen Parameter sowie die Vorstellung des Patienten werden behandelt.

Eine fundierte Anamneseerhebung (▶ Abschn. 1.1) hängt wesentlich, wie die folgenden Abschnitte zeigen werden, von einer gelungenen Arzt-Patienten-Kommunikation ab (◘ Abb. 1.1). Was häufig als »Psychokram« im Studium abgetan wird, ist von grundlegender Bedeutung für eine fundierte »Bestandsaufnahme« dessen, was den Patienten zu Ihnen geführt hat, und damit der Schlüssel zu korrekten weiterführenden Untersuchungen und Verdachts- bzw. Differenzialdiagnosen. Nehmen Sie sich daher für diesen Abschnitt ein wenig Zeit, so »einfach« oder »selbsterklärend« er Ihnen auch erscheint, es wird Ihnen im Klinikalltag eine Hilfe sein.

Wichtig ist, dass Sie für sich möglichst schnell einen eigenen »inneren roten Faden« entwickeln, der Ihnen hilft, während des Anamnesegesprächs und der körperlichen Untersuchung (▶ Abschn. 1.1, ▶ Abschn. 1.3) alle wichtigen Aspekte »abzuarbeiten«. Am Anfang werden Sie sich sicher noch strikt an die Reihenfolge im Anamnesebogen halten, während Ihnen die Routine mit der Zeit ermöglicht, dass Sie Ihre ganz eigene Untersuchungsabfolge entwickeln. Das erleichtert zudem eine rasche und effektive Dokumentation (▶ Abschn. 1.4) und spätere Patientenvorstellung während der Visite (▶ Abschn. 1.5), für die Sie Teile dieses roten Fadens wiederaufnehmen können. Sie werden im vorliegenden Kapitel einige Tipps finden, die Ihnen auf dem Weg zu einer routinierten Abfolge im Praktischen Jahr eine kleine Hilfestellung sein können.

1.1   Arzt-Patienten-Kommunikation

Zwischenmenschlich
Stellen Sie sich vor, Sie liegen in einem Krankenhausbett und werden in den OP-Bereich gefahren. Sie haben Ihre erste Operation vor sich, nichts Dramatisches, eine Hernienrevidierung, und Sie wissen aus dem Medizinstudium alle Fakten dazu – trotzdem fühlen Sie sich nicht wohl und merken, wie sich eine eigenartige Beklemmung in Ihnen breitmacht. In der Schleuse nickt Ihnen die OP-Schwester knapp zu ohne sich vorzustellen. Sie werden auf eine andere Liege gelagert und in die Einleitung gefahren. Dort stehen bereits mehrere Personen in grüner OP-Kleidung und mit halb nach unten gezogenem Mundschutz, die sich über ein Thema aufzuregen scheinen. Einer von Ihnen dreht sich zu Ihnen um und sagt: »Ich bin Ihr Anästhesist, ich komme gleich zu Ihnen«. Danach redet er mit den anderen beiden weiter über den Dienstplan. Sie fühlen sich etwas verloren und unwohl in der liegenden Position und haben nun doch Angst vor der bevorstehenden Narkose, auch wenn Sie selbst in einer Anästhesiefamulatur schon häufig dabei geholfen haben. Einfach »weg zu sein« ist kein schöner Gedanke. Sie sehen die Schläuche, Monitore und wie im OP-Saal ein geschäftiges Treiben zur Vorbereitung auf die OP herrscht und Ihnen wird noch mulmiger. Auch wenn Sie es sich selbst nicht erklären können, aber plötzlich steigen Ihnen die Tränen in die Augen, und Sie fühlen sich wie ein hilfloses Kind. Die drei Anwesenden bemerken all das gar nicht, beenden einfach nur

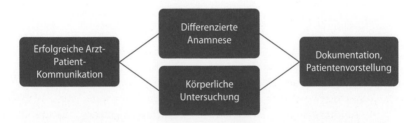

◘ **Abb. 1.1** Regelkreis der Erstvorstellung eines Patienten ihr Gespräch und beginnen, die Vorkehrungen für die anästhesiologische Einleitung zu treffen. Einen Zugang haben Sie bereits und werden nun wortlos mit einem Pulsoxymeter und dem EKG verbunden. Der Anästhesist, der sich eben zu Ihnen umgedreht hat, setzt sich neben Sie, dreht den Dreiweghahn so, dass die Verbindung zum Tropf abgeschnitten ist, um nacheinander die unterschiedlichen Spritzen anzusetzen, die ihm der OP-Pfleger reicht. »Es kann sein, dass Sie gleich ein leichtes Brennen verspüren.« sagt er, während er die Flüssigkeit einspritzt. Ihnen laufen Tränen über die Wangen, dann merken Sie nichts mehr.

1.1.1 Patientenkommunikation

Die Situation, wie sie hier geschildert wird, ist mit einer gewissen Dramatik dargestellt – aber sie ist nicht vollkommen unrealistisch. Was sie sehr gut zeigt ist:

❯ **Was für den Mitarbeiter im Gesundheitswesen, also z. B. Sie als angehenden Arzt/angehende Ärztin nach einiger Zeit Routine ist, ist für den Patienten i. d. R. ein Ausnahmezustand.**

Und, wie Paul Watzlawik (1921–2007) sagt:

❯ **Man kann nicht nicht kommunizieren.**

Nicht ohne Grund wird zunehmend an deutschen Universitäten ein besonderer Wert auf die Arzt-Patienten-Kommunikation und die Psychologie des Umgangs mit dem Patienten gelegt. Patienten sind aufgrund ihrer Lage häufig sehr feinfühlig und offen für jede Form der Kommunikation – in positiver wie in negativer Hinsicht. Und von der Beziehung, die zwischen Arzt und Patient entsteht, hängt wie man heute weiß auch ab, ob die Patienten bereit sind, diagnostische und therapeutische Schritte mitzugehen.

Viele Studien befassen sich mittlerweile mit der Frage, wie sich die kommunikativen Fähigkeiten von Ärzten und Ärztinnen auf die Behandlungserfolge oder -misserfolge auswirken. Tatsächlich zeichnen sich Zusammenhänge ab zwischen einer gelungenen Arzt-Patient-Kommunikation und der

- Compliance ($\uparrow$),
- Angst vor der Behandlung ($\downarrow$),
- Komplikationen ($\downarrow$),
- Bedarf an Schmerzmitteln ($\downarrow$).

Natürlich ist die Kommunikation nicht alles, aber sie ist viel und stellt die erste Grundlage her, auf der dann die weiteren diagnostischen und therapeutischen Schritte aufbauen.

Denken Sie an das Beispiel zu Beginn des Abschnittes zurück, versetzen Sie sich bitte noch einmal kurz in die dort geschilderte Lage: Wie würden Sie das Verhalten des Anästhesisten beschreiben? Wie würden Sie seine Haltung Ihnen gegenüber einschätzen, obwohl (oder vielleicht gerade weil) er nur zwei Sätze mit Ihnen gesprochen hat, bevor er Sie in die Narkose brachte? Er hat kaum mit Ihnen gesprochen und das, was er zu Ihnen gesagt hat »Ich bin Ihr Anästhesist, ich komme gleich zu Ihnen.« und »Es kann sein, dass Sie gleich ein leichtes Brennen verspüren.« war weder besonders freundlich noch unfreundlich gesprochen. Eigentlich hat er also kaum mit Ihnen kommuniziert. Und trotzdem vermittelt er Ihnen in diesem Moment den Eindruck, dass Sie ihm gleichgültig sind oder sein Dienstplan gerade zumindest wesentlich wichtiger ist, und er routiniert seiner Arbeit nachgeht, ohne Sie als Menschen wahrzunehmen. Er hat Ihnen seine Haltung Ihnen gegenüber vermittelt, ohne einen Satz über diese Haltung zu sagen. Das genau meint, dass Sie mit einem Menschen nicht nicht kommunizieren können. Selbst ein Schweigen kann viele unterschiedliche Dinge bedeuten oder zumindest von den Anwesenden auf vielerlei Weise gedeutet werden.

❯ **Sie als angehender Arzt/angehende Ärztin kommunizieren also immer mit den Patienten, selbst wenn Sie sich dessen gar nicht bewusst oder mit Ihren Gedanken und Worten gerade ganz »woanders« sind.**

Was genau macht aber nun eine gelungene Arzt-Patient-Kommunikation aus? Welche Aspekte sollten Sie beachten?
- Wichtig ist zunächst, dass Sie sich **empathisch zeigen**. Das altgriechische Wort empátheia wird zurückgeführt auf path-, dt. »leiden, fühlen«. Empathisch sein bedeutet, dass man versucht, sich in sein Gegenüber hinzudenken,

1

hineinzufühlen, um zu verstehen, was in ihm vorgeht.

- Bringen Sie dem Patienten eine gewisse **Wertschätzung** gegenüber. Das gelingt vor allem dadurch, dass Sie seine Ängste und Fragen ernst nehmen und nicht von vorneherein den Patienten in eine bestimmte »Schublade« einordnen.
- Seien Sie in dem, was Sie sagen, **aufrichtig** und **authentisch**.

Versuchen Sie sich immer wieder vor Augen zu führen, welchen Umgang Sie sich wünschen würden, wenn Sie krank, evtl. schwach und verletzbar wären; und wenn Sie nicht durch Ihren Beruf mit dem Krankenhaus vertraut wären, sondern vollkommen unwissend, eben als Laie, nun etliche Untersuchungen oder Therapien über sich ergehen lassen müssen.

Bedenken Sie: Als Arzt oder Ärztin führen Sie tausende von Gesprächen. Für Ihren Patienten oder Ihre Patientin kann es aber aktuell das erste und entscheidende Gespräch über eine Krankheit sein.

> **Checklisten**
> Worauf Sie in der Kommunikation achten sollten:
> - **Augenkontakt:** Schauen Sie den Patienten wenn möglich während Sie mit ihm sprechen in die Augen, damit er das Gefühl bekommt, dass Sie aufmerksam sind und voll in der Kommunikation mit ihm stehen. Vermeiden Sie also, z. B. aus Unsicherheit, eher die vor Ihnen liegende Akte zu fixieren als den Augenkontakt mit dem Patienten direkt zu suchen.
> - Verwenden Sie im Gespräch **keine medizinische oder technische Fachsprache**, sondern eine verständlich einfache Sprache. Das ist nicht immer einfach, da der kollegiale Austausch und auch der Schriftverkehr durch die medizinische Fachsprache gekennzeichnet sind. Gewöhnen Sie sich daher direkt zu Beginn an, auch die einfachen deutschen Begriffe für die lateinischen oder griechischen Fachtermini im Hinterkopf zu haben.

> - Vermitteln Sie das Wissen in **kleinen Schritten** und **kurzen Sätzen**, sodass der Patient immer wieder die Gelegenheit findet, nachzufragen.
> - **Freundliche und ruhige Erklärungen**, gerade bei geäußerten Ängsten oder Bedenken, können häufig zu einer Beruhigung führen.
> - Achten Sie auf Ihre **Körpersprache** (Zu- und Abwendung).
> - Wirklich wichtig ist, auch nach langer Berufserfahrung, das **Eingehen auf Ängste, Bedenken und Fragen**, selbst wenn Sie diese schon zum 100.mal beantworten – für den Patienten bleibt die Situation ein Ausnahmezustand.

Wichtige Hilfsmittel in der Gesprächsführung sind darüber hinaus:
- Zuhören,
- Nachfragen,
- Wiederholen,
- Visualisieren,
- Feedback geben.

Es ist eine Herausforderung, offen zu bleiben für die Beziehung zum Patienten. Wenn Sie sich irgendwann sicher und routiniert fühlen und die Kollegen kennen, befinden Sie sich im »Arbeitstrott«. Und das kann manchmal dazu führen, dass man in all der Routine vergisst, dass man mit Menschen arbeitet, für die diese Situation alles andere als Routine ist.

1.1.2 Die Geschichte hinter dem Menschen

Ein Mensch ist im Krankenhaus, weil er krank ist. Und wie Sie aus eigener Erfahrung wissen: Krankheit versetzt uns in einen Zustand der Missempfindung und meistens auch der Schwäche und Verletzlichkeit. Der Grund, warum er behandelt werden muss, kann vielfältiger Natur sein und von leichten bis schwerwiegenden, das Leben bedrohenden Pathologien reichen. Vielleicht weiß er auch längst, dass er so schwer erkrankt ist, dass ihm nicht viel

Zeit bleibt. Und er macht sich darüber Gedanken, was das für ihn und seine Angehörigen bedeutet. Vielleicht ist er oder sie aber auch ganz alleine und wird nach der Untersuchung in ein Krankenzimmer zurückkehren, in dem niemals Besuch auf ihn oder sie wartet.

> ❯ Natürlich ist es wichtig, dass Sie solchen Aspekten nicht zu viel Gewicht geben, denn Sie brauchen Ihre professionelle Distanz. Aber versuchen Sie sich, auch nach einigen Jahren Berufserfahrungen und Routine, immer wieder vor Augen zu rufen, dass es hier nicht um eine Akte oder einen Untersuchungsbogen geht, sondern um einen Menschen.

Compliance
Für die Genesung ist die **Compliance** wichtig. Darunter versteht man das kooperative Verhalten eines Patienten zur Untersuchung oder Therapie. Fehlt diese Compliance, wird sich der Patient vielleicht weigern, ein Medikament einzunehmen oder eine wichtige Untersuchung durchführen zu lassen.
Zu den Grundvoraussetzungen für die Compliance gehören die **Einsicht in die Ernsthaftigkeit** einer Erkrankung und die **Zufriedenheit mit der medizinischen Betreuung.**

1.1.3 Jeder Mensch ist anders

Es gibt in der Anatomie des Menschen unzählige anatomische Varianten: die Leber kann links liegen, der Blinddarm oben rechts, selbst das Herz kann eine andere Position innehaben. Gefäße können zweifach vorhanden sein, wo sie nur einfach sein sollten, manch ein Knochen etwas anders geformt als beim Durchschnitt der Bevölkerung. Genauso unterschiedlich kann der Stoffwechsel eines Menschen sein, sein Immun- und Gerinnungssystem. Der eine Mensch reagiert allergisch auf Nüsse, der nächste auf Gräserpollen, ein weiterer gar nicht. Kurzum: Egal, wie lange Sie schon in Ihrem Bereich arbeiten und egal, wie viele Patienten Sie bisher betreut haben, ohne dass ein Zwischenfall pas

siert wäre: Jeder neue Patient ist anders und kann auf ein Medikament, das bisher alle 1000 Patienten vor ihm vertragen haben, mit Nebenwirkungen reagieren. Also:

> ❯ Bleiben Sie aufmerksam gegenüber jedem Patienten und nehmen Sie die Äußerungen des Patienten über Missempfindungen oder Angstgefühle ernst.

■ **Interkulturelle/religiöse Aspekte**
Manchmal werden Sie in die Situation kommen, dass Sie Patienten aufklären und untersuchen müssen, die aus einer gänzlich anderen Kultur kommen oder einer Religion angehören, deren Vorgaben auch Einfluss auf die Therapie haben.

Die erste Hürde, die hier entstehen kann, ist die sprachliche Barriere – wenn Sie den Eindruck haben, dass der Patient nichts von dem versteht, was Sie ihm sagen oder worüber Sie ihn aufklären, er also im Grunde nicht voll aufgeklärt in eine Behandlung einwilligt, dann sollten Sie einen erfahrenen Kollegen hinzuziehen. Manchmal besteht die Möglichkeit, muttersprachliche Kollegen oder Verwandte des Patienten im Krankenhaus anzusprechen und um Übersetzung zu bitten. Ist das nicht der Fall, sollte ein professioneller Dolmetscher hinzugezogen werden.

Eine weitere Hürde kann der kulturelle bzw. religiöse Aspekt sein, z. B. bei Menschen aus muslimischen Ländern. In den EU-Ländern leben derzeit ca. 14 Mio. Muslime, mehr als 3 Mio. davon in Deutschland. In manchen deutschen Kliniken und Arztpraxen erreicht der Anteil der muslimischen Patienten bis zu 30%, d. h. es ist sehr wahrscheinlich, dass man oft als PJtler oder fertiger Arzt mit Patienten aus den muslimischen Ländern in Kontakt kommt. Daher sind einige grundlegende Unterschiede wichtig zu nennen:

▬ **Schamgefühl:** Aufgrund des religiösen Kontexts lassen sich die charakteristische Bedeckung des Körpers und der distanzierte körperliche Umgang zwischen Personen unterschiedlichen Geschlechts, wenn sie nicht verwandt oder verheiratet sind, ableiten. Im ärztlichen Kontakt lassen sich jedoch der körperliche Kontakt und eine gewisse Intimität nicht vermeiden. Hier wäre es zunächst wichtig, dass die Patienten möglichst von **gleich-geschlechtlichen Ärzten** behandelt und untersucht werden! Gleiches gilt für die Behandlung durch Pflegekräfte etc.

- **Religiöse Regeln**: Hierzu zählen das **Fasten** im Fastenmonat Ramadan, von dem zwar prinzipiell Kranke ausgenommen sind, das aber manche Muslime trotz Erkrankung machen möchten. Die **Ernährungsregeln** zählen ebenfalls dazu und schließen ein, dass kein Schweinefleisch verzerrt werden darf und alles Alkoholhaltige (also auch alkoholhaltige Arzneien) vermieden wird.

Es gibt noch viele andere Aspekte, die hinsichtlich der interkulturellen und religiösen Unterschiede beachtet werden müssen (ein weiteres Beispiel wären die Zeugen Jehova, die grundsätzlich jegliche Bluttransfusionen ablehnen), daher ist es wichtig, dass Sie bei Unsicherheit einen erfahrenen Kollegen hinzuziehen und nicht zögern, auch den Patienten nach seinen Wünschen zu fragen.

1.1.4 Mitteilung schlechter Nachrichten

Ein schwieriger Punkt in der Arzt-Patient-Kommunikation ist die Überbringung schlechter Nachrichten, also von Diagnosen, die für den Patienten eine chronische oder sich progredient verschlechternde Erkrankung bedeuten. Auch Ihnen im Praktischen Jahr kann es bei den von Ihnen betreuten Patienten passieren, dass Sie ihnen diese Diagnose vermitteln müssen.

Es ist besonders wichtig, sich auf ein solches Gespräch gut vorzubereiten. Im Folgenden sind einige Punkte aufgeführt, die als Orientierung zur Vorbereitung und Durchführung einer Diagnosemitteilung ganz allgemein, aber auch speziell bei schlechten Nachrichten dienen können:

1. **Vorbereitung**: Wichtig ist, dass Sie Ihr Wissen zu der Erkrankung, um die es gehen wird, vor dem Gespräch noch einmal sichern. Informieren Sie sich zu einen gründlich über die Vor- und Erkrankungsgeschichte des Patienten, lesen Sie ggf. noch einmal wesentliche Aspekte im Fachbuch nach und fragen Sie Ihre erfahre-

nen Kollegen um Rat. Eine gute Vorbereitung ermöglicht Ihnen sich im Gespräch auf den Patienten konzentrieren und seine Fragen beantworten zu können.

2. **Zeitpunkt**: Schaffen Sie vor dem Gespräch einen möglichst optimalen Rahmen, sodass Sie etwas Zeit haben für die Diagnosemitteilung und nicht nach 5 Minuten den Raum wieder verlassen müssen. Es dürfen keine weiteren Patienten im Zimmer bleiben, Angehörige nur nach Rücksprache mit dem Patienten und der Patient sollte möglichst in der Lage sein, eine schlechte Nachricht überhaupt aufnehmen zu können (schwierig bei hohem Fieber, starken Schmerzen, Sedierung etc.).

3. **Vorwissen**: Lassen Sie dem Patienten den Raum, von seinem eigenen Vorwissen zur Erkrankung zu berichten und knüpfen Sie dort an. Mittlerweile haben viele Patienten entweder selbst oder über Freunde und Verwandte den Zugang zum Internet und bringen ein entsprechendes Vorwissen mit.

4. **Informationsmenge**: Es gibt Patienten, die möchten alles wissen, andere nicht – fragen Sie den Patienten offen, wie er verfahren möchte.

5. **Zeit**: Verstehen ist ein Prozess, der Zeit benötigt – versuchen Sie also in Folgeterminen immer wieder durch Nachfragen herauszufinden, ob der Patient verstanden hat, in welcher Situation er sich befindet, denn Verständnis ist wichtig für den Therapieerfolg.

6. **Gemeinsames Vorgehen planen**: Planen Sie gemeinsam mit dem Patienten die weiteren Schritte.

- **Das maximal Mögliche ist nicht das maximal Beste für den Patienten**

Unsere moderne Medizin setzt sich aus etlichen Leitlinien und einer maximalen Geräte- sowie Pharmakotherapie zusammen. Dieser Stand der Wissenschaft ist eine sehr dankbare Situation, eine maximale Versorgung ist auf der Welt nicht immer und überall möglich.

Sie haben die Aufgabe, den Patienten detailliert über seine Erkrankung und die therapeutischen Möglichkeiten, die prognostischen Parameter und über die Komplikationen aufzuklären und ihn in seiner Erkrankung zu begleiten.

Sie sollten sich daher trotz aller Möglichkeiten einer Tatsache immer bewusst sein:

> **Ihre Aufgabe ist es nicht (!), den Patienten zu einer Entscheidung zu drängen, nur weil es noch eine weitere Therapieoption gibt. Der Patient entscheidet selbst über sich, seine Erkrankung und sein Leben. Sie sollten ihn bei diesen Entscheidungen begleiten.**

Zwischenmenschliches

Sie betreuen gleich zu Beginn Ihrer Arzttätigkeit einen 68-jährigen Patient mit metastasiertem Kolonkarzinom (Stadium IV), ein operativer Eingriff ist ausgeschlossen, die einzige therapeutische Option stellen palliative Chemo- und Schmerztherapie dar. Sie sollen dem Patienten mitteilen, welche endgültige Diagnose ermittelt wurde, welche weiteren Untersuchungen Sinn machen und welchen therapeutischen Nutzen (immerhin bei einem guten Anschlagen maximal die Verdopplung der Lebenserwartung von 12 auf 24 Monate) er durch die Chemotherapie erlangen könnte. Auch über die Nebenwirkungen möchten Sie aufklären.

Während des Gesprächs, das Sie mit dem Patienten und seiner Frau führen, fällt Ihnen auf, wie abgeklärt der Patient wirkt und wie wenig er eigentlich an dem interessiert scheint, was er gerade hört. Als Sie auf die Nebenwirkungen einer Chemotherapie zu sprechen kommen, unterbricht der Patient Sie und stellt fest:»Ich möchte keine Chemotherapie machen. Ich habe mich genau informiert, der Verdacht stand ja schon im Raum. Ich habe alles mit meiner Frau besprochen und bin mir absolut klar darüber: ich möchte diese Behandlung nicht!« Sie sind perplex und wissen zunächst nicht, was Sie sagen sollen. Dann beginnen Sie noch einmal, über den zeitlichen Nutzen, den der Patient dadurch erlangen würde, zu sprechen. Der Patient hebt die Hand und winkt ab. Er hat seine Entscheidung getroffen.

Sie sind verwirrt, das haben Sie noch nie erlebt. Wieso sträubt sich dieser Patient gegen das, was möglich ist? Die Chemotherapie wird doch oft gut vertragen, Nebenwirkungen treten nur vorübergehend auf – aber das konnten Sie ihm ja nicht einmal mehr vermitteln.

Sie haben ein schlechtes Gewissen, nicht »das Beste« für den Patienten getan zu haben und reden mit dem Oberarzt. Für ihn ist es nicht das erste Mal, dass er von so einer Entscheidung hört oder sie selbst miterlebt, auch wenn das noch nicht allzu oft vorgekommen ist. »Sagen Sie ihm, dass Sie die Entscheidung respektieren, auch wenn Sie ihm anraten würden, sich zumindest noch einmal über die Möglichkeit einer Chemotherapie Gedanken zu machen, und dass Sie bei Rückfragen da sind.«

Sie sehen den Patienten regelmäßig wieder, es geht ihm zunehmend schlechter, er bleibt aber bei seiner Entscheidung. Bei einem Folgegespräch hält er Sie plötzlich fest an der Hand und bedankt sich bei Ihnen für Ihre gute Betreuung und Ihr Verständnis.

1.1.5 Gesprächsführung

Eine gute Gesprächsführung hängt wesentlich von einer guten Vorbereitung ab. Das bezieht sich auf den Zeitrahmen, das benötigte Informationsmaterial, den organisatorischen Rahmen und die Arbeitsabläufe. Gerade, wenn schlechte Nachrichten überbracht werden müssen (▸ Abschn. 1.1.4), ist eine gute Gesprächsführung und -vorbereitung wichtig, denn der Patient steht vielleicht unter Schock und braucht Hilfestellung, um alles richtig zu verstehen.

Gesprächsvorbereitung
Für die Vorbereitung auf ein Gespräch ist wichtig:
- Welche Diagnose- und Therapieschritte sind zu besprechen und welche Zeit ist dafür nötig?
- Welchen Nutzen und welche Risiken sind zu klären?
- Welche Gesprächsinhalte müssen betont und ggf. wiederholt werden?
- Welche Termine sind abzusprechen?
- Welches Informationsmaterial und welche Entscheidungshilfen sind zur Besprechung nötig?

Planen Sie den Ablauf für sich innerlich schon im Voraus und beachten Sie dabei folgende Punkte:
- **Umgebung**: Wählen Sie eine angemessene, ruhige Umgebung aus.

1

- **Gesprächseinstieg:** Stellen Sie sich namentlich vor. Schaffen Sie eine positive Atmosphäre. Beginnen Sie mit einer offenen Frage, zum Beispiel »Wie geht es Ihnen heute?«.
- **Situations- und Bedarfsanalyse:** Erklären Sie die Ergebnisse einer Untersuchung, Laborbefunde oder Medikationen. Erkundigen Sie sich nach Problemen. Geben Sie Gelegenheit zum Nachfragen.
- **Argumentation:** Zeigen Sie in verständlicher Weise Therapieoptionen mit Alternativen auf. Nutzen Sie visuelle Hilfsmittel und Entscheidungshilfen, zum Beispiel Schaubilder.
- **Entscheidungsphase:** Fragen Sie den Patienten nach seiner Einschätzung oder nach Einwänden gegenüber einer Therapieoption. Als Entscheidungshilfe können Sie Ihren Patienten Informationsmaterial zur Verfügung stellen – zum Beispiel Patientenleitlinien, evidenzbasierte Patienteninformationen sowie indikationsbezogene Selbsthilfeangebote.
- **Gesprächsabschluss:** Klären Sie weitere Schritte. Finden Sie gemeinsame Ziele. Stimmen Sie Termine ab. Bieten Sie Informationsmaterial an, das der Patient mitnehmen und später mit seiner Familie zuhause in Ruhe durchgehen kann. Weisen Sie auf Selbsthilfegruppen hin. Sagen Sie ihm, dass er nicht allein ist.

> **Takt und Feingefühl müssen zum automatischen Instrument bei der Gesprächsführung werden.**

Dabei hat der Arzt einige Hürden zu nehmen. Natürlich erfordert das Gespräch mit einem 70-jährigen Patienten eine andere Führung als mit einem Kind oder einer 30-jährigen Frau, ebenso wie das Gespräch mit einem unter Drogen stehenden Patienten oder einem an Demenz erkrankten Menschen.

Hinzu kommt, dass viele Patienten heute wie schon erwähnt eine »Vorbildung« bzw. Vorinformation besitzen. Es gibt kaum einen Patienten mehr, der nicht im Vorfeld schon im Internet, in der Presse oder im TV recherchiert hat – und wenn nicht er selbst, so doch wenigstens seine Verwandten oder Bekannten. Eine sachliche und fundierte Diskussion bzw. fachlich überzeugende Argumentation seitens des Arztes ist gefragt. Hier kann der Behandelnde den Sinn von Methoden erläutern. Fühlt sich der Patient gefühlsmäßig und medizinisch fachlich verstanden, nimmt er Maßnahmen und Ratschläge an (Compliance, ▶ Abschn. 1.1.2).

Bei darauffolgenden Konsultationen wird der Arzt mit Zufriedenheit feststellen, dass der Patient ihm vertraut und sich richtig verstanden und behandelt fühlt.

Im Laufe der Zeit sammelt der Arzt seine Erfahrungen und entwickelt die nötige Routine, um im Informationsfluss nicht zu strauchln.

> **Wichtig bleiben Ungestörtheit der Gespräche und die Anrede des Patienten mit Namen während der gesamten Konsultation. Bei den Gesprächen sollten Sie sich immer ein Ziel mit Problemerfassung und Lösung setzen.**

Dabei ist zu beachten, dass die meisten Menschen sich nur ein Drittel des Gehörten merken können. Dies variiert und ist von vielen Faktoren abhängig. Allein die Aufregung des Patienten mindert seine Aufmerksamkeit. Deshalb ist es wichtig auf alle Rückfragen seitens des Patienten zu antworten und zwar ruhig und in guter Verständlichkeit. Auch Bilder können wie schon erwähnt beim Erklären zu Hilfe genommen werden und können manchmal besser behalten werden als nur Worte.

> **Sollte ein Gespräch trotz aller Bemühungen nicht den Verlauf nehmen, den sich der Arzt erhofft, muss dieser trotzdem höflich und freundlich korrekt bleiben.**

1.2   Allgemeine Anamnese

> **Verständnisvoll reagieren – nur so kann ein Patient sich verstanden und ernst genommen fühlen.**

Das Ziel der Anamnese und des Erstgespräches dient dem Erfassen des Krankheitsbildes. Dabei spielen psychosoziale Fakten, berufliche und persönliche Schwierigkeiten und das subjektive Verständnis eine große Rolle. Auch intime Probleme gehören dazu. Hier gilt es den Überblick zu behalten, die erhaltenden Informationen und Eindrücke zu filtern und gleichzeitig sich dem Patienten zuzuwenden.

Anamneseerhebung

Eigenanamnese (Krankengeschichte anhand der Erzählungen des Patienten evaluieren)	Fremdanamnese (Krankengeschichte anhand dem Gespräch mit Angehörigen, der Vorbefunde, stattgefundenen Arztbesuche, Krankenhausaufenthalte etc. evaluieren)	Sozialeanamnese (Wie lebt der Patient? Was arbeitet er? Wie ist sein soziales Umfeld?)	Familienanamnese (Welche Familienverhältnisse bestehen'? Erberkrankungen? etc.)	Medikamentenanamnese

▣ **Abb. 1.2** Anamneseerhebung

Ein Anamnesegespräch gliedert sich in mehrere Anamneseunterpunkte (▣ Abb. 1.2). Hierzu zählen:
▬ Eigenanamnese (Befragung des Patienten),
▬ Fremdanamnese (Befragung von nahestehenden Menschen, mitbehandelnden Personen etc.)
▬ Sozialanamnese (Lebens-, Wohn- und Arbeitsverhältnisse),
▬ Familienanamnese (Familienstruktur, erbliche Erkrankungen?),
▬ Medikamentenanamnese,
▬ (somatische Anamnese),
▬ (psychische Anamnese).

Sie werden vielleicht im Verlauf des praktischen Jahres merken, dass Sie sich zunächst noch sehr an den Anamnesefragebögen, die es in jeder Klinik – teilweise in unterschiedlicher Ausführung – gibt, »entlanghangeln« müssen und dass die ersten Gespräche dadurch noch etwas »holprig« und »statisch« wirken. Es ist daher sinnreich, dass Sie sich recht bald eine eigene Checkliste, eine Art eigenen inneren Anamnesefaden zurechtlegen, den Sie im Gespräch Schritt für Schritt abarbeiten und dann später dokumentieren.

Vor allem bei der Medikamentenanamnese und bei der Befragung zu Erkrankungen und Operationen sollten Sie sehr gründlich nachfragen – vor allem ältere Menschen, die schon auf eine lange Kranken- und Medikamentengeschichte zurück-

blicken, erinnern bestimmte Erkrankungen oder auch aktuelle Medikamente nicht sofort.

▪ **Einstieg ins Gespräch**

Ein guter Gesprächseinstieg ist es, auf den Patienten zuzugehen, ihm die Hand zu reichen, ihn mit seinem Namen zu begrüßen, sich selbst vorzustellen und nach den Beschwerden des Patienten zu fragen, nachdem er sich gesetzt hat (also mit der Eigenanamnese zu beginnen). Z. B.: »Guten Tag Frau Meier, ich bin Dr. Loner, setzen Sie sich doch bitte. Was führt Sie zu mir?«

▪ **Frageformen**

Um ausführliche detaillierte Angaben zu den Beschwerden zu bekommen eignen sich geschlossene Fragestellungen, also z. B. »Wo befindet sich Ihr Schmerz?« Fragen, die mehrere Antworten möglich machen, sind nicht gut geeignet. Manche Patienten fühlen sich dadurch überfordert. Vermeiden Sie also beispielsweise Katalogfragen wie »Waren es ziehende, stechende oder drückende Schmerzen?«

Suggestivfragen sind ebenfalls ungeeignet, da Patienten selten dem Arzt wiedersprechen. »Ihre Schmerzen sind doch nicht ständig?« wäre eine solche suggestive Frage, die die Antwort bereits in sich trägt. Auch gehören wage Formulierungen und unscharfe Fragen zu den Fragestellungen, die man besser vermeiden sollte. Der Patient könnte dann

1

eine Verkleinerung seines Problems vermuten oder unterstellt dem Arzt Unwissenheit. Konfrontationsfragen zeigen die Einstellung des Patienten selbst zu seinem Problem. Interpretationsfragen sind gut, da der Patient selbst nach einer Begründung für seine Probleme sucht. Zusätzliche zum offenen Gespräch soll der Arzt den Patienten genau beobachten.

▪ **Kommunikationswege**

❯ **Die Körperhaltung zeigt Stimmung, Angst, Vorspannung, Nervosität. Im Gesicht erkennt man, ob Sprache und Gesten übereinstimmen. Augenkontakt ist unabdingbar.**

Körperkontakt kann bewusst eingesetzt werden, um Barrieren und Ängste auszublenden. Hier hilft manchmal schon das ganz banale kurze Berühren der Schulter oder des Armes des Patienten, um eine vertrautere Basis zu schaffen.

Die o. g. nonverbale Kommunikation ist auch der entscheidende Faktor beim Aufbau des Vertrauensverhältnisses zwischen Patient und Arzt.

▪ **Besondere Situationen**

Besondere Situationen für die Anamneseerstellung, wie sie z. B. bei bewusstlosen, geistig behinderten, psychotischen, älteren Menschen und Babys, Kleinstkindern, Kleinkindern gegeben sind, kön-

nen eine besondere Herausforderung darstellen. Hier ist der Arzt verstärkt auf die Aussagen und die Hilfe Fremder, Eltern oder Erziehungsberechtigter angewiesen. Auch die Sprache kann eine Hürde für die Untersuchung sein. Ausländer haben oft Schwierigkeiten die Probleme sprachlich zu erklären. Ein gutes Englisch oder Dolmetscher ist dann hilfreich.

Bei alten Menschen, die oft multiple chronische Krankheiten aufweisen und sich nicht deutlich ausdrücken können, ist die Anamneseerhebung oft auch erschwert. Betreuende Personen und Pfleger können dabei sehr helfen. Respekt, Höflichkeit und Empathie müssen auch hier, wie bei jedem Gespräch, ständig beachtet werden.

Emotionen der Patienten müssen ernst genommen werden, wie z. B. Verzweiflung, Wut, Aggressionen, Trauer. Sie sagen etwas über den Patienten und seinen Zustand aus und dürfen nicht ignoriert oder übergangen werden.

❯ **Die medizinische Anamnese richtet sich dann gezielt auf die Beschwerden und Schmerzen.**

❯ **Tritt der Fall ein, dass ein Patient aufgrund einer persönlichen Antipathie nicht objektiv behandelt werden kann, darf und sollte ein Kollege gefragt werden, ob er die weitere Untersuchung/Behandlung übernehmen kann.**

◻ **Tab. 1.1** Charakteristika und Fragestellung bei Schmerzen

Charakteristikum	Fragestellung
Ort, Ausstrahlung	Wo genau haben Sie die Schmerzen? Strahlen diese in einen anderen Körperbereich aus?
Charakter	Beschreiben Sie die Schmerzen. Sind sie eher brennend, scharf, stechend, ziehend, dumpf, drückend oder kolikartig? Ist es ein oberflächlicher oder eher tiefer Schmerz?
Auslöser	Ist der Schmerz plötzlich eingetreten oder hat er sich langsam (Tage, Wochen) entwickelt?
Intensität	Geben Sie die Stärke des Schmerzes auf einer Skala von 1 bis 10 an – 1 ist der schwächste, 10 der stärkste vorstellbare Schmerz.
Begleitsymptomatik	Spüren Sie weitere Krankheitszeichen wie Übelkeit, Erbrechen, Schwindel, Fieber oder Husten?
Zeitlicher Verlauf	Bestehen die Schmerzen immer, treten sie mit Unterbrechungen auf, gibt es Schwankungen (Tageszeit)?
Bisherige Therapie	Was haben Sie bis jetzt gegen die Schmerzen unternommen (Kälte, Wärme, Medikamente)?
Modifizierende Faktoren	Wird der Schmerz besser, wenn Sie sich bewegen/ruhen, wenn es warm/kalt ist?

◻ Tab. 1.2 Systemübersicht über die einzelnen Organsysteme im Körper

Organsystem	Fragen nach...
Allgemeinbefinden	Subjektives Gesundheitsbefinden, Müdigkeit/Abgeschlagenheit, Fieber, Nachtschweiß, Gewichtsverlust, -schwankungen, Appetit, körperliche und geistige Leistungsfähigkeit, Hautveränderungen, Haarwuchs, Nägel
Kopf	Kopfschmerzen, Konzentrations-, Sehstörungen, Synkopen, Krampfanfälle, Augenschmerzen, Visusstörungen, Ohrenschmerzen, Höreinschränkungen, Tinnitus, Nasennebenhöhlenentzündung
Mund/Hals	Mundgeruch, Geschmacksstörungen, Zahnstatus, Zahnfleischbluten, ulzeröse/aphthöse Veränderungen, Halsschmerzen, Entzündungen, Lymphknotenschwellungen
Respirationstrakt	Schmerzen bei Ein-/Ausatmung, Husten, Auswurf, Dyspnoe, Orthopnoe, Asthma, Heiserkeit, Stridor, Giemen
Kardiovaskuläres System	Brust- und Thoraxschmerz, Dyspnoe, Herzrhythmusstörungen, Palpitationen, Hypertonus, Synkopen, Ödeme, Nykturie, Orthopnoe, Fieber, Claudicatio intermittens, chronisch-venöse Insuffizienz
Gastrointestinaltrakt	Abdominalschmerz (Ober-, Unterbauch), Dysphagie, Schluckstörungen, Übelkeit/Erbrechen, Sodbrennen, Durchfälle, Obstipation, Veränderungen des Stuhls in Farbe, Form und Konsistenz, Blut im Stuhl, Ikterus
Urogenitaltrakt	Miktionsfrequenz, -volumen, -beschwerden (Dysurie, Algurie), Hämaturie, Infektionen, Inkontinenz, sexuelle Aktivität Mann: Anzahl der Kinder, Impotenz, erektile Dysfunktion, Hodenschwellung, -entzündungen, urethraler Ausfluss, Prostatabeschwerden Frau: letzte Periode, Menstruationsprobleme, Menarche, Klimakterium, Juckreiz, Ausfluss, Blutungen, Anzahl der Schwangerschaften, Komplikationen, Aborte und Schwangerschaftsabbrüche, Anzahl der Kinder, Schmerzen, Entzündung, Selbstuntersuchung der Mammae, Vorsorgebewusstsein
Muskuloskeletales System	Muskuläre, ligamentäre, ossäre Schmerzen, Anlauf-, Ruheschmerz, Bewegungseinschränkungen, Gelenkschwellungen, -deformitäten, Arthritiden, Verletzungen, Knochenfrakturen, Muskelschwäche, Gicht
Neurologie/Psychiatrie	Synkopen, Bewusstlosigkeit, Kopfschmerzen, Epilepsien, Schlaganfall, Koordinationsstörungen, Sensibilitätsstörungen, motorische Störungen, kognitive Störungen, Konzentrationsstörungen, Veränderung der Stimmungslage, Suizidgedanken

▪ **Schmerzcharakteristika**

Berichtet der Patient von Schmerzen, ist es wichtig, den Schmerzcharakter (◻ Tab. 1.1) zu dokumentieren, weil dieser auf die pathologische Ursache Rückschlüsse zulassen kann.

So kommt der Arzt dem Krankheitsbild näher und kann die differenzierte Diagnose erstellen. Er selbst fasst zusammen und der Patient hat die Möglichkeit Ergänzungen zu geben.

Jeder Patient hat auch eine **medizinische Vorgeschichte** (Tumorleiden, Unfälle, Operationen, psychische Leiden, physische Leiden, Narben, Fehlstellungen, Verbrennungen u. ä.). Fragen Sie immer nach der Ursache und sprechen Sie die jeweiligen Punkte direkt ansprechen.

▪ **Körperliche Beschwerden**

Einbezogen werden in die Gesprächsanamnese auch die **Organsysteme**, sie können ebenfalls mit den Beschwerden in Zusammenhang stehen (◻ Tab. 1.2).

▪ **Medikamente/Impfungen**

Ein Bestandteil jeder Anamnese sind Fragen nach eingenommenen **Medikamenten** und **Impfungen**. Fragen Sie auch, ob der Patient einen Allergie- oder Impfausweis dabei hat. Erhoben wird die Anamnese

1

in Bezug auf Dosis, Grund der Einnahme, Häufigkeit/Zeiträume der Einnahme sowie der Verträglichkeit von Medikamenten.

❯ Dabei unbedingt nicht nur nach den verschreibungspflichtigen Medikamenten, sondern auch nach selbst gekauften und nicht verschriebenen Arzneien fragen!

Die Medikamenten-Compliance (regelrechte Einnahme von Arzneien) wird oft vernachlässigt und nicht regelmäßig überprüft. Besonders bei Dauermedikamenten ist dies der Fall. Aufklärung ist der einzige Weg, um den Patienten zu überzeugen, denn nur ein einsichtiger Patient folgt den Anweisungen seines Arztes. Unverträglichkeiten und Allergien müssen erfragt werden, ebenso wie Erfahrungen mit bestimmten Medikamenten und Nahrungsmitteln, auch Pflastern oder Hautdesinfektionsmitteln. Eine Allergie kann von der Rötung der Haut bis hin zum Herz-Kreislauf-Versagen führen. Die Mitarbeit des Patienten ist hier enorm wichtig, sodass er überhaupt bereit ist, über bereits gemachte Erfahrungen bei Einnahme von Medikamenten zu sprechen.

❯ Allergien sind ein wichtiger Teil der Anamnese!

■ **Sozialanamnese**
Die Krankheit ist immer individuell mit dem Menschen verbunden. Deshalb ist die **Sozialanamnese** ein weiterer Stützpfeiler in der Befragung. So kann sich der Arzt ein Bild über den privaten und beruflichen Stand des Patienten machen. Zur Sozialanamnese gehören das soziale Umfeld des Patienten, dessen berufliche und wirtschaftliche Situation, seine Lebensgewohnheiten und das Sexualleben. Der Arzt muss ein Gespür für den Patienten entwickeln bzw. mitbringen, um solche, für den Patienten vertrauliche Information zu erhalten. Der Arzt erfragt den Familienstand: ledig, verheiratet, verwitwet, Anzahl der Kinder. Besteht Kontakt zur Familie, wie gestaltet sich dieser, intensiv oder gar nicht? Findet der Patient dort Rückhalt oder gibt es Freunde, Organisationen, Vereine, die sich ihm verpflichtet fühlen?

Gerade chronische Erkrankungen resultieren aus dem Umfeld und haben meist sozialen Ursprung. Es können auch Religionen, Glauben und Kultur eine Rolle spielen. Gerade die Religion kann Einfluss auf eine notwendige Therapie haben und diese nicht unterstützen (z. B. Zeugen Jehovas verweigern Bluttransfusionen).

Auch die **Wohnsituation** kann die Gesundheit beeinflussen. Beginnend bei der Hygiene bis hin zu unzumutbaren Wohnverhältnissen. Obdachlose sind hiervon besonders betroffen. Auch an Tierhaltung in Wohnungen sollte gedacht werden, denn auch Tiere können Überträger von Krankheiten sein. Ebenso wichtig ist das Thema Beruf. Welche Tätigkeit führt der Patient zum Zeitpunkt aus? Macht er dies mit Freude, steht er unter Druck, leidet er unter Gängelei? Ist die Bezahlung ok? Arbeitet er mit Gefahrenstoffen zusammen? Wie ist der Arbeitsschutz in der Firma? Gerade der berufliche Weg steht oft eng in Zusammenhang mit der Gesundheit. Doch nicht nur die gegenwärtige Tätigkeit spielt eine Rolle, sondern auch die vorangegangenen beruflichen Einsätze. Gab es relevante chemische, physikalische oder infektiöse Noxen?

Die **Anamnese der Lebensgewohnheiten** ist ein besonders heikler Gesichtspunkt. Hier sollte schon ein gutes Vertrauenspolster geschaffen sein durch das bisher geführte Gespräch, um Antworten mit einem möglichst hohen Wahrheitsgehalt zu bekommen. Besonders ist Fingerspitzengefühl gefragt bei der Evaluierung von Essgewohnheiten, körperliche Ertüchtigungen, Alkoholgenuss, Drogenkonsum, Rauchgewohnheiten und sexuellen Problemen. Sind die Patienten übergewichtig, fällt es ihnen oft nicht leicht über Essgewohnheiten zu sprechen. Dazu gehören Diäten, Essstörungen, Essen als Lohn und Befriedigung bzw. Ersatz für fehlende Dinge. Die Anzahl der Mahlzeiten, die Zusammensetzung der Mahlzeit, auch die Menge und die Getränke geben Aufschluss über das Essverhalten. Ebenso heikel ist die Frage nach dem Alkoholkonsum. Die Art, die Menge und auch die Häufigkeit sind wichtig. Gerade hier sind die Angaben des Patienten nicht nur ungenau, meist auch falsch und verzerrt. Der Arzt muss feststellen, ob eventuell sogar eine Sucht vorliegt. Viele alkoholkranke Menschen erkennen die eigene Sucht nicht. Die Frage nach dem Genuss von Alkohol provoziert zusätzlich Schuldgefühle beim Patienten.

Der CAGE-Test hilft hier bei der Einschätzung (◘ Tab. 1.3).

◨ **Tab. 1.3** CAGE-Test bei Verdacht auf Alkoholismus

Abk.	Bedeutung (engl.)	Mögliche Frage
C	Cut down	Haben Sie schon einmal versucht, Ihren Alkoholkonsum zu reduzieren?
A	Annoyed	Haben Sie sich schon mal geärgert, weil Ihr Trinken kritisiert wird?
G	Guilty	Haben Sie schon einmal Schuldgefühle wegen Ihres Trinkens gehabt?
E	Eye opener	Benötigen Sie manchmal Alkohol, um morgens in Gang zu kommen?

Ein Verdacht auf eine Alkoholabhängigkeit besteht, wenn mindestens zwei der gestellten Fragen mit »Ja« beantwortet werden.

Dasselbe Fingerspitzengefühl verlangt die Frage nach einem eventuellen **Drogenkonsum** oder auch nach einer übermäßigen, unkontrollierten **Medikamenteneinnahme**. Auch das **Rauchverhalten** muss erfragt werden. Ist der Patient ein Aktiv- oder Passivraucher? Der aktive Raucher sollte wahrheitsgemäß den Beginn des Rauchens (Alter) und die Häufigkeit (Dosis) benennen. Die Angaben werden in »Pack years (py)« notiert. Das Rauchen einer Zigarettenpackung am Tag über 10 Jahre ergibt 10 py (1 Packung × 10 Jahre).

Großes Taktgefühl und Einfühlungsvermögen sollte der Arzt bei dem Thema **Sexualität** beweisen. Gefragt werden muss nach der Häufigkeit des Geschlechtsverkehrs, nach den Partnern, nach Verhütungsmethoden, Schutz und Störungen. Dabei gilt es, durch offene, natürliche und wertfreie Kommunikation das Thema zu besprechen, sodass der Patient kaum Hemmungen oder Schamgefühl aufbauen kann. Auf jeden Fall sollte der Arzt immer die Fragen nach dem Sexualleben begründen (bietet sich bei gynäkologischen und urologischen Problemen an, aber auch im diabetologischen Bereich).

Zur sozialen Anamnese gehört ebenfalls eine sog. **Reiseanamnese**. Fieber, Durchfall, Erbrechen, Übelkeit, Lymphknotenschwellungen können diagnostische Anzeichen für eine Infektion nach Auslandsaufenthalten sein. Gebiete mit Malaria, Hepatitis, Cholera sind prädestiniert für Erkrankungen, die mit in die Heimat »geschleppt« werden. Der Impfstatus des Patienten muss auch im Hinblick auf Reiseimpfungen geprüft werden.

▪ **Familienanamnese**

Die **Familienanamnese** hat besonders im Hinblick auf Erbkrankheiten einen hohen Stellenwert. Gibt es eine familiäre Häufung von bestimmten Krankheiten (Diabetes, Herzkrankheiten, Depressionen, Atopie, Darmkrebs, Brustkrebs u. a.)? Eine positive Familienanamnese besteht dann, wenn innerhalb der Familie des Patienten eine Krankheit bzw. ein Krankheitsbild gehäuft auftreten. So besteht evtl. eine Vorbelastung. Es ist hilfreich, wenn der Patient über die Verläufe bzw. den Zeitpunkt der Krankheiten der Familienmitglieder berichten kann. Der fragende Arzt kann sich einen Stammbaum als Hilfestellung skizzieren, um später Anhaltspunkte für die mögliche Untersuchung einer Vererbung zu haben.

❯ Jedes Gespräch zwischen Arzt und Patient hat immer ein Ziel, nämlich Lösungen und Handlungen zur Abhilfe der Beschwerden des Patienten zu finden. Dabei ist es unerheblich, ob es ein Erstgespräch, ein Fortsetzungs-, ein Visiten- oder Entlassungsgespräch ist.

❯ Nur wenn der Patient sich verstanden und ernst genommen fühlt, ist er bereit, den Anweisungen des Arztes zu folgen.

1.3 Körperliche Untersuchung

Die körperliche Untersuchung ist ein unverzichtbarer Bestandteil der gründlichen Diagnostik und dient der orientierenden Erfassung pathologischer Abweichungen.

Zur klinischen Untersuchung gehören Messdaten. **Größe, Gewicht, Blutdruck, Puls, Temperatur, Atemfrequenz und der neurologische Status.** Die klinische Untersuchung dient der Überprüfung der Beschwerdeangaben des Patienten an dessen Organsystemen.

> **Untersuchungsmöglichkeiten**
> Dafür gibt es vier Untersuchungsvarianten:
> 1. Inspektion: Betrachten des Kranken
> 2. Palpation: Abtasten des Kranken
> 3. Perkussion: Beklopfen des Kranken
> 4. Auskultation: Einsatz des Stethoskops zum Abhorchen

Die Untersuchung sollte möglichst in einem dafür vorgesehenen Untersuchungszimmer erfolgen, das Helligkeit, Ruhe und Zutrauen vermittelt.

Eine strukturierte systematisch abgearbeitete körperliche Untersuchung ist effektiv und aussagkräftig (◩ Tab. 1.4). Auch hier gilt, wie beim Anamnesegespräch, dass ein inneres Untersuchungsschema – eine Art roter Untersuchungsfaden – sehr hilfreich ist, den Sie sich in der Anfangszeit gut erarbeiten können. Legen Sie eine innere anatomische Karte an, die Sie in einer bestimmten Reihenfolge untersuchen möchten (und die nicht der Reihenfolge im Anamnesebogen entsprechen muss), also z. B.:
— Kopf/Hals (Lymphknoten),
— Herz,
— Lunge,
— Abdomen,
— Leiste (Puls, Lymphknoten),
— Obere Extremitäten,
— Untere Extremitäten.

Eine halbe Stunde sollte die körperliche Untersuchung nicht überschreiten. Sicher spielt der Gesundheitszustand des Patienten eine große Rolle, im günstigsten Fall kann der Patient Rede und Antwort stehen. Bei bettlägerigen oder stark eingeschränkten, behinderten, schmerzgeplagten Patienten kann eine Untersuchung Schwierigkeiten bereiten oder sogar unmöglich sein. Hier ist auf eine entsprechende Dokumentation zu achten, um deutlich zu machen, dass bestimmte Untersuchungen nur unter erschwerten Bedingungen stattfinden

konnten und daher u. U. nicht genau oder aussagekräftig sind.

> ❱ **Die Beobachtung, also die Inspektion, ist neben Perkussion, Palpation und Auskultation ein wichtiges, manchmal leider vernachlässigtes Untersuchungsinstrument! Hat die Haut des Patienten eine auffällige Farbe, Flecken, Wassereinlagerungen? Wie ist der Nagel- und Hautstatus? Wo hat der Patient Narben? etc.**

Bei wiederholter Vorstellung des Patienten braucht die Routineuntersuchung meist nicht so viel Zeit. Jedoch gilt auch hier, die Vorgehensweise einzuhalten und zu dokumentieren (▶ Abschn. 1.4).

Das **Alter des Patienten** kann neben den gefundenen Krankheitssymptomen ein weiterer Hinweis sein. Spezifische Erkrankungen kommen gehäuft in bestimmten Altersgruppen vor.

Der Körperbau ist ebenfalls zu dokumentieren, da es auch hier Zusammenhänge mit bestimmten Erkrankungen geben kann verbunden.

Ernst Kretschmer (ein Psychiater) unterscheidet in drei **Körperbautypen**:
— Leptosome oder asthenische (dünn, lang, schmale Schultern, schmaler Brustkorb) Menschen,
— pyknische (klein, gedrungen, Bauchspeck, rundlich) Menschen,
— athletische (kräftig, durchtrainiert, muskulös, breite Schultern) Menschen.

Die **Vitalparameter** (◩ Tab. 1.4, Blutdruck, Puls, Atemfrequenz, Temperatur und Bewusstseinslage) gehören ebenfalls zur Untersuchung, wie auch der **Ernährungszustand**. Der BMI wird nach Feststellung von Gewicht und Körpergröße ermittelt.

> ❱ **Achten Sie gerade bei älteren Menschen darauf, ob die Flüssigkeitszufuhr ausreichend erscheint. Betagte Patienten neigen dazu, z. B. aufgrund einer beginnenden Inkontinenz, nicht mehr viel zu trinken. Die resultierende Dehydratation kann zu Verwirrtheitszuständen führen, die zunächst andere Erkrankungen vortäuschen können. Machen Sie daher auch immer den »Hautfaltentest« (stehende Hautfalte am Handrücken bei Dehydratation).**

◻ **Tab. 1.4** Vorgehensweise bei der körperlichen Untersuchung	
Gesamteindruck	Name, Alter, Geschlecht, Beruf, Gewicht, Größe, Allgemein-, Ernährungszustand, Habitus, Konstitution, Mimik, Gestik, Sprache, Haut, Schleimhäute, äußeres Erscheinungsbild, Hygiene
Vitalparameter	Puls, Blutdruck, Atemfrequenz, Temperatur, Bewusstsein
Kopf	Inspektion/Palpation des Schädels Inspektion der Augenlider, Bulbi, Konjunktiven, Skleren, Untersuchung der Pupillenreaktion, Überprüfen der Sehschärfe (Visus), evtl. Fundoskopie Inspektion der äußeren Nase und der Nasenschleimhäute, Beklopfen der Nasennebenhöhlen, Palpation der Nervenaustrittspunkte
	Inspektion der Ohren (Gehörgang, Trommelfell) Überprüfen des Hörvermögens (Versuch nach Rinne/Weber) Inspektion von Lippen, Mundhöhle, Zunge, Gaumen, Rachen, Tonsillen, Zähne, Zahnfleisch
Hals	HWS-Beweglichkeit, Palpation der Lymphknoten, Inspektion der zervikalen und klavikulären Halsvenen, Inspektion/Palpation der Schilddrüse
Lunge	Inspektion/Palpation/Perkussion/Auskultation der Lunge
Herz	Palpation des Herzspitzenstoßes, Auskultation des Herzens (Frequenz, Rhythmus, Herztöne, Herzgeräusche), Auskultation der A. carotis
Mammae	Inspektion/Palpation der Mammae auf Größe und Konsistenz
Abdomen	Inspektion der Bauchdecke, Auskultation der Darm-, Gefäßgeräusche, Perkussion, Palpation (oberflächlich/tief)
Gefäßsystem	Palpation/Auskultation der Arterien und Venen
Extremitäten	Inspektion/Palpation/Funktionsprüfung der Arme und Hände Inspektion/Palpation/Funktionsprüfung der Beine und Füße Inspektion/Palpation/Perkussion Funktionsprüfung der Wirbelsäule
Neurologische Untersuchung	Untersuchung der Hirnnerven Funktionsuntersuchung der Reflexe Überprüfen der Kraft und Motorik Überprüfen der Sensibilität Überprüfen der Koordination
Rektum, Genitale	Inspektion des Anus, Palpation des Rektums Inspektion/Palpation des äußeren Genitales, Palpation der inguinalen Lymphknoten

Der hygienische Zustand des Patienten lässt Rückschlüsse auf seine Lebensumstände und Ernährungsweise zu (Erscheinungsbild, Zahnstatus, Körperausdünstungen, ggf. parasitärer Befall).

Das Gesicht des Patienten spiegelt die physische und psychische Verfassung des Patienten wider. Auch die Augenuntersuchungen, HNO-Untersuchung, Mund- und Rachenuntersuchung, Hals- und Schilddrüsenuntersuchung und die Lymphknotenuntersuchungen gehören zur Routineuntersuchung und je nach Krankheitsbild und Krankheitsfortschritt zur erneuten körperlichen Folgeuntersuchung.

1.4 Dokumentation

Die Dokumentation der Befunde, für die Sie vermutlich am Anfang noch etwas mehr Zeit benötigen werden, wird mit der Zeit immer routinierter und rascher verlaufen. Hilfreich sind bei der Dokumentation vor allem gängige klinische kurze Fachwörter und Abkürzungen. Einige Beispiele:

- »AZ (Allgemeinzustand) gut«, »EZ (Ernährungszustand) gut«
- Lunge: »bds. gut auskultierbar«, »frei« oder »RG links« (Rasselgeräusch links)
- Abdomen: »schmerzfrei palbierbar« oder »Schmerzen im linken Epigastricum

1

Eine Dokumentation ist auch dann wichtig, wenn Sie keine pathologischen Befunde erhoben haben. Man vermerkt an den entsprechenden Stellen die Abkürzung »opB« (ohne pathologischen Befund) und nicht mehr »oB« (ohne Befund) – denn auch kein pathologisches Ergebnis stellt einen Befund dar.

> ❯❯ **Wichtig ist, dass Sie Ihre Befunde – und dazu zählt auch der Zustand der Abwesenheit von pathologischen Befunden – gut dokumentieren und damit auch nachweisen, dass Sie alle wichtigen Untersuchungen durchgeführt haben.**

Auch wenn Sie es eilig haben, versuchen Sie so gut es geht leserlich zu schreiben – der Kollege, der nach Ihnen Dienst hat und den Patienten übernimmt, wird es Ihnen ebenso wie das Pflegepersonal danken.

Die Untersuchungsbefunde, die Sie in Ihrem Anamnesebogen in jedem Fall aufnehmen sollten, zeigt die folgende Übersicht.

Mindestumfang Dokumentation
Der **Mindestumfang der Dokumentation** der körperlichen Untersuchung umfasst:
- Erhebung der Vitalparameter Puls, Blutdruck, Atemfrequenz, Temperatur und Bewusstsein
- Bestimmung von Größe und Gewicht
- Bestimmung des Allgemein- und Ernährungszustands
- Inspektion des Mundhöhle mit Beurteilung des Rachenrings
- Palpation der zervikalen, klavikulären, axilären, inguinalen Lymphknoten
- Perkussion und Auskultation der Lunge
- Auskultation des Herzens
- Inspektion und Palpation des Abdomens

Die Anamnesebögen enthalten auch Skizzen für bestimmte Organsysteme, so können die pathologischen Befunde bzw. Narben oder Hautveränderungen eingezeichnet werden. Visuelle Darstellungen erleichtert es dem Arzt und seinen Kollegen Erkenntnisse zu finden. Zum Abschluss müssen Unterschrift und Datum, gegebenenfalls Uhrzeit, eingetragen werden.

> ❯❯ **Diese schriftlichen Aufzeichnungen sind in ihrer Bedeutung stark gestiegen, da es von Seiten der Patienten, aber auch der Krankenkassen zunehmend zu Regressforderungen kommt.**

Gerichte akzeptieren nur eine einwandfreie Dokumentation, auch wenn zuvor eine genaue Untersuchung erfolgte, eine richtige Diagnose erstellt wurde und Heilmaßnahmen folgten. Sie sollten daher alle Vordrucke nutzen, die das Klinikum zur Verfügung stellt, und stets **Datum, Uhrzeit und Unterschrift** eintragen. Gewöhnen Sie sich möglichst von vorneherein an, in den Anamnesebogen direkt alle Befunde einzutragen und vermeiden Sie Notizzettel o. Ä. Sie werden schnell merken, dass Sie rascher durch den bürokratischen Teil der Untersuchung finden werden – auch wenn er zunehmend leider einen größeren Teil des ärztlichen Alltags einnimmt.

> ❯❯ **Die Dokumentation ist Pflicht und mit der Berufserfahrung steigt auch hier die Routine.**

Die Pflegedokumentation ist eine Ergänzung und gehört mit zur Dokumentation, ersetzt jedoch kein ärztliches Dokument. Wichtig ist die Niederschrift, wenn abweichende Maßnahmen vom gesetzten Therapieplan erfolgen. Alle Untersuchungsbefunde, die körperliche und psychische Verfassungen des Patienten, alle Aufklärungsgespräche mit dem Patienten, den Angehörigen, alle Befundmitteilungen, die Histologie und alle Gespräche gilt es sorgfältig schriftlich festzuhalten. Oft gibt es Vordrucke, die man möglichst immer nutzen und ggf. schriftlich ergänzen sollte.

> ❯❯ **Ihre gesamte ärztliche Arbeit muss für jeden sichtbar und nachvollziehbar sein: Für den Patienten, den Kollegen, den Pfleger, den Vorgesetzten, den Angehörigen, den Gutachter und den Richter. Die Dokumentation ist ein notwendiger Bestandteil der ärztlichen Arbeit und gesetzlich verankert. Sie ist oft unliebsam, jedoch in der Arzttätigkeit integriert und stellt keine »Zusatzaufgabe« dar.**

Wenn Sie in der Akte nach der Anamnese Anweisungen festhalten, also z. B.:

- Untersuchungen anordnen,
- bestimmte Vorgehensweisen für das Pflegepersonal festhalten (etwa 3-mal tgl. RR messen oder tgl. wiegen etc.),
- Medikamentendosierungen ändern oder neue Medikamente hinzunehmen,

vergessen Sie nicht, das für das Pflegepersonal auch deutlich zu machen, indem Sie die sog. »Reiter« an der Aktenseite ziehen. Hier gibt es von Haus zu Haus unterschiedliche Praktiken (blauer Reiter bei Medikamentenänderungen, grüner bei Therapieanordnungen etc.). Fragen Sie das Pflegepersonal frühzeitig danach, man wird es Ihnen danken.

1.5 Patientenvorstellung

Nach der Anamnese, körperlichen Untersuchung und Dokumentation werden Sie recht schnell die Ihnen im PJ anvertrauten Patienten in der Visite oder bei der Übergabe auch kurz vorstellen müssen. Auch hier wird sich mit der Routine eine allmähliche Sicherheit einstellen und auch hier hilft am Anfang eine Art »roter Faden«, ähnlich dem Schema, das Sie sich für die Anamnese und Untersuchung zurechtgelegt haben.

Zur Patientenvorstellung gehören die Anamnese und die klinische Vorstellung, um eine Diagnose und geeignete Therapie für den Patienten zu erstellen.

Leiten Sie mit **Name, Alter, Beruf und den Beschwerden** des Patienten ein, gefolgt von der Uhrzeit und dem Datum der ambulanten und/oder stationären Aufnahme.

Neben den akuten Beschwerden werden auch die **Krankheitsvorgeschichte**, die aktuelle **Medikamenteneinnahme** und **Krankheitsvorkommen bei Familienmitgliedern** vorgestellt. Eine Zusammenfassung der akuten Hauptbeschwerden erfolgt zum Ende.

Dann stellen Sie dar, welche ersten **diagnostischen** und **therapeutischen Maßnahmen** eingeleitet wurden.

Achten Sie darauf, dass Sie nach Betreten des Zimmers den Patienten zunächst begrüßen und während der Patientenvorstellung nicht nur den Augenkontakt zum Chefarzt oder Oberarzt suchen, sondern durch Blickkontakt auch immer wieder den Patienten in das Gespräch miteinbeziehen. Stellen Sie sich vor, Sie lägen in einem Krankenbett, umringt von Ärzten und Pflegepersonal, und es wird nur **über** Sie, aber nicht **mit** Ihnen gesprochen – keine schöne Situation.

Bei Folgevisiten muss auch noch einmal in modifizierter Form auf die o. g. Punkte eingegangen werden – ein kurzes Beispiel dazu:

Zwischenmenschliches

»Das ist Frau Meier, 46 Jahre alt. Sie liegt seit drei Tagen auf unserer Station und wurde initial mit kolikartigen Schmerzen im rechten Oberbauch aufgenommen. Es zeigte sich schon im Ultraschall eine ausgeprägte Cholelithiasis, die sich in der weiteren Diagnostik bestätigte. Die laparoskopische Cholezystektomie am gestrigen Tage ist gut und komplikationslos verlaufen. Wie geht es Ihnen heute, Frau Meier? Dürfte ich einmal kurz auf Ihre Operationswunden schauen?«

Hygiene

Frank Meyer

C. Meißner (Hrsg.), *Basic Skills PJ*,
DOI 10.1007/978-3-662-48703-7_2, © Springer-Verlag Berlin Heidelberg 2016

2

Die Hygiene ist ein zentrales, unabdingbares und vor allem präventives Element im klinischen Geschehen, das einen Grundpfeiler der heutigen klinischen Medizin im funktionierenden täglichen Ablauf darstellt, der nicht mehr wegzudenken ist, sowohl stationär als auch ambulant, aber auch hinsichtlich einer adäquaten Kommunal- und Lebensmittelhygiene sowie anderer Zweige, insbesondere in organisatorischer und logistischer Hinsicht.

2.1   Einleitung

❯❯ **Hygiene (Teilgebiet der Medizin und Gesundheitsfürsorge) befasst sich mit allen organisatorischen, logistischen sowie prophylaktischen als auch therapeutisch ausgerichteten Maßnahmen des vor allem primär präventiven Infektionsschutzes in Praxis, Forschung und Lehre.**

Unter Krankenhaus- bzw. medizinischer Hygiene versteht man alle Maßnahmen, Aufgaben, Pflichten und Regeln, die sich der infektiösen Prophylaxe im Zusammenhang mit den Abläufen und der Tätigkeit in Gesundheitseinrichtungen widmen.

❯❯ **Hygiene durchdringt nicht nur alle Lebenslagen und -umstände, gerade in der Gesundheitseinrichtung ist sie von eminenter Wichtigkeit aufgrund ihres umfassenden, ja global zu nennenden Einflusses. Das wird vor allem deutlich bei Nichtbeachtung und deren Folgen.**

Die Herausarbeitung der bedeutsamen und beachtungswürdigen Rolle von Hygiene bedeutete medizingeschichtlich einen Meilenstein, z. B. durch das Händewaschen vor geburtshilflichen Tätigkeiten Mitte des 19. Jahrhunderts. Damit war ein Durchbruch in der Vorbeugung infektiöser Komplikationen erreicht, der das allgemeine, behandlungs- bzw. interventionsassoziierte »Outcome« entscheidend verbesserte, aber auch das Interventions- und allgemeine Behandlungsspektrum entscheidend in seiner sukzessiven Verbreiterung etablieren half.

Wesentlich begleitet wurde der »hygienische Durchbruch« durch die wegweisenden infektionsbiologischen Entdeckungen und Erstbeschreibungen, die pathogenetische und -physiologische Zusammenhänge aufzuklären unterstützten.

Daneben steht auch die Aufklärung antibiotischer Wirkungsweisen im engen thematischen Zusammenhang zu hygienischen Problemstellungen.

Zwischenmenschliches
- Seien Sie offen für hygienische Belange und verfolgen Sie den Erwerb hygienischer Kompetenz von Beginn an.
- Lernen Sie die/den Hygienebeauftragte(n) Ihrer Einrichtung/Klinik kennen und verständigen Sie sich mit ihr/ihm.
- Vergegenwärtigen Sie sich die etablierten SOP's und Algorithmen zur Krankenhaushygiene.

Ein entwickeltes hygienisches Bewusstsein, das alle Beschäftigungsbereiche betrifft, dem aber die ärztliche Berufsgruppe insbesondere mit gutem Beispiel vorangehen sollte, ist Grundlage dafür, nicht nur präventiv tätig zu werden, sondern auch Gefahrensituationen (Etablierung von Erregerkolonisation, -ausbreitung, Resistenzlagen etc.) und damit »Ausbrüche« mit geeigneten Gegenmaßnahmen in Grenzen zu halten.

> **Die 4 Grundregeln der Hygiene**
> 1. Händedesinfektion so oft wie möglich
> 2. Häufige Desinfektion von Medizinprodukten, die an Patienten eingesetzt werden (Stethoskop …)
> 3. Trennung Rein – Unrein
> 4. Bei schwierigen Fragestellungen: Würde ich als Patient die Lösung akzeptieren?

■ **Vorbemerkung**
Hygiene ist eng mit Reinheit assoziiert. Das gilt in Gesundheitseinrichtungen, auf Stationen, in OP- bzw. Funktionstrakts, hinsichtlich der medizinischen Berufsbekleidung bis hin zu OP-Kasacks. Sie stellt rein optisch bereits damit ein orientierendes Zeugnis aus. So trägt jeder einzelne Mitarbeiter bis hin zu den Reinigungskräften eine individuelle Verantwortung hinsichtlich der ordnungsgemäßen Umsetzung von Hygienevorschriften als auch den allgemeinen Umgang mit infektiösem Material in der konsequenten Rein-Unrein-(»Schwarz-Weiß«)-Trennung!

2.2 Begriffsklärung

> ❯ A-/Antisepsis, Sterilisation und Desinfektion stellen Grundbegriffe der Hygienelehre dar.

2.2.1 Asepsis

Aus dem Griechischen steht es für »Keimfreiheit«; sie umfasst alle Maßnahmen zur Beseitigung von Krankheitserregern, insbesondere durch die Sterilisation.

2.2.2 Sterilisation

Abtötung aller lebenden Bestandteile einschließlich Bakteriensporen bei einer Reduktion auf die Wahrscheinlichkeit von 10^{-6}, dass Keime vorhanden sind.

> ❯ In diesem Zusammenhang: Steriles Arbeiten heißt, strikt eine mikrobielle Kontamination zu vermeiden.

2.2.3 Antisepsis

Aus dem Griechischen kommend steht es für »gegen Keime«; sie beinhaltet alle Maßnahmen zur Verminderung von infektiösen Keimen und infektiösem Material, insbesondere durch Desinfektion zu erreichen.

2.2.4 Desinfektion

Darunter ist das Unschädlichmachen von Krankheitserregern zu verstehen, wobei jedoch keine Keimfreiheit erzielt wird, die Mikroorganismen jedoch so geschädigt werden, dass sie ihre Infektiösität einbüßen. Sie unterliegt der Anforderung, die Keimzahl von 10^{10} auf 10^{5} zu reduzieren. Insbesondere kommt sie in Betracht, wenn die Sterilisation nicht möglich ist.

Es sind folgende Desinfektionsmittelqualitäten verfügbar: bakterizid – viruzid- bakteriostatisch – virostatisch.

- **Bakterizid:** Dies sind Desinfektionsmittel oder auch Antibiotika, welche Bakterien so stark schädigen, dass sie den irreversiblen Zelltod der Erreger verursachen.
- **Bakteriostatisch:** Dies sind Desinfektionsmittel oder Antibiotika, welche das Wachstum bzw. die Vermehrung von Bakterien hemmen, ruhende Keime aber nicht abtöten.
- **Viruzid:** Als viruzid bezeichnet man Desinfektionsmittel oder Arzneistoffe/-mittel, welche Viren bzw. ihre Nukleinsäuren so stark schädigen, dass sie den Erreger irreversibel schädigen bzw. inaktivieren.
- **Virostatisch:** Als virostatisch bezeichnet man Desinfektionsmittel oder Arzneistoffe/-mittel, welche die Vermehrung von Viren hemmen, sie aber nicht abtöten.

2.3 Personelle Voraussetzungen

Der Gesetzgeber hat dem Hygieneproblem mit der gesetzlich vorgeschriebenen Festlegung eines ärztlichen Hygienebeauftragten mittlerweile klar Rechnung getragen, der eine entsprechende fachliche Qualifikation (Facharzt für Mikrobiologie, Zusatzqualifikation) nachweisen muss. Krankenhausinterne Arbeitsstäbe und klinikinterne Hygienebeauftragte stufen die Verantwortlichkeit hierarchisch ab, schärfen die Sensibilität für das Problem vor Ort.

Neben der

- Erstellung bzw. Aktualisierung einer Hygieneordnung als Teil der »Krankenhausordnung« bzw. »OP-Saal-Ordnung« nach Richtlinien des »Robert Koch-Instituts«,
- periodischen Kontrollen wie Hygienebegehungen mit ggf. zu erteilenden und hinsichtlich ihrer Umsetzung zu kontrollierenden Auflagen

sind

- regelmäßige Schulungen bzw.
- (günstigenfalls) die Erstellung einer einrichtungsspezifischen »Antiinfektiva-Leitlinie«

die Hauptarbeitsfelder.

2

2.4   Prophylaxe

Für die Prophylaxe ist ein geschultes Personal in allen hierarchischen Ebenen Grundvoraussetzung. Vor allem ist ärztlicherseits dem Pflegepersonal oder aber die/der erfahrene Kollegen/in der/dem jüngeren Kollegen/in stets mit Vorbildfunktion gegenüber aufzutreten.

Zwischenmenschliches
Eine kompetente junge ärztliche Absolventengeneration hat dabei –auch schon im Pflichtjahr – eine besondere Verantwortung, um für die hygienischen, infektiösen und gerade prophylaktischen Herausforderungen der Zukunft ausreichend gut und sicher anwendbar gewappnet zu sein.

Nicht zuletzt sind die ungebrochene Gewährleistung und stetige Kontrolle der Prinzipien von Asepsis, Antisepsis, Sterilisation und Desinfektion dafür unentbehrliche Basisaspekte.

Zwischenmenschliches
Im Falle des eigenen Infekts der oberen Luftwege/der Diarrhoe etc. ist die anzunehmende Kontagiösität hinreichendes Argument der erforderlichen Krankschreibung. Vergessen Sie nicht, dass Sie bereits immunschwache Patienten schnell anstecken und in eine noch schlechtere gesundheitliche Situation führen können. Daher arbeiten Sie bei infektiösen Krankheiten bitte nicht heroisch weiter, sondern gönnen Sie sich – auch im Sinne der Patienten – ein paar Tage Ruhe.

2.5   Multiresistente Mikroorganismen

❯ **Multiresistente Mikroorganismen sind Erreger, die gegen eine oder mehrere Medikamente(ngruppen) – ob bakteriozid oder -statisch – unempfindlich sind.**

Ihre Verbreitung hat
- mit dem (teils unkritischen, z. B. nicht indikationsgerechten oder überlangen) Einsatz von Antibiotika,
- der Zunahme chronisch(-rezidivierend)er Infektionen,
- der intensivmedizinischer Langzeittherapien

vor allem in Staaten mit einer hochentwickelten Medizin erheblich zugenommen.

Ihr kompetentes Management und letztlich ihre langzeitige Beherrschung hat insbesondere prophylaktische Hygieneüberlegungen richtigerweise und angezeigtermaßen wieder weit mehr in den Vordergrund rücken lassen.

Allen voran ist Methicillin-resistenter Staphylococcus aureus (MRSA), daneben »VRE« (Vancomycin-resistenter Enterokokken) zu nennen.

Daneben sind nach neuer Nomenklatur »3MRGN« (multiresistente Gram-negative Stäbchen) und »4MRGN« aufzuführen, die begrifflich bereits das Problem der Resistenz gegen 3 der 4 bzw. gegen alle 4 Basismedikamentengruppen der Antibiotika ausweisen und vor allem im Infektionsfalle ein nicht unerhebliches Problem im Medikamentenregime einer angezeigten antibiotischen Medikation ausmachen können.

- **3MRGN** (gramnegative Stäbchen, bei der noch eine der Antibiotikagruppe wirksam ist)
- **4MRGN** (gramnegative Stäbchen, die gegen alle vier Gruppen resistent sind)

◘ **Tab. 2.1** Antibiotikabeispiele und ihre Anwendung

Antibiotika-gruppe	Leitsubstanz	Häufig angewendet bei
Acylamino-penicilline	Piperacillin	Grampositive und Gramnegative Erreger
Cephalosporine der 3a- und 3b-Gruppe	Cefotaxim und/oder Ceftazidim	Grampositive und Gramnegative Erreger
Carbapeneme	Imipenem und/oder Meropenem	Grampositive und Gramnegative Erreger inkl. Anaerobier
Chinolone	Ciprofloxacin	Gramnegative Errecher

Zu den wichtigen Erregern dieser gramnegativen Stäbchen gehören die Familie der Enterobacteriaceae, z. B. *Escherichia coli*, *Klebsiella pneumoniae*, *Proteus spp.*, *Enterobacter spp.*, sowie *Pseudomonas aeruginosa* und **Acinetobacter baumannii**.

Noch immer gilt die **Zimmerisolation** (bis auf wenige Länder) als angezeigte Prophylaxe, um die

Erregerverbreitung zu unterbrechen. Damit ist jedoch eine kompetente Einhaltung der Isolationsgrundsätze durch das medizinische Personal (inklusive Reinigungs- oder Patiententransportkräfte) bzw. der Angehörigen verbunden wie z. B.:

- Begrenzung der Personenbewegung,
- Handschuhe, Kittel, Mundschutz bei Tätigkeit im Isolationszimmer mit Abwurf im Zimmer,
- Visite durch begrenzte Personenzahl,
- Blutabnahme durch Einzelperson,
- strikte Einhaltung bei Vermeidung der sozialen Isolierung betroffener zimmerisolierter Patienten,
- Zimmereingliederung im organisatorischen Arbeitsablauf (Körperpflege, Essenausgabe, Reinigung, Verbandswechsel) der Station
- Ein infizierter Patienten darf unter peinlicher Einhaltung von Verhaltensinstruktionen durch geschultes Personal durchs Haus transportiert werden – ein selbständige Bewegen ist weitestgehend zu begrenzen und nur bei absoluter Verlässlichkeit zu gestatten (ähnliche Grundsätze gelten für den Besuch im Krankenzimmer des isolierten Patienten) etc., insbesondere im Zeitalter personeller Minderbesetzungen auf Station (z. B. nachts oder im Problem-/Notfall).

Einen bedeutsamen Platz nimmt das Screening nach Risikogruppen (Altersheim, Krankenhausaufenthalt innerhalb des letzten Jahres, früherer Kolonisations-/Infektionsnachweis mit multiresistentem Keim etc.) im Rahmen der Hygieneprophylaxe z. B. bei Krankenhausaufnahme oder eruiertem Kontakt eines Patienten (Bett-/Zimmernachbar eines kolonisierten/infizierten Patienten mit einem multiresistenten Erreger) ein.

❯ Interessieren Sie sich für die Resistenzlage der Beschäftigungs-(Bewerbungs-)Einrichtung.

2.6 Nosokomiale Infektionen

❯ Nosokomiale Infektionen stellen definitionsgemäß alle Infektionen mit Mikroorganismen dar, die zeitlich im Zusammenhang mit einem stationären Krankenhausaufenthalt oder ambulanten Vorstellung in einer Gesundheitseinrichtung bzw. anderen medizinischen Einrichtung stehen.

Sie machen ein enormes gesundheitsökonomisches Problem aus, das die Kostenaufwendungen erheblich potenzieren können. Die meist im Fokus stehenden Teildisziplinen sind die operativen Fächer mit den Wundinfektionen, die zu den »speziellen Komplikationen« im perioperativen(/-interventionellen Management gezählt werden. Dem stehen die Pneumonie und Harnwegsinfektion – perioperativ/-interventionell als »allgemeine Komplikationen« klassifiziert – gegenüber, natürlich Letztere ebenso bedeutsam für die eher nichtoperativen bzw. konservativen Fächer.

Damit kommt der Prophylaxe eine enorme Bedeutung zu:

- Exakte Einhaltung der Regeln einer stationären Hygiene,
- sorgsame, ja peinlich genaue Händedesinfektion,
- Bettplatzisolationsabgeleitetes Vorgehen bei »bed-side«-Pflege und -Interventionen,
- standardisierte Interventions- bzw. OP-Vorbereitung,
- unmittelbar präoperative Hautdesinfektion,
- perioperative Antibiotikaprophylaxe,
- Schulungen u. a. m.

Eine besondere Herausforderung sind die Infektionen mit multiresistenten Keimen, da hiermit der zwingende Einsatz von Reserveantibiotika verbunden sein kann.

Vor allem im Zuge von Anstrengungen der Kostenoptimierung so z. B. im Hinblick auf eine Personalreduzierung im Rahmen des Krankenhausmanagements ist auf die exakte und kontinuierliche Einhaltung der Hygienerichtlinien zu achten, die keinesfalls Gegenstand von Einsparmaßnahmen werden können.

Wichtige Aspekte
- Nosokomiale Infektionen gelten grundsätzlich als vermeidbar.
- Wichtigste Maßnahme zur Vermeidung und Reduktion nosokomialer Infektionen ist die gewissenhafte Einhaltung der Hygieneregeln!

2.7   Mikrobiologisches Monitoring

Das mikrobiologische Monitoring, dem alle Maßnahmen der
- mikrobiellen Probengewinnung (insbesondere Abstriche und Gewebs- bzw. Sekret-/Flüssig-keitsproben),
- genamplifizierenden Vervielfältigung (PCR) und kulturellen Anzüchtung (Nährmedium), &
- Auswertung

unterliegen, stellt ein wesentliches Instrument im heutigen kompetenten Hygienemanagement dar, wenn es auch im Zuge der Kostenzwänge im Ge-sundheitswesen nur schwerlich in stetiger Durch-führung auch eben aus prophylaktischer bzw. aka-demisch-informativer Sicht durchzuhalten ist.

> ❱ Das mikrobiologische Monitoring stellt ein Basistool hygienischer Tätigkeit dar.

Neben tages- bzw. befund- oder patientenaktuellen Befunden (z. B. zur resistogrammgerechten Antiin-fektivaausrichtung) dient das mikrobiologische Mo-nitoring gerade prophylaktisch bzw. epidemiologisch
- der Ermittlung eines Erregerspektrums (z. B. je nach mikrobiologischer Probe), der »Durch-seuchung« mit bestimmten Erregern/Erreger-gruppen, der Resistenzlage, oder aber auch
- der Charakterisierung mikrobiologischer mit-tel- bis langfristiger Trends der Erregerlage.

2.8   Antibiotika und Antiinfektiva

Antibiotika, Antiinfektiva sind in der modernen Medizin eine unentbehrliche Medikamentengruppe gerade im Zusammenhang mit
- schweren Infektionen,
- polymorbiden Patienten,
- fortgeschrittenen (infektiösen) Krankheits-bildern,
- multiinfektiösen Konstellationen,
- intensivmedizinischem Therapieerfordernis,
- multimodalem Behandlungsspektrum,
- immunsuppressiven klinischen Erscheinungs-bildern (langes Krankenlager, immunsuppres-sive Medikation, Blutverlust, Schock etc.),
- multiresistenten Keimen.

Ihre Anwendung obliegt strengen Basisregeln als auch angezeigten Indikationen und tangiert jede klinische Disziplin. Einen groben Überblick über die verschiedenen Antibiotikaklassen sowie deren Wirkspektrum zeigt ◘ Tab. 2.2.

Ein(e)
- solides Basiswissen,
- intendierte Vervollkommnung und
- abgeleitetes kompetentes Vorgehen

sollte daher für den PJ-ler schon frühe Richtschnur für ein klinisch effektives Handeln sein.

Folgende Basisprinzipien sind zu beachten:
- indikationsgerechte, dann aber im Akutfalle zeitgstmögliche Gabe von kalkulierter Breit-spektrumantibiotikagabe (»hit hard and early«),
- frühe bzw. schnellstmögliche Adaptation an resistogrammgerechte Antibiotikagabe,
- zeitgerechte Deeskalation,
- strikte Vermeidung einer »prophylaktischen Antibiotikagabe« (außer der etablierten perioperativen/-interventionellen Antibiotika-prophylaxe),
- Erwägung/Anwendung einer Antibiotikapause,
- Schonung/kritischer Einsatz von Reserve-antibiotika,
- Beachtung/kompetente Deutung von »drug-induced fever«.

> ❱ Indikations-, dosis- und zeitgerechte Anti-infektivagabe ist essenziell für eine erfolgrei-che klinische Behandlung im Infektionsfalle.

Neben den Antibiotika sind die **Antimykotika** (vor allem bei längerem intensivmedizinischen Thera-piebedarf, persistierenden Infektionen, immunsup-pressiven Konstellationen) und **Virostatika** (vor al-lem bei immunsupprimierten Transplantatempfän-gern bedeutsam) zu nennen.

Einrichtungsspezifische leitliniengerechte »Anti-infektiva-Leitfäden« fassen dabei in kompetenter Weise das früher eher nur klinikbasiert festgelegte Vorgehen multi- bzw. interdisziplinär zusammen und aktualisieren diese regelmäßig nach Empfeh-lungen des Robert Koch- und Paul-Ehrlich-Insti-tuts.

◨ **Tab. 2.2** Beispiele einiger Wirkspektren von Antibiotikaklassen. (Mod. nach Herold 2012)

Penicilline

Penicilline	Benzylpenicillin (= Penicillin G)	Streptokokken inkl. Pneumokokken
Aminopenicilline	Amoxicillin	Penicillin-Wirkspektrum Enterokokken, gramnegative Erreger ohne Betalaktamase-Produktion
	Ampicillin	
Aminopenicilline/ Betalaktamase-Inhibitoren	Amoxillin/Clavulansäure	Penicillin-Wirkspektrum Enterokokken und einige gramnegative Erreger mit Betalaktamase-Produktion
	Ampicillin/Sulbactam	
Acylaminopenicilline	Azlocillin	Grampositiver Bereich inkl. Enterokokken Nicht wirksam gegen Betalaktamaseproduzierende Staphylokokken Gramnegative Erreger ohne Betalaktamase-Produktion Unterschiedliche Aktivität gegen Pseudomonaden
	Mezlocillin	
	Piperacillin	
Acylaminopenicilline/Betalaktamase-Inhibitoren	Piperacillin Tazobactam	Grampositiver Bereich inkl. Enterokokken Einige gramnegative Erreger mit Betalaktamase-Produktion, Aktivität gegen Pseudomonaden
	Piperacillin/Sulbactam	
Isoxazolylpenicilline	Dicloxacillin	Grampositive Erreger mit Betalaktamase-Produktion (Staphylokokken-Penicilline)
	Flucloxacillin	
	Oxacillin	

Cephalosporine

Gruppe 1	Cefazolin	Grampositive und einige wenige gramnegative Bakterien Stabil gegenüber Penicillasen aus Staphylokokken Instabil gegenüber Betalaktamasen gram-negativer Bakterien
	Cefalexin	
	Cefadroxil	
	Cefaclor	
Gruppe 2	Cefuroxim	Grampositive und gramnegative Bakterien Stabil gegenüber Penicillasen aus Staphylokokken und den meisten Betalaktamasen gramnegativer Bakterien
Gruppe 3a	Cefotaxim	Gramnegative Bakterien Stabil gegenüber zahlreichen Betalaktamasen gramnegativer Bakterien Unwirksam gegen Enterokokken
	Ceftriaxon	
	Ceftibuten	
	Cefixim	
Gruppe 3b	Ceftazidim	Wirkungsspektrum wie Cephalosporine Gruppe 3a Zusätzlich gute Wirksamkeit gegen Pseudomonaden
	Cefepim	

Carbapeneme

	Imipenem/Cilastatin	Grampositiver und gramnegativer Bereich inkl. Anaerobier
	Meropenem	
	Ertapenem	
	Doripenem	

2

◻ Tab. 2.2 (Fortsetzung)

Glykopeptide			
	Vancomycin		Streptokokken inkl. Enterokokken, Staphylokokken inkl. MRSA
	Teicoplanin		
Fluorchinolone			
Gruppe 1	Norfloxacin		Harnwegsinfektionen Gramnegativer Bereich
Gruppe 2	Ofloxacin		Gramnegative Erreger, teilweise mit Aktivität gegen Pseudomonas
	Ciprofloxacin		Begrenzt wirksam gegen Pneumokokken, Staphylokokken und »atypische« Pneumonieerreger (Chlamydien, Mykoplasmen, Legionellen)
Gruppe 3	Levofloxacin		Gramnegativer und grampositiver Bereich inkl. Pneumokokken, Staphylokokken, Streptokokken, »atypische« Pneumonieerreger (Chlamydien, Mykoplasmen, Legionellen)
Gruppe 4	Moxifloxacin	o	Ähnliches antibakterielles Wirkspektrum wie Gruppe 3
Makrolide			
Ältere Makrolide	Erythromycin		»Atypische« Pneumonieerreger (Chlamydien, Mykoplasmen, Legionellen), Streptokokken inkl. Pneumokokken
Neuere Makrolide	Azithromycin		Wirkspektrum wie ältere Makrolide mit verbesserter Aktivität gegen Haemophilus influenzae
	Clarithromycin		
	Roxithromycin		
	Telithromycin		
Aminoglykoside			
	Amikacin		Enterobakterien, Pseudomonaden
	Gentamicin		
	Tobramycin		
Tetracycline			
	Doxycyclin		»Atypische« Pneumonieerreger (Chlamydien, Mykoplasmen, Legionellen)
Diaminopyrimidine			
Trimethoprim mit oder ohne Sulfonamid	Trimethoprim, Cotrimoxazol		Grampositive und gramnegative Bakterien

> ❯ Arbeiten Sie aktiv/täglich/stets mit dem einrichtungsspezifischen »Antiinfektivaleitfaden« oder äquivalenten Vorgaben bzw. hilf (mit), für deren Umsetzung zu sorgen.

2.9 Künstliche Materialien – »Devices«

Biomaterialien sind aus der klinischen Tätigkeit nicht mehr wegzudenken. Ihre keimfreie Verwendung, ob als Hilfsmittel, Instrument oder Implantat erhöht den Anspruch an ein effektives Hygienemanagement prä-, peri- und postinterventionell, dessen peinliche Einhaltung essenziell für ein

- problemarmes Vorgehen bzw.
- wiederholte Anwendung oder
- permanentes Verbleiben

ist.

Eine mikrobielle Kolonisation an Biomaterialien löst zumeist weiterführende einschneidende, weit traumatischere Konsequenzen hinsichtlich invasiver Maßnahmen aus, die z. B. zu

- lokal-chirurgischer (Wund-)Sanierung,
- Explantation,
- Antibiotikaeinsatz

veranlassen.

2.10 Lehre

Hygiene als am ehesten klassisches Themenfeld bzw. Teilbereich der Mikrobiologie hat neben dem Stellenwert im Humanmedizinstudium eine anhaltende Bedeutung als Fort- und Weiterbildungsthema im klinischen Alltag als auch im allgemeinen Gesundheitsmanagement. Nicht zuletzt ist sie durch die

- Dynamik in der Krankenhausentwicklung,
- diagnostischen und therapeutischen Fortschritte in der Medizin,
- epidemiologischen Veränderungen

persistierender Betrachtungs-, Forschungs- und damit Lehrgegenstand.

Als Basis jeglichen klinischen Handelns – ob ambulant oder stationär, bei alt oder jung, präventiv/diagnostisch oder therapeutisch – sollte die Hygiene eine gebührende Beachtung in der aktuellen modernen Lehrvermittlung erfahren, die ihr angezeigtermaßen zukommt.

Zwischenmenschliches

Die/Der erfahrene Mitarbeiter/in hat dabei ebenso wie die/der qualifiziert(er)e medizinische Akademiker/in als auch insbesondere die/der Mediziner/in in Leitungsfunktion eine stete Verantwortung hinsichtlich

- eines angezeigten Selbststudiums,
- einer indizierten Unterweisung in Basiskompetenzen,
- der Vermittlung von Erfahrungen und Wissensweitergabe, sowie
- der Gewährleistung der Umsetzung eines unbeeinträchtigten Hygieneregimes.

2.11 Händedesinfektion

Sie steht im Mittelpunkt der Desinfektionsanstrengungen nicht nur bei periodischen Schulungen, da die Hände des medizinischen Personals als mikrobieller Hauptüberträgermechanismus gelten.

> Die Händedesinfektion dient der Unterbrechung des Hauptüberträgermechanismus.

Die Erzeugung einer Sensibilität gerade dahingehend kann einen immensen Schub in den hygieneprophylaktischen Anstrengungen bewirken, wenn nicht längst schon – wie angezeigt – bewirkt.

Hygienekampagnen, die gerade darauf gerichtet sind, sollten die Einsicht und Sensibilität fördern helfen und die Unterstützung auch von PJ-ler-Seite erfahren.

Die mittlerweile weit verbreitete Ausstattung der Stationen (Stationszimmer), Eingänge und Türdurchtritte und Gesundheits- als auch mittlerweile Pflegeeinrichtungen mit Händedesinfektionsspendern hat zu einer gewünschten Sensibilisierung auf die häufigere, da angezeigten Nutzung der Händedesinfektion beigetragen.

Mitgeführte Kittelflaschen sind eine zu begrüßende individuelle Aktivität de Krankenhausmitarbeiter-, Pflege- und Ärzteschaft, Händedesinfektion zu demonstrieren und zu pflegen.

Es besteht ein Unterschied zwischen medizinischer (Benetzen/Verreiben der Hautoberfläche mit hautverträglichem Desinfektionsmittel) und chirurgischer Händedesinfektion (Hände und Unterarme mit Seife komplett zirkulär waschen, trocknen und wiederholtes [insgesamt 3x] Benetzen/Verreiben der Hautoberfläche mit hautverträglichem Desinfektionsmittel)

Besondere Verhaltensmaßregeln umfassen:

- Händedesinfektion bei jedem neuen Patientenkontakt in der Visite am Bett neu/wiederholen!

- Hygienische Händedesinfektion: Die Hände als Keimüberträger Nummer 1
- Länge der Fingernägel darf die Fingerkuppen nicht überschreiten
- Nagellack ist nicht zulässig, ebenso keine künstlichen Fingernägel
- Tragen von Schmuck (einschl. Uhren und Ringe) an Händen und Unterarmen ist nicht erlaubt.
- Nach jedem Besuch der Toilette die Hände desinfizieren!
- Nach jedem Naseputzen und Niesen sind die Hände zu desinfizieren.

❯ **Pflegen Sie die häufige Händedesinfektion, wie angezeigt – unterstützen Sie das »Aktionsbündnis ›Saubere Hände‹«!**

Zwischenmenschliches

Sollten Sie Probleme mit einem Desinfektionsmittel haben, z. B. auf Sterilium topisch allergisch reagieren, dann fragen Sie bei dem Hygienebeauftragten oder einfach dem Pflegepersonal nach, ob es möglich ist, ein anderes Desinfektionsmittel (z. B. Desderman) für Sie zu bestellen – in aller Regel ist das kein Problem!

2.12   Handschuhe

Handschuhe stellen eine simple, effektvolle weitestgehend hautverträgliche Barriere der manuellen Hautoberfläche dar, deren praktischer Nutzen im Alltag auszuschöpfen ist. Handschuhe sind jedoch nicht nur zum Selbstschutz, sondern auch zum Schutze des Patienten zu tragen. So oft, wie Sie eine Händedesinfektion vornehmen müssten, so oft müssen Sie die Handschuhe wechseln!

Die Frage nach Begrüßen des Patienten mit Handschuhen im Krankenhaus stellt sich eigentlich nicht wirklich, denn eine Begrüßung mit Händeschütteln in Gesundheitseinrichtungen wird allgemein nicht befürwortet.

Handschuhe anzuziehen ist zu üben: Sie werden durch Hereinfahren innen mit der kontralateralen Hand erfasst und der ipsilateralen Hand übergestreift (▶ Kap. 8) – dann kann die behandschuhte Seite das Überstreifen der kontralateralen Hand bewerkstelligen durch Aufladen des handgelenksnahen Gummizuges von außen.

2.13   Wundmanagement aus hygienischer Sicht

Tätigkeiten an der Wunde dürfen nur mit Handschuhen vorgenommen werden – bei Unterbrechung der Tätigkeiten an der Wunde sind neue Handschuhe zu verwenden!

Als Grundregel wird die aufgeführte Reihenfolge der Verbandswechsel empfohlen:
- Aseptische Wunde,
- kontaminierte Wunde,
- septische Wunde.

Materialien zum Verbandswechsel umfassen:
- Händedesinfektionsmittel
- Hautdesinfektionsmittel
- Wund-/Schleimhautantiseptikum.

Die Desinfektion von Wunde und Wundumgebung erfolgt bei einer:
- saseptischen Wunde von innen nach außen,
- septischen Wunde von außen nach innen.

2.14   Nadelstichverletzung

Zu den häufigsten Arbeitsunfällen bei Mitarbeitern im Gesundheitswesen zählen Stich- und Schnittverletzungen, was eine immense arbeitsmedizinische Dimension aufweist. Sind die Instrumente, mit denen sich die Beschäftigten verletzen, mit Blut oder anderen Körperflüssigkeiten kontaminiert, besteht das Risiko einer Infektion. Die wichtigsten Erreger, die durch Blutkontakt übertragen werden, sind das Hepatitis-B-Virus (HBV), das Hepatitis-C-Virus (HCV) und das Humane Immundefizienzvirus (HIV). Das Risiko der Ansteckung hängt sowohl vom Infektionsstatus des Indexpatienten ab als auch vom Immunstatus des exponierten Mitarbeiters und der Virus-/bzw. Bakterienlast. Weiterhin spielen Art und Schwere der Verletzung, die kontaminierende Menge Blut, die Dauer des Blutkontaktes sowie das Zeitintervall zwischen Verletzung und Reinigung und der Anwendung von Postexpositionsmaßnahmen eine Rolle.

> ❯ Die Prävention steht absolut im Vordergrund mit dem Ziel, sich erst gar keine NSV zuzuziehen und sich so vor Infektionen zu schützen.

Die Verwendung von sicheren Instrumenten bei invasiven Eingriffen sowie das Tragen von doppelten Handschuhen für eine verstärkte Sicherheit beim Umgang mit spitzen und scharfen Gegenständen, sollten zur Selbstverständlichkeit beim medizinischen Personal nicht nur im operativen Bereich werden. Im Verletzungsfalle ist die »**Postexpositionsprophylaxe**« indiziert und der D-Arzt zu konsultieren, um versicherungsrechtlichen Aspekten zu Berufskrankheiten Rechnung zu tragen.

2.15 Zusammenfassung

Hygiene ist ein nicht wegzudenkender Bestandteil eines kompetenten klinischen und allgemeinen Gesundheitsmanagements, der alle Bereiche der Medizin durchdringt. Ein anwendungsbereites Basiswissen und die kompetente Anwendung/Beachtung hygienischer Prinzipien sind Grundpfeiler einer erfolgreichen und nutzbringenden Tätigkeit als Ärztin/Arzt auch schon in jungen Jahren. Daher hat ein hygienisch angezeigtes und richtiges Verhalten einen nachhaltigen Effekt auf den angestrebten Behandlungs- bzw. Betreuungserfolg.

Wichtiges auf einen Blick
- Hygiene ist ein nicht wegzudenkender Bestandteil eines kompetenten klinischen und allgemeinen Gesundheitsmanagements, der alle Bereiche der Medizin durchdringt.
- Seien Sie Vorbild und Partner für über- bzw. untergeordnete hierarchische Ebenen.
- Verfolgen Sie die stetige hygienische Fort- und Weiterbildung persönlich und in Ihrem Verantwortungsbereich.

Chirurgische Instrumentenlehre

Carl Meißner

C. Meißner (Hrsg.), *Basic Skills PJ*,
DOI 10.1007/978-3-662-48703-7_3, © Springer-Verlag Berlin Heidelberg 2016

3

In Ihrem Chirurgietertial werden Sie merken, dass es eine Vielzahl medizinischer Instrumente im Operationssaal gibt, die auseinanderzuhalten anfänglich schwerfällt. Zu den sogenannten chirurgischen Instrumenten zählen alle medizinischen Instrumente, welche historisch vornehmlich in der Chirurgie ihre Anwendung fanden. Um Ihnen ein erstes Vertrautmachen mit den chirurgischen Werkzeugen zu ermöglichen, sind in diesem Kapitel die wichtigsten Instrumente und einige Tipps dazu aufgeführt.

Die Benennung der chirurgischen Instrumente erfolgt häufig nach den Namen von Chirurgen, welche diese Instrumente entwickelt haben. Ein Beispiel wäre die Kocherklemme nach Emil Theodor Kocher.

Heutzutage kommen immer mehr Firmennamen oder Universitäten in Mode. Dadurch sind die Instrumente in Katalogen zu finden und mit »mod. N. Name« (= »Modifiziert nach«) gekennzeichnet, um den jüngsten Weiterentwickler ebenfalls zu benennen.

Da die chirurgischen Instrumente in Wunden eingesetzt werden, findet heute in ihrer Fertigung vornehmlich Edelstahl, Tantal oder Titan die Anwendung. Diese sind besonders stabil und halten den vielen folgenden Reinigungs- und Desinfektionsverfahren stand. Andere Edelmetalle wie Silber hingegen nutzen sich ab und korrodieren zu schnell beim Sterilisationsprozess. Weiterhin sollte der Chirurg zumindest prinzipielle Vorstellungen über die Vor- und Nachbereitung sowie den spezifischen finanziellen Aufwand einzelner Verfahren haben.

Aufgrund der fast unübersehbaren Zahl der heute verfügbaren chirurgischen bzw. medizinischen Instrumente ist es wohl am sinnvollsten die Beschreibung des Instrumentariums nach seinen Hauptfunktionen zu strukturieren.

> **Hauptfunktion der Instrumente**
> — Präparation,
> — Exposition,
> — Blutstillung,
> — Rekonstruktion/Resektion.

Diese grundlegende Einteilung gilt natürlich auch für die Minimal-invasive Chirurgie (MIC). Natür-

lich muss in der sog. Schlüsselloch-Chirurgie auch die apparative Zusatzausrüstung mit benannt werden, da sie ein wichtiger Bestandteil des Instrumentariums darstellt.

3.1   Präparation

- **Definition**

Im Lateinischen bedeutet praeparatio «Vorbereitung» und wie Sie sicher noch aus dem Präp-Kurs wissen, dient hier die Präparation dem gezielten Freilegen und der Darstellung anatomischer Strukturen – nicht anders ist es in der Chirurgie. Durch die Präparation gelangt der Chirurg an die körperlichen Strukturen, die er im weiteren Verlauf der Operation begutachten (▶ Abschn. 3.2), bei denen er eine Blutung stillen (▶ Abschn. 3.3) oder die er resezieren bzw. rekonstruieren möchte (▶ Abschn. 3.5).

- **Instrumente**

Hierzu zählen Skalpell, Schere, Diathermiegeräte, Ultraschalldissektoren, Laser, Wasserstrahl-Dissektion und stumpfe Gewebedurchtrennung.

Skalpell (◘ Abb. 3.1)

Das wohl auch in der Laienbevölkerung bekannteste chirurgische Instrument ist das Skalpell. Es ist das klassische Dissektionsinstrument in der Chirurgie. Während früher in der Chirurgie Instrumente nach der Reinigung und Sterilisation wiederverwendet wurden, finden heute aus hygienischen Gründen überwiegend Einmalinstrumente (Einmalskalpelle) ihre Anwendung. Es werden heutzutage prinzipiell 4 verschiedene Klingenformen angeboten. Die unterschiedlichen Größen sind nach einem Nummernsystem codiert. Eine besondere Form des chirurgischen Messers ist das sog. Amputationsmesser.

Schere (◘ Abb. 3.2)

Hinter dem Skalpell folgt die Schere. Sie ist das vielseitigste Dissektionsinstrument. Hierdurch ist eine gezielte Gewebedurchtrennung möglich und gleichzeitig besteht die Kontrolle zur Erfassung der Gewebequalität im Rahmen des Schneidevorgangs durch die notwendige aufzubringende Kraft. Folgende Hauptgruppen werden unterschieden:

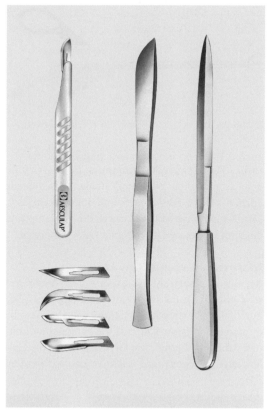

Abb. 3.1 Skalpellvarianten. (Aus Siewert 2012)

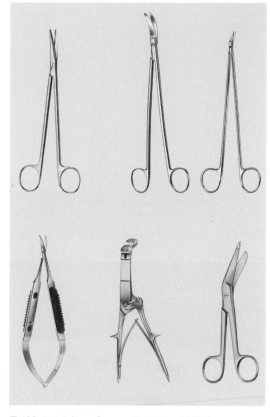

Abb. 3.2 Scherenformen. (Aus Siewert 2012)

- **Präparationsscheren:** Hier gibt es unterschiedliche Längen und Biegungen für die Gewebepräparation und -durchtrennung.
- **Bipolare Scheren:** Sie ermöglichen gleichzeitig das Schneiden und die Applikation von Strom zur Blutstillung.
- **Gefäßscheren:** Sie sind für spezielle Anforderungen, wie dem Schneiden intravasal, d. h. bei Röhrenstrukturen entwickelt worden.
- **Mikro- und Federscheren:** Für das mikroskopisch kleine, d. h. mikrochirurgische Anwendungsgebiet wurden sog. Federscheren entwickelt. Diese Scheren werden gegen einen Federdruck betätigt, sodass nach dem Schneidvorgang die Schere selbständig öffnet.
- **Rippenscheren:** Dies sind sehr kräftige und leicht gewinkelte Scheren für das Absetzen von Rippen. Das Hauptanwendungsgebiet ist die Thoraxchirurgie.

- **Faden- und Ligaturscheren:** Man kann sie fast als robuste Alltagsscheren bezeichnen. Sie haben häufig im Bereich der Branchen einen Wellenschliff, damit der Faden, welcher durchtrennt werden soll, nicht ausweichen kann.
- **Verbandsscheren:** Das sind meist abgewinkelte Scheren, wobei die untere Lippe zu einer knolligen Form ausläuft. Hiermit ist das Unterfahren eines Verbandes in Richtung Haut möglich, ohne dabei die Haut zu verletzen.

Diathermie-Geräte (■ Abb. 3.3)
Sie werden auch als elektrische Messer bezeichnet. Mit ihnen ist es möglich über einen Stromimpuls Gewebe zu durchtrennen. Es gibt hier verschiedene Formen.

Ultraschalldissektor (■ Abb. 3.4)
Der Ultraschalldissektor steht zur Durchtrennung von parenchymatösen Geweben (z. B. der Leber)

3

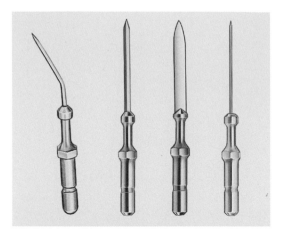

■ **Abb. 3.3** Diathermie-Geräte. (Aus Siewert 2012)

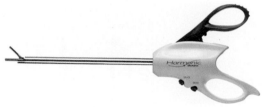

■ **Abb. 3.5** Ultraschalldissektor in der MIC. (Aus Siewert 2012)

Laser Eine Gewebedurchtrennung ist auch durch den Laser möglich. Wir unterscheiden verschiedene Formen: Gas-, Festkörper- und Flüssigkeitslaser. Der Dissektionseffekt wird durch die Verdampfung des vom Laserstrahl getroffenen Gewebes erzielt.

Wasserstrahlskalpell (■ Abb. 3.6)
Bei der Wasserstrahldissektion wird Wasser mit sehr hohem Druck über eine Düse gepresst. Dadurch entsteht ein scharfer Strahl, welcher Gewebe durchtrennen kann. Durch Druckanpassung können dabei Strukturen, wie Gefäße oder kleine Gallengänge, geschont und selektiv versorgt werden,

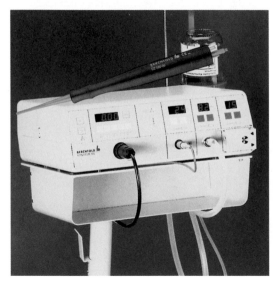

■ **Abb. 3.4** Ultraschalldissektor. (Aus Siewert 2012)

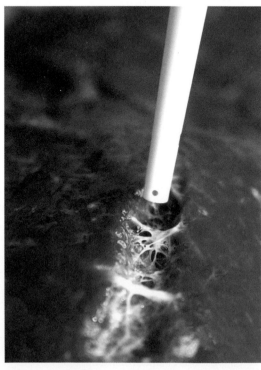

■ **Abb. 3.6** Wasserstrahlskalpell. (Aus Siewert 2012)

zur Verfügung. Die Gewebetrümmer werden gleichzeitig durch koaxialen Sog unter kontinuierlicher Spülung entfernt. Die Röhrenstrukturen, wie z. B. Blutgefäße und Gallenwege, bleiben dabei intakt und können so gezielt extra versorgt werden.
　　Dieser Ultraschalldissektor wurde auch für die sogenannte Minimal-invase Chirurgie (MIC) weiterentwickelt (■ Abb. 3.5). Hier ist es nun möglich, über sogenannte scherenartig ausgeformte Instrumente Gewebe zu fassen und durch die gezielte Applikation von Strom zu durchtrennen.

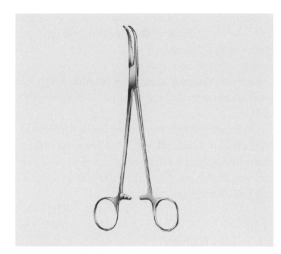

◨ **Abb. 3.7** Stumpfe Gewebsdurchtrennung mittels Klemmen. (Aus Siewert 2012)

z. B. mit Clips. Das Wasserstrahlskalpell ist besonders für die Leberoperation geeignet. Hierbei kann das Lebergewebe, die Hepatozyten, selektiv durchtrennt und kleine Gefäße und Gallengänge via Clipping versorgt werden.

Stumpfe Gewebedurchtrennung (◨ Abb. 3.7) Für die sogenannte stumpfe Gewebedurchtrennung werden Tupfer, Präparationsklemmen oder Ligaturklemmen benutzt. Sie finden z. B. Anwendung bei der offenen chirurgischen Durchtrennung des großen Netzes bei einer Hemikolektomie rechts aufgrund einer onkologischen Resektion.

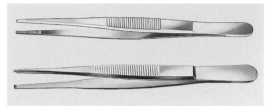

◨ **Abb. 3.8** Pinzetten. (Aus Siewert 2012)

3.2 Exploration

■ **Definition**
Das Wort Exploration stammt aus dem Lateinischen (exploratio) und bedeutet »Untersuchung, Erforschung«. In der Chirurgie dient die Exploration dazu, sich einen Überblick über die anatomische und pathologische Situation zu verschaffen, um die weiteren Schritte (▶ Abschn. 3.3, ▶ Abschn. 3.5) besser planen zu können.

■ **Instrumente**
Hierzu zählen Pinzetten, Wundhaken, Organ- und Gewebefasszangen.

Pinzetten (◨ Abb. 3.8)
Man unterscheidet nach der »Maulform« zwischen zwei großen Gruppen, den chirurgischen und den anatomischen (atraumatischen Pinzetten)

Wundhaken (◨ Abb. 3.9)
Heutzutage gibt es ein großes Angebot von Ein- bzw. Mehrzinkern sowie flächigen Wundhaken.

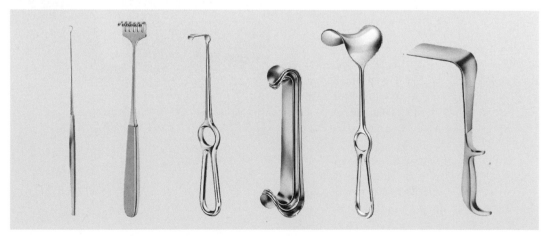

◨ **Abb. 3.9** Wundhaken. (Aus Siewert 2012)

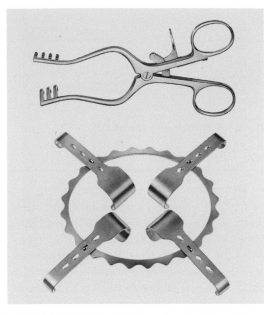

◼ **Abb. 3.10** Selbsthaltende Wundhaken. (Aus Siewert 2012)

Weiterhin gibt es eine große Anzahl an selbsthaltenden Wundhaken (◼ Abb. 3.10), z. B. Stuhler-Haken oder Spreizern.

Organ- und Gewebefasszangen (◼ Abb. 3.11) Für jede Gewebeart wurden spezielle Fasszangen entwickelt.

Eine besonders hohe Anforderung wird an Gefäßklemmen gestellt (◼ Abb. 3.12). Diese sollen zum einen eine sichere Fixierung gewährleisten und zum anderen dürfen sie nur ein minimales Trauma an den Gefäßen hinterlassen.

3.3   Das Halten

In diesem Abschnitt sollen ein paar gesonderte Worte an Sie gerichtet werden – nämlich zu der Tätigkeit, die Ihnen im Chirurgietertial am häufigsten zukommen wird: das Halten.

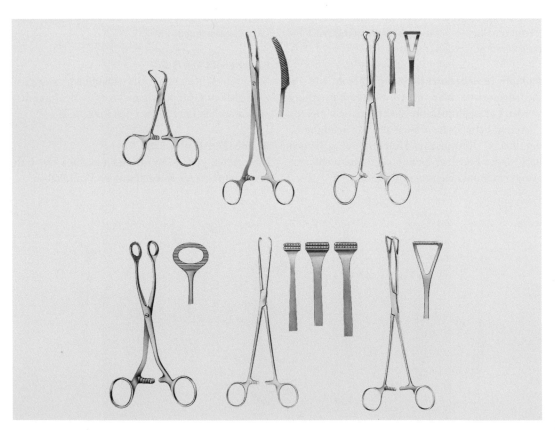

◼ **Abb. 3.11** Organ- und Gewebszangen. (Aus Siewert 2012)

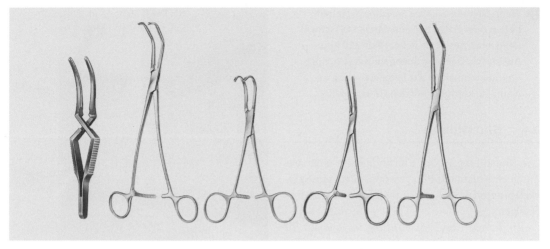

◘ Abb. 3.12 Gefäßklemmen. (Aus Siewert 2012)

So einfach sich diese Tätigkeit auch anhören mag, wenn man sie länger als einige Minuten ausüben muss, wird sie zunehmend schwierig – nach einigen Stunden kann sie eine echte Herausforderung darstellen.

Sie werden als »2. Assistenz« (mit etwas Erfahrung oder bei kleineren Eingriffen sogar vielleicht im Laufe der Zeit manchmal als 1. Assistenz) mit am Operationstisch stehen und vor allen Dingen damit zu tun haben, den vom Operateur in Ihre Hand gelegten Haken so zu halten, dass er eine freie Sicht auf das Operationsfeld hat. Dabei sollten Sie auf folgende Dinge achten.

Ihnen angibt. Geben Sie in dem Moment an Druck nach, in dem er versucht, die Sicht durch Veränderung der Instrumentenlage zu verbessern.

Wichtig ist aber nicht nur, dass Sie auf den OP-Bereich, sondern auch auf sich achten!

Beim Halten....
- … soll das OP-Feld für den Operateur übersichtlich gehalten werden.
- … soll der Haken gerade mit so viel Zug wie nötig gehändelt werden – bedenken Sie, dass Sie an Gewebe ziehen, das möglichst nicht zusätzlich traumatisiert werden soll.
- … sollten Sie trotz der Eintönigkeit Ihrer Aufgabe konzentriert beim OP-Geschehen bleiben, damit Sie frühzeitig wahrnehmen, wenn der Operateur das Instrumentarium wechseln möchte.
- … sollten sie das Instrumentarium möglichst genau so halten, wie der Operateur es

Regeln zum Selbstschutz
- Suchen sie sich eine möglichst bequeme Position, gerade denn, wenn Sie wissen, dass die OP länger dauern wird (bei einigen Operationen, z. B. in der Neurochirurgie, darf auch nach einem Stuhl gefragt werden).
- So einfach es klingen mag: Achten Sie auf einen geraden Rücken!
- Versuchen Sie, das Instrumentarium nicht mit der Kraft Ihrer gesamten zu halten, sondern nutzen Sie die Griffmöglichkeiten, die sich bieten – z. B. beim Langenbeck-Wundhaken das Loch in der Mitte, um mit Zeige- oder Mittelfinger den Druck zu unterstützen bzw. hier den Hebel der Kraftwirkung anzusetzen.
- Bitten Sie rechtzeitig um eine Pause bzw. um einen Austausch, wenn Sie merken, dass es nicht mehr geht.

3

❗ Wenn Sie merken, dass Sie keine Kraft mehr haben oder Ihnen bei einer langen OP schwindelig wird, bitten Sie lieber FRÜHZEITIG um Austausch. Das mag unangenehm sein, noch unangenehmer für alle Beteiligen wäre es, wenn Sie kopfüber auf den OP-Tisch fallen.

3.4 Blutstillung

Die Blutstillung in der Chirurgie kann einerseits durch eine manuelle Kompression, durch ein Nahtverfahren oder auch durch die Elektrokoagulation erfolgen.

In diesem Abschnitt möchten wir uns auf die heute verwendeten Titan- und resorbierbaren Clips beschränken (◻ Abb. 3.13).

Diesen werden heute vornehmlich in der Minimal-invasiven Chirurgie regelhaft eingesetzt.

Eine weitere wichtige Rolle spielt die Thermokauterisierung von Gewebeblutungen (◻ Abb. 3.14). Der Koagulationsstrom wird bei monopolaren Koagulationen direkt mit der Spitze des Handrückens, die als Kugel-, Flächen- oder Hakenelektrode ausgebildet ist, appliziert.

❗ Der Koagulationsstrom kann Auswirkungen auf die Schrittmacherfunktion haben!

Eine sehr gute Weiterentwicklung beim chirurgischen Instrumentarium ist die sogenannte Impedanz-gestörte Koagulation (◻ Abb. 3.15). Durch die computergesteuerte Leistungsabgabe wird bewirkt, dass es während der Koagulationsvorgang im Gewebe nicht zu Karbonisationsvorgängen kommt. Es wird also möglich, eine sehr viel höhere Energiedichte lokal zu applizieren und so auch Gewebe bzw. größere Gefäße sicher zu verschließen.

Eine weitere Möglichkeit der Blutstillung bei der Leber (parenchymatösen Organen) ist die sogenannte Schutzgaskoagulation (◻ Abb. 3.16). Dieses Verfahren, wie z. B. der »Argon Beamer«, verwendet ein ionisiertes Gas. Diese ionisierten Gaspartikel führen bei Gewebe zu einer festen Nekrosebildung, wobei die Verdrängung des Luftsauerstoffs zusätzlich eine Verbrennung des Gewebes verhindert – d. h., da wo das Gas gebraucht wird, kommt es auch an. Da hier der sogenannte Gasstrom das Austreten von Blut erschwert, spricht man vom sogenannten trockenen Koagulieren.

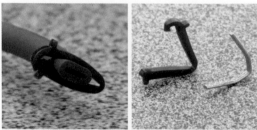
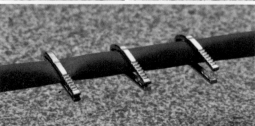
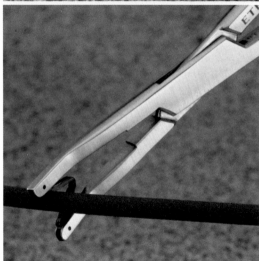

◻ **Abb. 3.13** Clips. (Aus Siewert 2012)

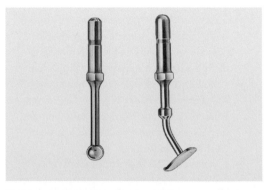

◻ **Abb. 3.14** Thermokauterisierung. (Aus Siewert 2012)

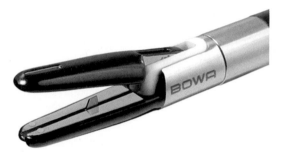

◘ Abb. 3.15 Impedanz-gestörte Koagulation. (Aus Siewert 2012)

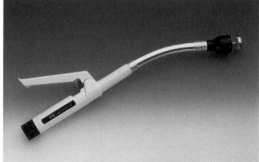

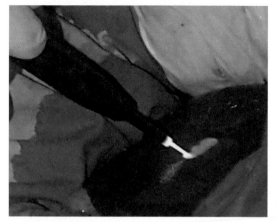

◘ Abb. 3.16 Schutzgaskoagulation. (Aus Siewert 2012)

3.5 Resektion und Rekonstruktion

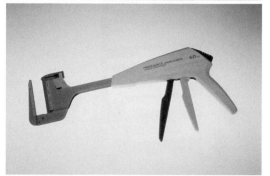

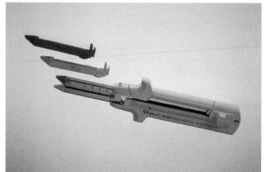

■ **Definition**

Resektion kommt aus dem Lateinischen (resecare) und bedeutet weg- bzw. abschneiden. Es geht hier also darum, aus kurativen oder palliativen Gründen Gewebe oder Organe zu entfernen.

Die Rekonstruktion stammt vom französischen Wort »reconstruction« und bedeutet »Nachbilden« bzw. Wiederherstellen – es werden also in der Chirurgie anatomische Strukturen wiederhergestellt oder nachgebildet, die durch Trauma oder Krankheit zerstört wurden.

■ **Instrumente**

Neben der chirurgischen Resektion des Präparates zur histologischen Untersuchung mit dem Messer oder Diathermiegerät und der Naht per Hand kön-

◘ Abb. 3.17 Stapler. (Aus Siewert 2012)

nen bei bestimmten Indikationen diese Schritte auch maschinell erfolgen.

Stapler Mit dem sogenannten «Stapler» wird Gewebe geklammert und auch gegebenenfalls mit integriertem Messer durchtrennt (◘ Abb. 3.17).

Klammernahtapparatl Möchte man nach einer Darmresektion eine Darmanastomose herstellen, werden zirkuläre Klammernahtgeräte verwendet. Ein weiteres Anwendungsgebiet stellen lineare Apparate dar, welche nur eine einseitige Klammer-

3

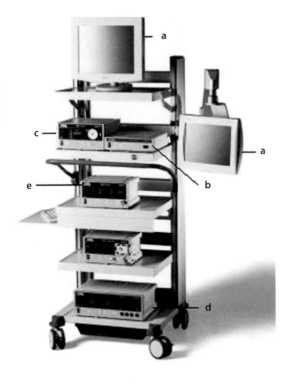

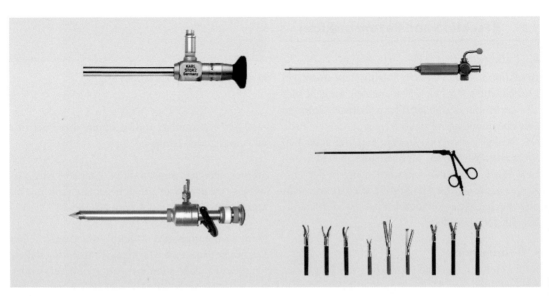**Abb. 3.18** Instrumentturm in der laparoskopischen Chirurgie. Laparoskopie-Turm: **a** Monitor, **b** Kamerasystemteil, **c** Lichtquelle, **d** Video, **e** Insufflator (Fa. Storz). (Aus Siewert 2012)

nahtreihe erstellen, z. B. beim Duodenal Stromverschluss.

Instrumentarium für die laparoskopische Chirurgie (◘ Abb. 3.18) Neben dem eigentlichen medizinischen chirurgischen Instrumentarium stellt die Minimal-invasive Chirurgie bei vielen Operationen, wie z. B. der Gallenblase, den Goldstandard heutzutage dar. So ist es auch notwendig, wichtige Grundbegriffe hier zu klären. Die wichtigsten Grundgeräte sind das **Kamerasystem mit der Lichtquelle** und **Monitor**. Zusätzlich wird eine **Pumpe zur CO$_2$-Insufflation** für die Erzeugung des Pneumoperitoneums im Bauch und einer **Saugspülpumpe** für die intraoperative Reinigung des Operationsgebietes benötigt.

Als wesentliches zusätzliches Instrument im Bereich der Minimal-invasiven Chirurgie ist der **Trokar** zu nennen (◘ Abb. 3.19). Über dieses Instrument ist bei der Applikation der Instrumente auch die Gaszufuhr möglich. Gasverluste können hier durch Ventilmechanismen sicher vermieden werden.

Navigationssysteme und **Vernetzungssysteme** stellen natürlich bedeutende Innovationen in der Chirurgie bzw. in der Ausrüstung eines Operationssaales dar. Als Stichwort soll hier nur **der Computerassistierten Chirurgie (»CAS«)** genannt sein.

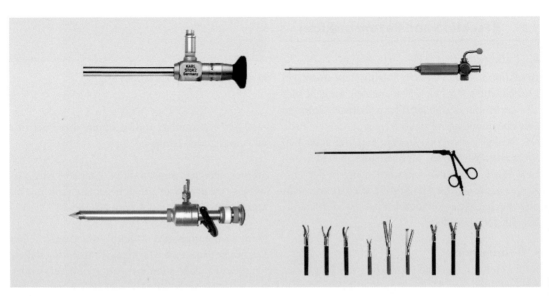

Abb. 3.19 Trokar. (Aus Siewert 2012)

Die Visite

Carl Meißner, Martina Kahl-Scholz

C. Meißner (Hrsg.), *Basic Skills PJ*,
DOI 10.1007/978-3-662-48703-7_4, © Springer-Verlag Berlin Heidelberg 2016

Die Visite (lat.: visitare = besuchen) bezeichnet im klinischen Alltag das Aufsuchen des Patienten am Krankenbett durch einen oder mehrere Ärzte. Hierzu zählt auch der hausärztliche Besuch des niedergelassenen Facharztes bei seinen Patienten zu Hause oder in einer Pflege- bzw. Betreuungseinrichtung.

Die Visite ist wohl auch im Praktischen Jahr das erste, was man als Student selbst mitmachen kann und muss. Am ersten Tag im PJ lernt man Patienten direkt am Bett kennen, wie Sie es vermutlich auch schon aus Famulaturen und Blockpraktika kennen, mit dem Unterschied, dass Sie nun recht schnell eigene Patienten zur Betreuung vom Kollegen anvertraut bekommen werden. Sie müssen dann – wenn auch in Rücksprache mit den erfahrenen Betreuern – über die Behandlung und Diagnostik entscheiden.

Im Krankenhaus nimmt die regelmäßige, in der Regel einmal täglich (meistens vormittags) stattfindende Visite eine wichtige Rolle im Ablauf des Stationsbetriebes bzw. des Tagesgeschäftes ein. Bei dieser Visite müssen dann auch die Patienten vorgestellt werden, die Sie als PJtler gerade betreuen. Hier ist eine gute und vor allem strukturierte Vorbereitung (siehe auch ► Kap. 1) sehr wichtig und hilft Ihnen, mit weniger Nervosität an diesen Bereich der ärztlichen Tätigkeit heranzugehen.

❯ Im Rahmen der Visite werden oft Diagnostik und Therapie für den Patienten festgelegt und es kann das weitere Prozedere direkt auch mit dem Patienten gemeinsam besprochen werden.

Schon am ersten Tag, an dem man sich als Student auf der jeweiligen Station vorstellt, bekommt man schnell mit, dass es unterschiedliche Arten von Visiten gibt. Dabei nimmt manchmal eine ganze Gruppe (z. B. Chefarzt, Stationsarzt, Studenten, Gesundheits- und Krankenpfleger) an der Visite teil, manchmal aber auch nur die Ärzte/Pfleger einer Fachrichtung bei bestimmten Patienten (z. B. in der Diabetologie die chirurgische Visite bei den Patienten, die aufgrund eines diabetischen Fußsyndroms operiert werden müssen).

4.1 Arten der Visite

- Chefarztvisite
- Oberarztvisite
- Stationsarztvisite
- Fachspezifische Visiten (s. o.)
- Sonderform: Kurvenvisite (s. u.)

❯ Bei der Kurvenvisite wird nicht der Patient selbst, sondern nur die Eintragungen in seiner Kurve »visitiert«. Um den Zustand des Patienten zu beurteilen, werden z. B. die Fieberkurven, Gewichtsverläufe und Pflegedokumentation begutachtet und entsprechend weitere diagnostisch-therapeutische Schritte abgeleitet.

Bei dem Visitengespräch soll der Patient seine Beschwerden und Probleme äußern können und Informationen zum weiteren Vorgehen erhalten oder auch dazu, wie die bisherigen Behandlungen verlaufen sind. Zum anderen soll sich der Arzt gemeinsam mit seinen Kollegen über Fortschritt oder mögliche Fehlschläge der Therapie am Patienten vergewissern und mit seinen Mitarbeitern das weitere Vorgehen abstimmen.

4.2 Aufbau der Visite in einem Krankenhaus

Bei der Visite wird der Arzt (einer bestimmten Fachrichtung der jeweiligen Station) in der Regel von Mitgliedern des Pflegepersonals begleitet. Sie findet zu festen Zeiten in der Woche statt (z. B. Chefarztvisite immer dienstags und donnerstags um 10:00 h), die selbstverständlich je nach Station variieren können. In Kliniken, die Medizinstudenten im praktischen Jahr haben, nehmen auch Sie zu Ausbildungszwecken teil bzw. haben selbst bereits die Aufgabe, Patienten zu betreuen und auch entsprechend während der Visite den Kollegen vorzustellen.

Die wichtigsten Utensilien, die Sie vorbereitend für die Visite zurechtlegen sollten, sind:
- Kurvenwagen (mit Laboransicht und Röntgendokumentation (PACS-System) und zunehmend die »elektronische Patientenakte«)
- Verbandswagen (je nach Station/Fachrichtung)

— Stethoskop etc.

— Ausreichend Handschuhe

— Ggf. Ihre eigenen Notizen, die Sie sich für Ihre Patienten zurechtgelegt haben.

❯❯ Vergewissern Sie sich VOR der Visite, dass alle Kurven Ihrer Patienten auch im Wagen sind – der Chef- oder Oberarzt ist meist sehr in Eile und wartet ungern darauf, dass nun erst noch eine bestimmte Akte gesucht werden muss.

4.3 Aufgaben der Visite

— Sichtung der Untersuchungsergebnisse und Fokussierung auf die aktuelle Situation

— Anamnese

— Körperliche Untersuchung

— Dokumentation des Krankheitsverlaufs (in der Patientenkurve täglich)

— Anordnungen/Verordnungen (diese sind schriftlich zu erfolgen und nicht »auf Zuruf«)

— Medikamente und Anpassung der Dosierungen (ggf. pharmakologische Visiten)

— Diät bzw. Festlegung der Kostform (besonders nach chirurgischen Operationen)

— Therapeutische Maßnahmen wie Krankengymnastik

— Pflegerische Maßnahmen

— Untersuchungen wie Labor, Sonographie, EKG, Labor, Endoskopie und Röntgen

— Anforderungen von Konsilen (Untersuchungen und Beratung durch anderer Fachrichtungen)

— Operationen (OP) planen und Anweisungen zu deren Vorbereitung (Operationsvorbereitung)

Zwischenmenschliches

In der Visite sollten Sie, wenn Sie nicht gerade ohnehin Ihren Patienten vorstellen, zuhören und versuchen unterschiedliche Fragetechniken eines Chef-, Ober- oder Stationsarztes zu folgen. Hierbei kann man für seinen späteren klinischen Alltag viel Nützliches lernen.
Im Rahmen der Visite bitte nicht die Arme vor dem Körper verschränken oder gar in die Tasche stecken. Dies macht im Allgemeinen keinen guten ersten Eindruck.

Weiterhin gibt es im Rahmen der Visiten-Rang-Ordnung eine ganz klare Rangfolge. Der am höchsten gestellte Arzt in der Klinik, welcher anwesend ist, betritt und verlässt das Patientenzimmer zuerst. Im Rahmen der Visite gibt es keine »Hintergrundgespräche« mit Kollegen oder Schwestern – es ist unhöflich und stört den Visitenablauf.

❯❯ Bedenken Sie dringend (siehe auch ▶ Kap. 2), sich nach jedem Zimmeraufenthalt die Hände am Desinfektionsspender auf dem Zimmer oder auf dem Flur zu desinfizieren – selbst dann, wenn Chef- oder Oberarzt hier nicht »immer« mit gutem Beispiel vorausgehen!

4.4 Ablauf einer Patientenvorstellung

Wie kann nun so eine Patientenvorstellung aussehen bzw. was sollten Sie möglichst beachten?

Ideal wäre es natürlich, wenn Sie den Patienten bereits auch selbst aufgenommen und körperlich untersucht haben, denn so sind Sie selbstverständlich ganz anders vertraut mit seiner Krankengeschichte, den vorliegenden Pathologien und Sie haben auch schon »einen Draht« zu dem Patienten entwickeln können.

Sollte dieser Idealfall nicht gegeben sein ist es umso wichtiger, dass Sie sich möglichst gut in die Kurve des Patienten einlesen und sich die Anamneseerhebung des Kollegen genau anschauen. Machen Sie sich ruhig die ersten Male Notizen, die Sie dann auch während der Visitenvorstellung entsprechend benutzen können.

Zwischenmenschliches

Keiner erwartet von Ihnen als PJtler, dass Sie die Visitenvorstellungen perfekt beherrschen. Gerade, wenn Sie mehr als einen Patienten betreuen sollen, ist es am Anfang ganz schön schwer, den Überblick über die verschiedenen Krankengeschichten, Diagnoseschritte und -ergebnisse zu behalten. Also scheuen sie sich nicht, gerade am Anfang einen kleinen »Spickzettel« anzulegen, auf dem Sie sich die wichtigsten Patientendaten notieren.

Wie schon in ▶ Kap. 1 erklärt, sollten Sie Ihre Patientenvorstellung mit **Name, Alter, Beruf und den Beschwerden** des Patienten einleiten, gefolgt von der Uhrzeit und dem Datum der ambulanten und/oder stationären Aufnahme. Wenn der Patient schon längere Zeit im Krankenhaus liegt und den Kollegen durch mehrere vorangegangene Visiten bekannt ist, erübrigt sich dieser Teil in dieser Ausführlichkeit und kann entsprechend abgekürzt werden.

Neben den akuten Beschwerden werden auch die **Krankheitsvorgeschichte**, die aktuelle **Medikamenteneinnahme** und **Krankheitsvorkommen bei Familienmitgliedern** vorgestellt. Eine Zusammenfassung der akuten Hauptbeschwerden erfolgt zum Ende.

Dann stellen Sie dar, welche ersten **diagnostischen** und **therapeutischen Maßnahmen** eingeleitet wurden.

Achten Sie darauf, dass Sie nach Betreten des Zimmers den Patienten zunächst begrüßen und während der Patientenvorstellung nicht nur den Augenkontakt zum Chefarzt oder Oberarzt suchen, sondern durch Blickkontakt auch immer wieder den Patienten in das Gespräch miteinbeziehen. Stellen Sie sich vor, Sie lägen in einem Krankenbett, umringt von Ärzten und Pflegepersonal, und es wird nur **über** Sie, aber nicht **mit** Ihnen gesprochen – keine schöne Situation. Gleiches gilt für eventuell nötige Untersuchungen am Krankenbett:

Zwischenmenschliches

Bitte denken Sie daran, dass es nicht immer angenehm ist, wenn der Patient »halbnackt« in einem Zimmer liegt und eine gewisse »intime« Stelle, z. B. bei Vorhandensein einer Operationswunde, untersucht werden muss. Denken Sie an Diskretion gegenüber dem Patienten und bedenken Sie, dass er seine Schamgrenzen hat. Auch wenn der Patient im hochbetagten Alter ist und/oder wohlmöglich der Verdacht auf einen Demenz besteht – ein Schamgefühl bleibt immer.

4.5   Sonderfall Intensivstation

Auch auf einer Intensivstation müssen die Patienten regelmäßig visitiert werden. Allerdings beschränkt sich die Visite hier viel häufiger als auf einer »Nor-

malstation« auf die Kurvenvisite (▶ Abschn. 3.1), denn viele Patienten sind meist nicht ansprechbar.

Auf einer Intensivstation ist daher das Studium der Kurvenparameter, allen voran
- der Blutwerte
- der Ergebnisse der BGAs
- der Beatmungsparameter, sofern beatmet wird
- der Bewertung der invasiven Blutdruckmessung
- der Ausscheidungsmenge von Urin im Zusammenhang mit der Flüssigkeitszufuhr
- die mikrobiologische Untersuchungen
- sowie der weiteren speziellen Untersuchungsergebnisse wie z. B. einer Liquorpunktion

besonders wichtig.

Zwischenmenschliches

Bitte bedenken Sie, dass bis heute nicht geklärt ist, was Patienten im komatösen Zustand wirklich erleben und was nicht. Sprechen Sie auch mit dem Patienten und nicht nur über ihn – selbst wenn er Ihnen nicht bei Bewusstsein erscheint!

Atemwege

Carl Meißner

C. Meißner (Hrsg.), *Basic Skills PJ*,
DOI 10.1007/978-3-662-48703-7_5, © Springer-Verlag Berlin Heidelberg 2016

Jeder Assistent und jeder chirurgisch/-internistisch interessierte Student sollte einige Aspekte der Anästhesie kennen, z. B., welche präoperativen Abklärungen für die Anästhesie von Wichtigkeit sind und welche Risiken bei der Operationsindikation berücksichtigt werden muss. Ebenso wird in diesem Kapitel auf die Intubationsvarianten und deren -technik eingegangen.

Gute Kenntnisse in der Lokalanästhetika und Applikation von Anästhetika muss jeder chirurgisch tätige Arzt haben, damit schwerwiegende Komplikationen vermieden werden können. Das gilt auch schon für Sie im Chirurgie-Tertial bzw. für ein eventuelles Wahltertial Anästhesie. Auch die modernen Überwachungsmethoden eines Patienten während einer Operation müssen allen Beteiligten bekannt sein. Die heutigen Formen der postoperativen Schmerzbekämpfung und die häufigen postoperativen Komplikationen sollten bzw. müssen den Chirurgen geläufig sein. Ein Großteil, d. h. 70 bis 80 % aller großen Zwischenfälle im Operationssaal, beruhen auf menschlichem Versagen. Davon sind etwa **90 % durch eine mangelhafte Kommunikation** verursacht. Erst in den letzten Jahren wurde realisiert, dass viele Trainingsmethoden zur Erhebung der Sicherheit, die heute in der zivilen Luftfahrt selbstverständlich sind, auch im Operationssaal angewendet werden müssen und können.

5.1 Die Sauerstoffgabe bei erhaltender Atmung

Indikationen Die Gabe von Sauerstoff ist eine wichtige Maßnahme in der Notfallmedizin.

> **Sauerstoff ist das Notfallmedikament der 1. Wahl!**

Sauerstoff kann durch verschiedene Möglichkeiten appliziert werden, zum einen durch eine O_2-Nasensonde, O_2-Nasenbrille oder O_2-Maske (◘ Abb. 5.1).
Die Beatmung durch eine **O_2-Maske** ist am effizientesten, es gelangt also die größtmögliche Menge Sauerstoff in die Lungen. Bei der O_2-Maske ist zu beachten, dass ein Flow von > 4 l pro Minute eingestellt werden muss, damit es zu keiner CO_2-Rückatmung kommt.

Bisweilen kommt es vor, dass die O_2-Maske von den Patienten nicht toleriert wird. Dann sollte eine Assistenz den Patienten mit sehr hohem Flow die Maske nur vorhalten.

Zwischenmenschliches
Notfallpatienten unter einer O_2-Maske verspüren häufig Angst. Wichtig ist, dem Patienten Sicherheit und Ruhe zu vermitteln. Das, was Sie machen sollten, ist dem Patienten zu erklären, was warum gerade mit ihm passiert und ihm so versuchen die Angst zu nehmen. Reden Sie mit dem Patienten mit »ruhiger« Stimme, um die Notfallsituation für den Patienten zu erleichtern. Wer ruhig ist, kann klar denken und wer klar denken kann, macht weniger Fehler.

5.2 Maskenbeatmung

Eine einfache Maßnahme zur Wiederherstellung der Atmung ist neben der Mund-zu-Mund- oder Mund-zu-Nase-Beatmung die Maskenbeatmung.

Anleitung Hierbei werden zunächst der Mund- und der Nasenrachenraum inspiziert und ggf. von Fremdkörpern oder Schleim gereinigt. Nach Überstrecken des Kopfes kann der sogenannte **Esmarch-Handgriff** angewendet werden: (◘ Abb. 5.2)
Mit beiden Händen des Helfers (Daumen am Kinn, Finger am Unterkieferwinkel) wird der Unterkiefer vor die obere Zahnreihe geschoben, womit ein zurückfallen der Zunge verhindert werden kann. Vorzugsweise in dieser Kieferposition (Unterkieferzähne vor den Oberkieferzähnen) wird die Maske bei geschlossenem Mund aufgesetzt und mit dem C-Griff gehalten (◘ Abb. 5.3).
Nun können Daumen und Zeigefinger die Maske halten, während die restlichen Finger den Unterkiefer des Patienten fixieren (was bei Patienten ohne Gebiss schwierig sein kann, ◘ Abb. 5.4). Die andere Hand des Helfers komprimiert den Beatmungsbeutel.

> **Maskenbeatmung bei nicht nüchternen Patienten – Aspirationsgefahr!**

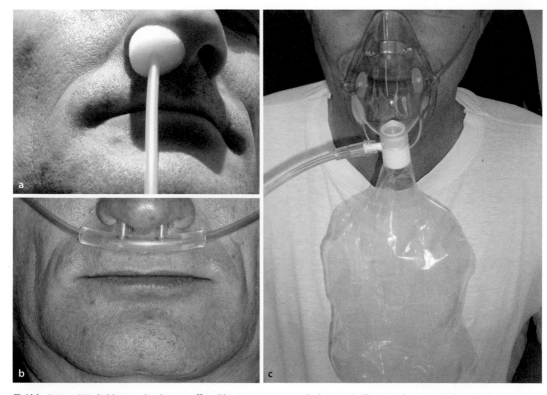

■ **Abb. 5.1a–c** Möglichkeiten der Sauerstoffapplikation. **a** Nasensonde. **b** Nasenbrille. **c** Maske. (Aus Rücker 2011)

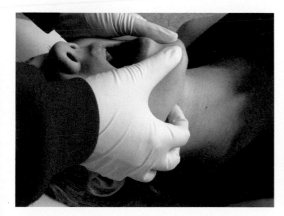

■ **Abb. 5.2** Esmarch-Handgriff. (Aus Rücker 2011)

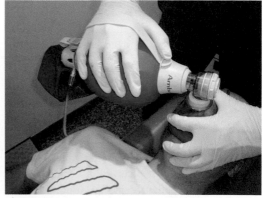

■ **Abb. 5.3** Maskenbeatmung mit C-Griff. (Aus Rücker 2011)

■ **Guedel- und Wendeltubus**

Wenn die Beatmung mit der Maske auch nach Änderung der Position des Kopfes nicht gelingt, sollte ein Guedel- oder ein Wendeltubus eingelegt werden.

Guedeltubus (■ Abb. 5.5) Der Guedeltubus ist der Form der Zunge angepasst und wird, um den Oropharynx zu schützen, gegen das zurückfallen der Zunge eingesetzt.

5

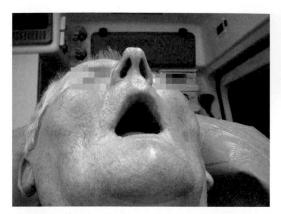

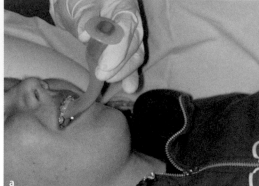

■ **Abb. 5.4** Schwierige Verhältnisse bei zahnlosen Patienten. (Aus Rücker 2011)

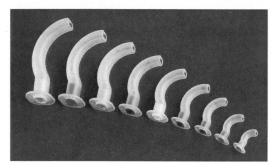

■ **Abb. 5.5** Unterschieldiche Größen des Guedeltubus. (Aus Rücker 2011)

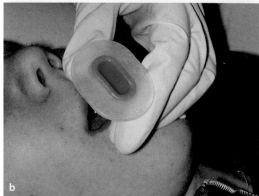

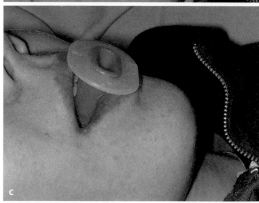

■ **Abb. 5.6a-c** Einlage des Guedeltubus. (Aus Rücker 2011)

Anleitung (■ Abb. 5.6) Einlage des Guedeltubus
1. Die Spitze des Tubus zeigt zunächst in Richtung Gaumen.
2. Beim Einführen wird dann der Tubus um 180 °C gedreht.
3. Dann erfolgt die Platzierung.

Der Guedeltubus setzt jedoch eine hohe Toleranz des Patienten voraus, sodass in der Mehrzahl der täglichen Notfallpatienten die Duldung dieses Tubus mit einer Indikation zur Intubation gleichzusetzen ist. In der klinischen Anästhesiologie wird er verwendet, wenn sich ein nüchterner Patient im Rahmen einer Narkose-Einleitung mit einer Maske nicht insuffizient beatmen lässt. Der Guedeltubus dient auch als Beißschutz nach einer Intubation.

Wendel-Tubus Der Wendel-Tubus wird in den Nasopharyngx eingelegt (■ Abb. 5.7).

Anleitung Der mit Gleitgel präparierte Tubus wird nach Inspektion auf die Engstelle in der Nase streng parallel zum harten Gaumen in den unteren Naseneingang eingeführt.

Der Wendel-Tubus wird besser toleriert als der Guedeltubus, hat jedoch eine kleinere Öffnung und verhindert das Zurücksinken der Zunge nicht. Durch Kontakt mit der Rachenhinterwand kann

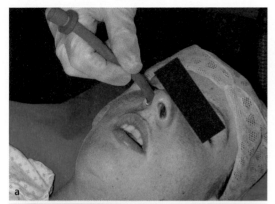

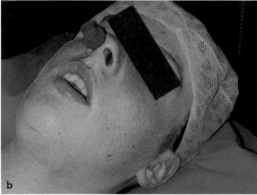

Abb. 5.7a,b Einlage des Wendel-Tubus. (Aus Rücker 2011)

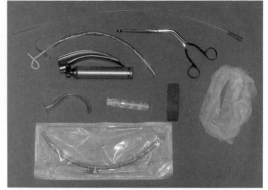

Abb. 5.8 Instrumentarium für die endotracheale Intubation. (Aus Rücker 2011)

> Die endotracheale Intubation stellt damit den sogenannten Golden-Standard zur Sicherung der Atemwege dar.

Sie erfordert jedoch die Bewusstlosigkeit oder eine Narkose. Der Eingriff setzt eine freie Sicht auf den Larynxeingang voraus, die jedoch nicht immer anatomisch und situativ gegeben ist.

Anleitung

bei beiden Tuben Erbrechen ausgelöst werden. Daher ist mit der Einlage eines eingetrübten, nicht-nüchternen Patienten ein Aspirationsrisiko verbunden.

> Nicht-nüchterner Patient und Toleranz eines Guedeltubus – Intubationsindikation?

5.3 Endotracheale Intubation

Die sicherste und effizienteste Methode zur Sicherung der Atmung ist die endotracheale Intubation. Hierbei wird ein Beatmungsschlauch als »Brücke« in die Trachea eingebracht und dort mittels eines Ballons geblockt. Die entscheidenden Vorteile sind die **optimale Sauerstoffversorgung** (Oxygenierung) und **Ventilation** durch apparative Beatmung sowie der Aspirationsschutz durch die Tubusblockung.

Checkliste zur endotrachealen Intubation
(**Abb. 5.8**)
Es werden benötigt:
- Einmalhandschuhe,
- Laryngoskop,
- Endotrachealtubus mit einem Führungsstab,
- Ersatztubus,
- Magill-Zange,
- Blockerspritze,
- AbsaugKatheter,
- Güdeltubus,
- Beißkeil,
- Binde zur Tubusfixierung,
- Absaugpumpe,
- Beatmungsbeutel,
- Stethoskop,
- ggf. Beatmungsgerät mit Kapnometrie.

Durchführung einer Intubation (**Abb. 5.10**) Die Geräte und Materialien sind vorher auf Funktionstüchtigkeit und Vollständigkeit zu prüfen. Der **En-**

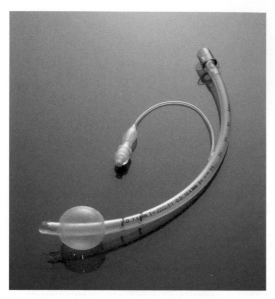

◘ Abb. 5.9 Endotrachealtubus. (Aus Rücker 2011)

dotrachealtubus (◘ Abb. 5.9) wird vor der Intubation geblockt und mit Gel versehen.

1. Rückenlage des Patienten
2. Präoxygenierung
3. Patient idealerweise mit leicht erhöhtem und überstreckten Kopf gelagert (sogenannte verbesserte Jackson-Position)
4. Durch einen Kreuzgriff wird zunächst der Mund geöffnet und auf Sekrete oder Fremdkörper inspiziert ggf. gereinigt. Mit der kontralateralen Gebrauchshand (bei Rechtshändern links) wird das Laryngoskop unter Vermeidung von Zahnverletzung/Zahnkontakt über die rechte Seite der Zunge in den Mund eingeführt, bis die Epiglottis sichtbar ist.
5. Der Spatel wird dann weiter in die epiglottische Falte vorgeschoben und das Instrument anschließend nach vorne oben gezogen, bis der Larynxeingang sichtbar ist.
6. Mit der Gebrauchshand wird dann der Endotrachealtubus eingeführt bis die Blockung unter der Stimmritze verschwindet und mit Luft geblockt wird.
7. Die Beatmung wird über ein dazwischen gehaltenes Kapnometer, falls vorhanden, konnektiert. (Dies dient dem sicheren Nachweis der korrekten Tubuslage, da hier eine CO_2-Rückatmung detektiert werden kann). Das Kapnometer ist der sichere Nachweis einer korrekten Tubuslage.
8. Die Lagekontrolle des Tubus erfolgt durch dieAuskultation zunächst über den Magen, anschließend über den beiden oberen sowie den beiden unteren Lungenflügeln. Danach wird der Tubus fixiert. Schließlich wird die korrekte Lage des Endotrachealtubus nochmal mittels Auskultation beider Lungenseiten überprüft. Zum Transport muss der Endotrachealtubus ausreichend fixiert sein. Im Einzelfall ist eine Fixation des Kopfes auch hilfreich.

■ **Kapnometrie**

Die sogenannte Kapnometrie ist in der klinischen Anästhesie für die Narkoseführung vorgeschrieben. Dies sollte auch im präklinischen Bereich, der Notfallmedizin, ein Standard sein. Kapnometrisch wird der sogenannte endexspiratorische CO_2-Gehalt der Ausatemluft gemessen. Dieser entspricht bei weitgehend normaler Lungenfunktion dem arteriellen CO_2-Partialpunkt (PCO_2). Die Messung hat zwei positive Effekte:

— Zum einen ist es möglich, im Rahmen der Intubation sicher zu überprüfen, ob der Tubus endotracheal liegt (da er bei ösophagealer Lage nicht zu einer regelmäßigen CO_2-Detektion kommt).
— Zum anderen lässt sich bei der Beatmung der PCO_2 regulieren, sodass extreme Hyper- und/oder Hypoventilationen vermieden werden.

Zwischenmenschliches

Die ersten Intubationen, die Sie im PJ durchführen, sofern Sie dazu aufgefordert werden, können ziemlich nervenaufreibend sein. Das ist ganz normal. Anfangs fehlt einfach auch hier die Routine, vielleicht sind die Intubationsverhältnisse schwierig, der Umgang mit den Instrumentarium wurde zwar schon einmal an einer Puppe, nie aber an einem lebenden Menschen ausprobiert. Wichtig ist: versuchen Sie trotz allem die Ruhe zu bewahren, auch wenn es nicht direkt beim ersten Mal funktioniert. Erwachsene Patienten tolerieren eine gewisse Sauerstoffkarenz (wichtig ist, hier immer auf das Monitoring zu achten – O_2-Sättigung!) länger als Kinder (s. u.), ver-

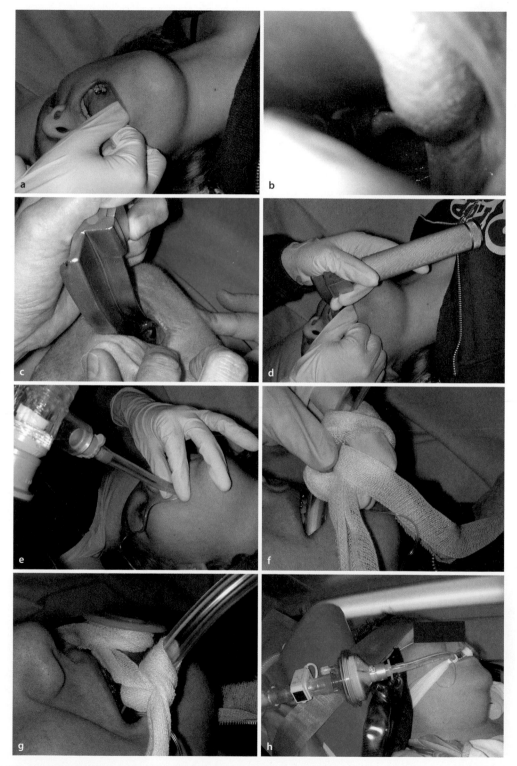

☐ **Abb. 5.10a-h** Durchführung einer endotrachealen Intubation. (Aus Rücker 2011)

lassen Sie sich hier auf die Erfahrung der erfahrenen Kollegen. Wenn Sie nach dem ersten missglückten Versuch zu unsicher sind, übergeben Sie an den betreuenden Arzt und versuchen Sie es zeitnah bei einem weiteren Patienten erneut. Sie werden sehen, dass auch eine Intubation mit der Übung immer leichter wird. Nicht umsonst ist bei der Ausbildung in der Notfallmedizin derzeit (in Sachsen-Anhalt) eine 2-jährige klinische Weiterbildung, einschließlich 6 Monaten Intensivmedizin, dem Nachweis von 50 begleiteten Notarzteinsätzen und der Nachweis von Intubationen vorzubringen. Übung macht den Meister.

❶ **Bei Kindern ist das Bronchialsystem häufig hyperreagebil, es kann schneller zu einem Laryngospasmus kommen und die O2-Sättigung fällt schneller ab!**

Aspirationsvermeidung Zur Vermeidung einer **Aspiration**, insbesondere während der Einleitung in eine Intubationsnarkose, kann, soweit der Zustand des Patienten es zulässt, der Oberkörper leicht erhöht werden. Zusätzlich kann ein Helfer auf den Ringknorpel (Krikoid) drücken, also den Sellick-Handgriff anwenden. Es wird gegen die Wirbelsäule Druck ausgeübt (❏ Abb. 5.11) und damit der Ösophagus abgedichtet. Der Handgriff darf nicht angewendet werden, wenn der Patient erbricht, da ansonsten die Gefahr einer Ösophagusruptur besteht.

❶ **Kein Krikoiddruck bei Erbrechen!**

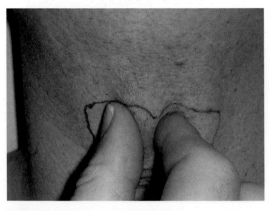

❏ **Abb. 5.11** Sellick-Handgriff. (Aus Rücker 2011)

Schwere Intubation Eine gefürchtete Komplikation ist die erschwerte Intubation. Die Intubation, die präklinisch bei vitaler Indikation durchgeführt wird, kann durch zahlreiche Faktoren komplizierter als normal sein. In dieser kritischen Situation sind daher Alternativtechniken unbedingt erforderlich, um die jeweilige Situation im Notfall beherrschen zu können.

Hinweise auf eine zu erwartende schwere Intubation
Es gibt verschiedene Krankheitsbilder, bei denen die erschwerte Intubation zu erwarten ist, aber eine Bewegung des Kopfes im Sinne einer Überstreckung zu Schäden führen kann bzw. nicht möglich ist. Hierzu zählen:
- Patienten mit HWS-Verletzungen, die z. B. auch mit einer HWS-Schadensgrad immobilisert sind,
- Missbildungen im Gesichtsbereich,
- Missbildungen/Hindernisse im Zahnbereich und im Gaumen (❏ Abb. 5.12),
- Deformierung der Halswirbelsäule, z. B. bei Morbus Bechterew (❏ Abb. 5.13),
- spastischen Paresen (❏ Abb. 5.14),
- vergrößerte Schilddrüse,
- kurzer Hals, Doppelkinn, fliehendes Kinn (❏ Abb. 5.15),
- Tumoren im Mund-Hals-Bereich (❏ Abb. 5.16),
- Zungenschwellungen, z. B. bei allergischen Reaktionen.

Bei der Indikationsstellung zur Intubation – gerade, wenn es sich um eine zu erwartende schwierige Intubation handelt – sollte der Nutzen für das Einlegen einer Luftbrücke vom möglichen Schaden durch das Einlegen einer Luftbrücke abgewogen werden.

BURP-Manöver (❏ Abb. 5.17) Gelingt die Einstellung des Larynx eingangs bei der Intubation nicht, so kann ein BURP-Manöver versucht werden. Hierbei wird der Kehlkopf von einem Helfer während der Laryngoskopie durch Druck auf den Schildknorpel nach hinten oben rechts (BURP: backward, upward, rightward pressure) gedrückt.

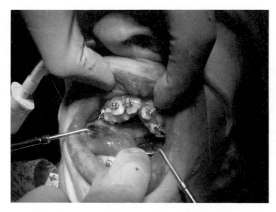

Abb. 5.12 Schwierige Intubationsverhältnisse im Mundraum. (Aus Rücker 2011)

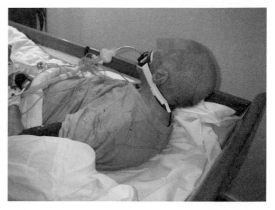

Abb. 5.13 Deformierung der HWS. (Aus Rücker 2011)

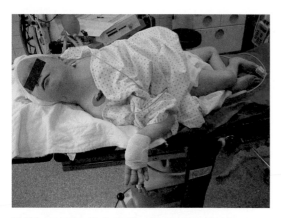

Abb. 5.14 Spastische Parese. (Aus Rücker 2011)

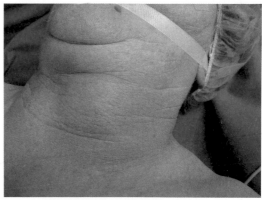

Abb. 5.15 Doppelkinn. (Aus Rücker 2011)

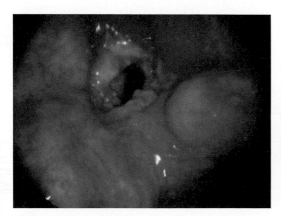

Abb. 5.16 Tumore im Kopf-Hals-Bereich. (Aus Rücker 2011)

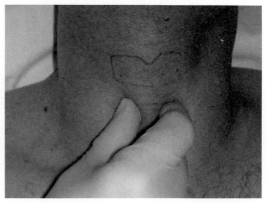

Abb. 5.17 BURP-Manöver. (Aus Rücker 2011)

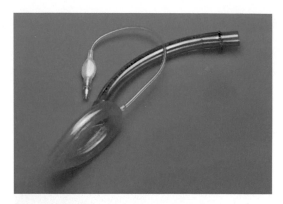

◘ **Abb. 5.18** Larynxmaske. (Aus Rücker 2011)

Dabei kommt der Larynx besser zur Darstellung. Auch die Positionsänderung des Kehlkopfes kann zu einer Verbesserung der Sichtverhältnisse beitragen.

Alternativen bei schwierigen Atemwegen bzw. zur Intubation bei Schwierigkeiten Gelingt die Intubation nicht, sei es technisch, anatomisch oder aufgrund des Krankheitsbildes, so muss auf andere Methoden zur Sicherung der Atmung zurückgriffen werden. Im Rahmen der notfallmedizinischen Tätigkeiten müssen daher Spezialtechniken zur Sicherung der Atmung beherrscht und technische Alternativen vorgehalten werden. Alle diese Prozeduren erfordern aber ein ständiges Training, sodass eine Notfallalternative schon im Vorfeld ausgewählt werden sollte.

5.4   Larynxmaske

Die einfachste Möglichkeit ist die Maskenbeatmung. Eine Larynxmaske (◘ Abb. 5.18) stellt eine weitere Option dar. Sie bietet jedoch **keinen Aspirationsschutz** und wird eher in der Klinik bei nüchternen Patienten angewendet.

Anleitung Zur Einlage einer Larynxmaske (◘ Abb. 5.19):
1. Die Einlage erfolgt mit der Gebrauchshand.
2. Öffnen des Mundes und Einführen der Maske
3. Bei einem Anstoßen der Maske an die Rachenhinterwand ist gelegentlich ein Wider-

stand zu spüren, der durch Achsenveränderungen überwunden werden kann.
4. Nach einem weiteren Vorschieben gleitet die Maske in die Endposition.
5. Blocken des Cuffs, die Maske sollte hierbei nicht festgehalten werden, da sie sich in der Lage der Blockung an das Verhältnis anpasst.
6. Auskultation und Fixation

5.5   Intubationslarynxmaske

Eine Weiterentwicklung der Larynxmaske ist die sogenannte Intubationslarynxmaske (◘ Abb. 5.20). Sie stellt eine Alternative dar. Diese erfordert jedoch Übung, da sie etwas komplizierter in der Handhabung ist.

Anleitung Zunächst wird diese analog der Larynxmaske eingelegt. Durch die Beatmungsöffnung wird dann ein spezieller Endotrachealtubus eingeführt, der exakt in das Lumen passt. Liegt die Larynxmaske richtig, so kommt der Tubus mittig aus der Maske und zieht damit direkt auf die Stimmritze zu. Nach einem weiteren Vorschieben kann der Tubus dann endotracheal platziert werden. Da bei Einlage des Tubus bisweilen Widerstände auftreten (Reibung im Lumen, Austritt aus der Maske, Eintritt in die Stimmritze), sollte die Einlage klinisch geübt werden, um verfahrensbedingte Widerstände von der Fehllage der Larynxmaske abzugrenzen. Wenn der Tubus korrekt liegt, wird die Larynxmaske unter Festhalten des Tubus wieder entfernt.

5.6   Larynxtubus und Kombitubus

Weiterhin stehen noch der Larynxtubus und der Kombitubus zur Verfügung. Der **Larynxtubus** verfügt über **zwei blockbare Ballons**. Der distale Ballon dichtet den Ösophagus ab, während der proximale Ballon im Rachenbereich zu liegen kommt. Mehrere größere Öffnungen bestehen zwischen den Ballons und machen die Beatmung möglich. Es ist jedoch kein sicherer Aspirationsschutz (◘ Abb. 5.21).

Der **Kombitubus** besitzt zwei blockbare Ballons mit einer distalen Öffnung und mehreren großen Öffnungen zwischen beiden Ballons. Die beiden

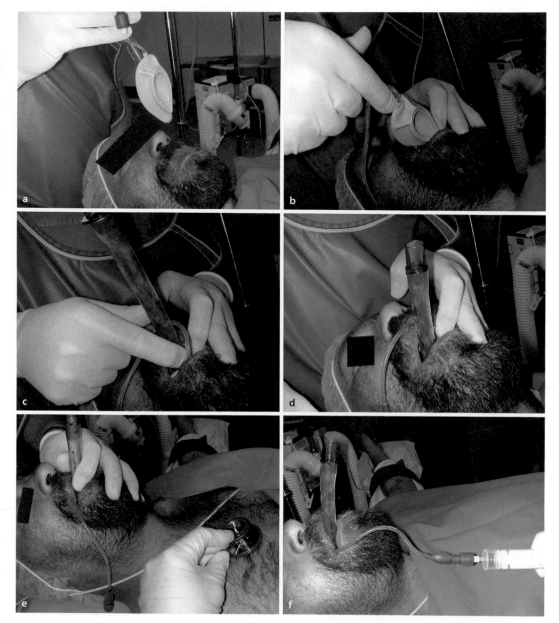

◘ Abb. 5.19a–f Einlage einer Larynxmaske. (Aus Rücker 2011)

Öffnungsorte münden in separate Tuben, die miteinander verschweißt sind. Damit kann durch die jeweilige Öffnung beatmet werden, je nachdem, ob die Tubusspitze in der Speiseröhre oder in der Luftröhre liegt. Bei trachealer Lage besteht durch die Blockung ein Aspirationsschutz, bei ösophagealer Lage durch die dortige kleine Blockung nur bedingt.

5.7 Die retrograde Intubation

Hier gilt es, spezielle anästhesiologische Erfahrungen zu besitzen. Besteht die Notwendigkeit zu einer endotrachealen Intubation bei anatomischen Schwierigkeiten, so kann die retrograde Intubation angewendet werden. Für die Durchführung werden

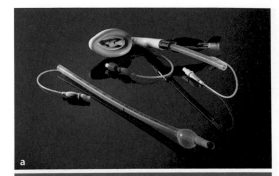

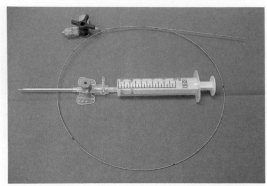

Abb. 5.22 Zubehör für eine retrograde Intubation. (Aus Rücker 2011)

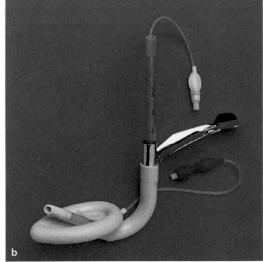

Abb. 5.20a,b Intubationslarynxmaske. (Aus Rücker 2011)

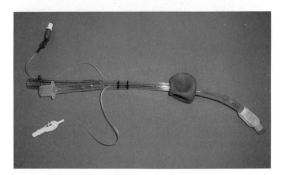

Abb. 5.21 Larynxtubus. (Aus Rücker 2011)

nach dem üblichen Intubationszubehör eine Seldinger-Draht, ein Dreiwegehahn oder eine Venenverweilkanüle und eine darauf eingesetzte Spritze benötigt (**Abb. 5.22**).

Anleitung (Abb. 5.23) Zunächst wird das Ligamentum Conicum zwischen Schild- und Ringknorpel aufgesucht (**Abb. 5.26**). Es erfolgt die Perforation mit einer Venenverweilkanüle und aufgesetzter Spritze.

Durchführung
1. Perforation des Ligamentum cricothyroideum mit der Venenverweilkanüle und aufgesetzter Spritze. Luftaspiration ist ohne Widerstand möglich.
2. Eindringen des Seldinger-Drahtes in die Venenverweilkanüle. Das distale Ende des Drahtes ist mit einem Dreiwegehahn vor dem versehentlichen Hineinziehen in die Trachea gesichert. Als Seldinger-Draht dient ein 70 cm langer Draht eines VenenverweilKatheters, der von verschiedenen Herstellern in unterschiedlichen Größen separat angeboten wird.
3. Ergreifen und Herausziehen des Seldinger-Drahtes mit der Magill-Zange.
4. Einfädeln des Tubus über den Seldinger-Draht. Der Tubus sollte nicht zu groß im Durchmesser gewählt werden. Der Dreiwegehahn verhindert einen Durchzug. Danach wird der Tubus bis zum Widerstand, ggf. unter laryngoskopischer Sicht, vorgeschoben. Beim Spüren des Widerstandes liegt die Spitze am Eintrittsort des Seldinger-Drahtes im Ligamentum cricothyroideum.
5. Vorschieben des Tubus bis ein Widerstand zu spüren ist.

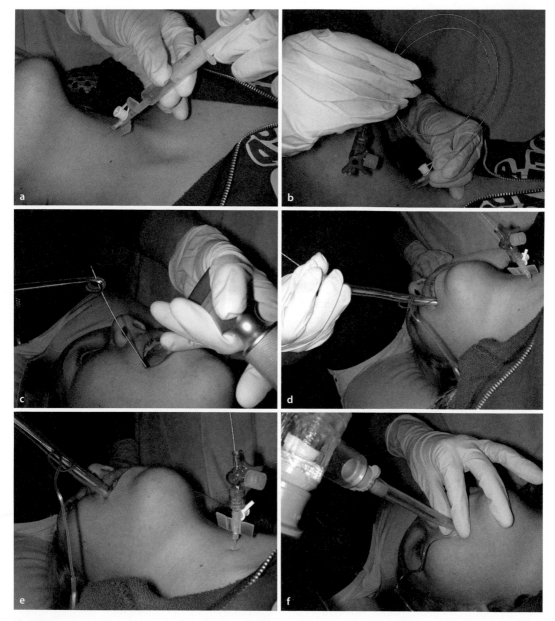

Abb. 5.23a–f Anleitung retrograde Intubation. (Aus Rücker 2011)

6. Rückzug des Drahtes und Vorschieben des Tubus. Anschließend Sicherung des Tubus mit zwei Fingern und Anschluss der Beatmung. Es folgt die Auskultation und Feststellung der endotrachealen Tubuslage. Anschließend Fixation, sofern vorhanden die Konnektion der Kapnometrie.

7. Vor der Durchführung der retrograden Intubation muss Material geprüft werden, da die Dicke der Venenverweilkanüle, Länge und Dicke des Drahtes und Länge des Tubus aufeinander abgestimmt werden müssen.

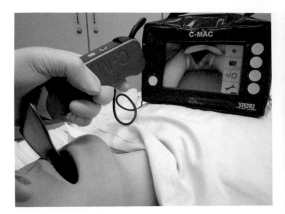

◘ Abb. 5.24 Videolaryngoskopie. (Aus Rücker 2011)

5.8   Videolaryngoskopie

Neben dem klassischen Verfahren zur Intubation und deren Ausweichmethoden setzen sich im Zuge der Verbesserung optische Mikroelektronik-Systeme durch, da sie eine direkte Sicht auf den Kehlkopf erlauben. Ein bekanntes Verfahren stellt hierbei die Videolaryngoskopie dar (◘ Abb. 5.24).

Es gibt Geräte mit dem Sichtschirm direkt am Laryngoskop, mit speziell geformten Einführhilfen oder mit einem klassischen Laryngoskopspatel, in dessen Spitze direkt an der Kaltlichtquelle eine Minikamera installiert ist. Der Vorteil des letztgenannten Systems liegt nicht nur in einem erweiterten Blickwinkel, sondern auch in der Tatsache, dass der Instruktor die Instrumentenführung des Ausbildenden überwachen oder andere Personen an der Prozedur teilhaben lassen kann.

5.9   Endoskopie

In manchen Rettungsdienstbereichen mit primär klinisch-anästhesiologischer Besetzung der ärztlichen Rettungsmittel werden neuerdings tragbare, batteriebetriebene fiberoptische Endoskope eingeführt (◘ Abb. 5.25), damit eine primäre fiberoptische Intubation am Einsatzort gewährleistet wird. Hauptindikationen sind erschwerten Intubationen bei Patienten mit HWS-Verletzungen und Immobilisation. Die Geräte sind jedoch sehr teuer und bei unvorsichtigem Umgang ausgesprochen anfällig.

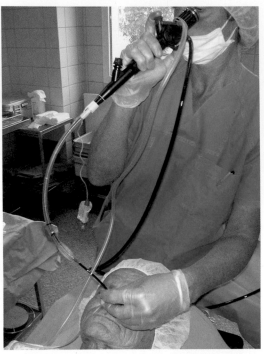

◘ Abb. 5.25 Fiberoptisches Endoskop. (Aus Rücker 2011)

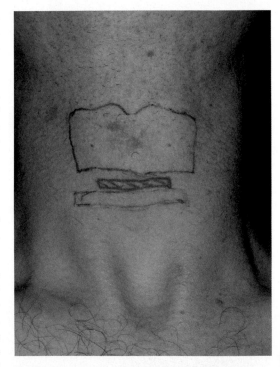

◘ Abb. 5.26 Schnittpunkte für eine Koniotomie. (Aus Rücker 2011)

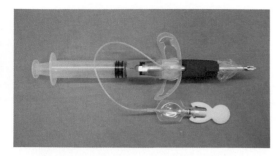

◘ **Abb. 5.27** Instrumentarium. (Aus Rücker 2011)

Stelle des inneren Atemtraktes befindet. Das Ligament kann mit mehreren großen Venenverweilkanülen gespickt (koniotomische Spickung) oder mittels Skalpell eröffnet werden. Durch den Schnitt wird anschließend ein kleiner Kinderendotrachealtubus eingeführt und geblockt. Ferner gibt es kommerzielle Punktionskanülen. Eine Tracheotomie ist präklinisch nicht indiziert, da die Trachea zu tief im Halsgewebe liegt und eine lebensbedrohliche Schilddrüsenblutung ausgelöst werden kann.

5.10 Koniotomie

Sollte ein Zugang zu den Atemwegen nicht über den Gesichtsbereich erfolgen können, z. B. bei großen Verletzungen, so besteht die Möglichkeit eines primären perkutanen Zugangs zu den Luftwegen durch eine Koniotomie (◘ Abb. 5.26, ◘ Abb. 5.27, ◘ Abb. 5.28). Hierbei wird das Ligamentum conicum zwischen Ring- und Schildknorpel als Zugangsort benutzt, da sich hier die oberflächliche

5.11 Tracheastoma, Kanülenwechsel

Gelegentlich kann der Wechsel nach Tracheostomakanüle, Trachealkanüle erforderlich werden (◘ Abb. 5.29, ◘ Abb. 5.30, ◘ Abb. 5.31), sei es auf der Normalstation oder auf der Intensivstation. Gelingt der Wechsel nicht oder besteht nicht ausreichende Sicherheit, ob die Kanüle wieder eingesetzt werden kann, so kann der Wechsel über einen Guide erfolgen; es gibt hierfür kommerzielle Produkte. Falls ein

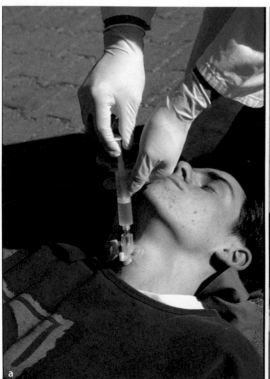

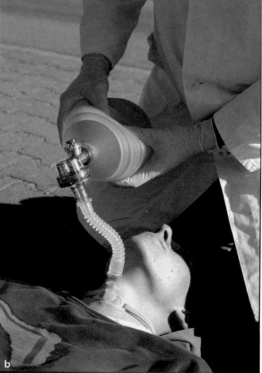

◘ **Abb. 5.28a,b** Durchführung einer Koniotomie. (Aus Rücker 2011)

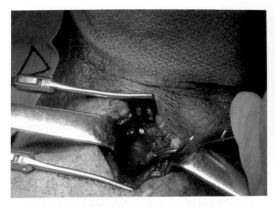

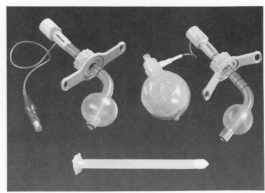

◨ **Abb. 5.29** Schnittführung. (Aus Rücker 2011)

◨ **Abb. 5.30** Tracheostomavarianten. (Aus Rücker 2011)

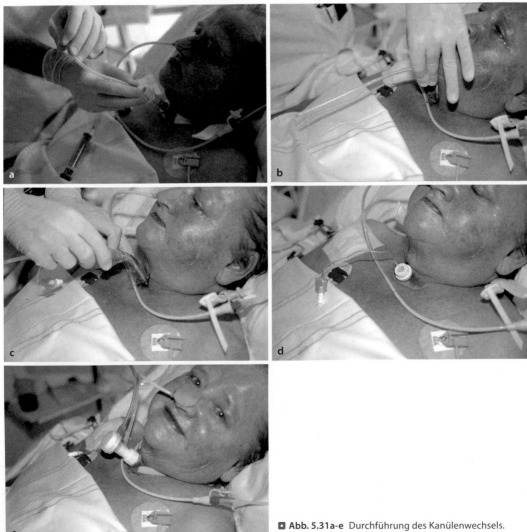

◨ **Abb. 5.31a–e** Durchführung des Kanülenwechsels. (Aus Rücker 2011)

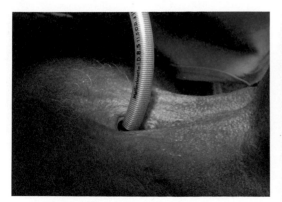

⊡ Abb. 5.32 Absaugen des Tracheostomas. (Aus Rücker 2011)

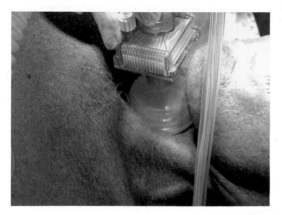

⊡ Abb. 5.33 Beatmungsmaske. (Aus Rücker 2011)

solches nicht vorhanden ist, kann der Einsatz eines abgeschnittenen AbsaugKatheters verwendet werden (⊡ Abb. 5.32). Dieser wird über die liegende Kanüle eingeführt, anschließend die Kanüle entfernt. Ist die Tracheastomakanüle beim Eintreffen bereits entfernt, kann auch mit einem AbsaugKatheter ohne Konnektor die Trachea sondiert werden. Die Patienten reagieren hierbei häufig mit Husten. Der Guide muss dabei festgehalten werden, damit er durch den Atemstoß nicht disloziert werden kann. Anschließend wird über den Katheter die neue Kanüle aufgefädelt und hinten eingeschoben. Es tritt ebenfalls Hustenreiz auf. Die neu platzierte Kanüle wird nun noch mit einem beigefügten Bändchen um den Hals fixiert, ggf. an eine künstliche oder feuchte Nase, Schaumstoffaufsatz und Anfeuchtung der Luft oder ein Beatmungsgerät angeschlossen. Der Endotrachealtubus kann eine Trachealkanüle ersetzen, falls keine zur Verfü-

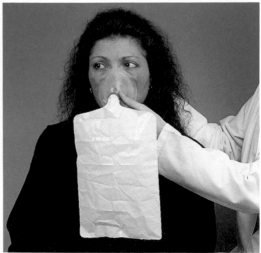

⊡ Abb. 5.34 Rückatmung bei Hyperventilation. (Aus Rücker 2011)

gung steht. Gelingt der Tracheostomakanülenwechsel nicht, d. h. kann die Trachealkanüle nicht durch einen Endotrachealtubus ausgetauscht werden, kann man sich vorübergehend für die Beatmung mit einer (kleinen) runden Neugeborenenbeatmungsmaske bedienen. Diese hat die Form der Trachealöffnung, um diese abzudichten, jedoch muss manchmal die Mund- und Nasenöffnung gegen das Entweichen von Luft abgedichtet werden (⊡ Abb. 5.33).

Zwischenmenschliches

Bedenken Sie, dass ein Tracheostoma für den Patienten alles andere als angenehm ist. Gehen Sie daher vorsichtig vor und erklären Sie Ihre Schritte dem Patienten, auch, wenn Sie das Gefühl haben, »er bekäme eh nichts mit«.

5.12 Rückatmung bei Hyperventilation

Im Falle einer Hyperventilation kann eine Rückatmung erforderlich werden, da der Abfall der CO_2, des Kohlenstoffdioxids eine Hyperventilationsdeternie mit Krämpfen auslösen kann. Eine Erhöhung der CO_2-Konzentration kann durch Rezirkulation der Atemluft herbeigeführt werden. Eine handelsübliche Plastiktüte verschafft hier die Abhilfe, falls keine kommerziellen Produkte zur Verfügung stehen.

Zugänge und Katheter

Carl Meißner, Luisa Meißner

C. Meißner (Hrsg.), *Basic Skills PJ*,
DOI 10.1007/978-3-662-48703-7_6, © Springer-Verlag Berlin Heidelberg 2016

Die Gabe von Medikamenten ist eine der wichtigsten Maßnahmen in der Medizin, besonders in der Notfallmedizin. Es gibt verschiedene Möglichkeiten, diese dem Patienten zuzuführen. Welche Variante infrage kommt, ist in erster Linie abhängig von der Notwendigkeit der Wirkungsweise des Medikamentes, d. h. es spielt die Art des Wirkstoffes eine Rolle, die Schnelligkeit der Wirkungsweise und auch spezifische Besonderheiten und Gegebenheiten des Patienten.

Zur Verfügung stehen verschiedene Wege:
- intravenös
- inhalativ
- rektal
- oral
- endobronchial
- subkutan
- lokal
- nasal
- intraossär
- intramuskulär

Die häufigsten und gängigsten Zugänge und Katheter für die Patienten sind
- die periphere Verweilkanüle,
- der zentralvenöse Zugang,
- der Portkatheter,
- die Magensonde,
- der Harnblasenkatheter.

6.1   Periphervenöse Venenverweilkanüle (PVK)

Indikationen Medikamente, die intravenös gegeben werden, wirken am schnellsten und sind gut steuerbar. Deshalb ist der venöse Zugang sehr wichtig. So kann man durch den Zugang das Gefäß »offenhalten«, um Medikamente, Spülungen und Infusionen nacheinander zu injizieren, ohne immer erneut »stechen« zu müssen. Dies dankt der Patient, Sie ersparen ihm Schmerzen und Hämatome.

❯ **Spätestens nach drei missglückten Versuchen sollten Sie, um das Leiden für den Patienten möglichst gering zu halten, einen erfahrenen Kollegen hinzurufen.**

Instabile Vitalfunktionen bei einem Patienten machen mindestens eine periphervenöse Venenverweilkanüle (PVK) notwendig. Dies ist »Conditio sine qua non!«

❯ **Instabile Vitalfunktionen machen mindestens eine periphervenöse Venenverweilkanüle (PVK) notwendig!**

Bei allen anderen Patienten sollte man abwägen, ob das Medikament vielleicht oral gereicht werden kann. Zum anderen brauchen parentale Infusionen z. T. einen zentralenvenösen Katheter (ZVK), eine periphervenöse Venenverweilkanüle (PVK) ist nicht ausreichend.

❯ **Parenterale Infusion benötigen z. T einen ZVK!**

Über die Größe der Kanüle entscheidet der Arzt in Abhängigkeit der medizinischen Notwendigkeiten. Der Außendurchmesser einer periphervenösen Verweilkanüle (PVK) wird in **Gauge** gemessen. Bei Kindern werden i. d. R. periphere Venenverweilkanülen zwischen 20 und 24 G verwendet.

❯ **Je kleiner der Gauge-Wert, desto höher ist die Durchflussrate des Katheters.**

Beim Erwachsenen richtet sich der verwendete Gauge-Wert nach den Gefäßverhältnissen und der Indikation für die periphere Venenverweilkanüle (PVK).

❯ **Je höher der Gauge- Wert, desto kleiner ist der Außenmesser der PVK.**

Äußerlich sind die PVK's durch unterschiedliche Farben gekennzeichnet (◘ Tab. 6.1).

❯ **Muss viel Volumen in kurzer Zeit gegeben werden (z. B. bei Schock oder Polytrauma), setzt man 14 und 16 G Venenkatheter ein.**

Anleitung (◘ Abb. 6.1)

Checkliste zum Legen einer PVK
Es werden benötigt:
- Einmalhandschuhe
- Stauband
- Blutdruckmessgerät

◻ Tab. 6.1 Periphere Venenverweilkatheter – Farbkodierung und Flussraten		
Farbkodierung	Flussrate [l/h]	Größe [Gauge]
Gelb	1	24
Blau	2	22
Rosa	3,5	20
Grün	6	18
Weiß	7,5	17
Grau	12	16
Orange	20	14

- Desinfektionslösung
- Kanüle
- Spritze mit isotonische Kochsalzlösung
- vorgespültem Drainagehahn
- Tupfer
- Pflaster

1. Für den Zugang wird i. d. R. eine Vene der oberen Extremitäten ausgesucht. Möglichst sollte eine herzferne Vene genommen werden, z. B. Handrücken, Unterarm. Die Ellenbeuge als Punktionsort ist möglichst zu vermeiden. Hier besteht immer das Risiko, dass der Patient sich während des Legens mehr bewegt, die Kanüle abknickt, sich verschiebt und der Infusionsfluss unterbrochen wird bzw. nicht sicher läuft.
2. Das Tiefhalten des Armes ist günstig.
3. Der Stau sollte nicht allzu lange sein, um das mögliche Platzen von Kapillaren zu verhindern und bei eventuell geplanter Blutabnahme z. B. die Gerinnungswerte nicht zu verfälschen.
4. Nach Setzen der Kanüle muss diese sicher fixiert werden. Dafür gibt es durchsichtige periphere Venenverweilkanülenpflaster, welche i. d. R. von allen Kliniken genutzt werden. Bei Nichtvorhanden gibt es eine alte Regel: Je zwei Querpflaster und Längspflaster an der Punktionsstelle anbringen.

Komplikationen Komplikationen sind nicht ausgeschlossen. So kann es

- zum **Verfehlen der Vene**,
- zum **Platzen des Gefäßes**,
- zur **Ausbildung einen Hämatoms** kommen.

Die Medikamente verfehlen ihre Wirkung und können zu **Nekrosen** führen. Ebenfalls kann es zu Entzündungen bishin zu **Abszessen** kommen, im schlimmsten Fall folgt eine **Sepsis** folgen.

> **❯** Kommt es zu einer Komplikation durch eine periphere Venenverweilkanüle (PVK), muss eine lückenlose Dokumentation und Meldung in der Klinik erfolgen. Diese »Schäden« sind iatrogen (also »durch einen Arzt verursacht«).

Zwischenmenschliches

Sollte es nach 3 Fehlversuchen nicht gelingen, einen Zugang zu setzen, dann immer ehrlich den Patienten informieren und einen Kollegen um Hilfe bitten. Dem Patienten kann man folgendes sagen:»Nun habe ich es 3 Mal versucht und möchte Sie nicht weiter ärgern und würde einen Kollegen bitten – vielleicht hat dieser mehr Glück.« Dies gilt für alle Zugänge, ob an Hals, Fuß u. a. Extremitäten. Sollte der Patient einen sicheren Zugang benötigen und die peripheren Venenverhältnisse schlecht sein, dann steht die Überlegung, einen zentralvenösen Katheter zu legen. Dies immer mit dem Stationsarzt bzw. Oberarzt absprechen.

Bei mehreren Fehlversuchen bitte nicht »fluchen« oder meinen, sei alles Mist – stets bitte Ruhe bewahren und die nötige »Professionalität« wahren.

6.2 Der Zentralvenöse Katheter (ZVK)

Zentralvenöse Katheter sind heute nicht mehr aus der Medizin wegzudenken. In der Medizinausbildung erlernen Sie, die Katheter anzubringen und diese dann sicher zu handhaben.

Anleitung Nach Punktion der V. jugularis interna oder V. subclavia werden die zentralvenösen Katheter eingeschoben und mit der Spritze in die obere Hohlvene geführt bzw. gelegt (◻ Abb. 6.2).

6

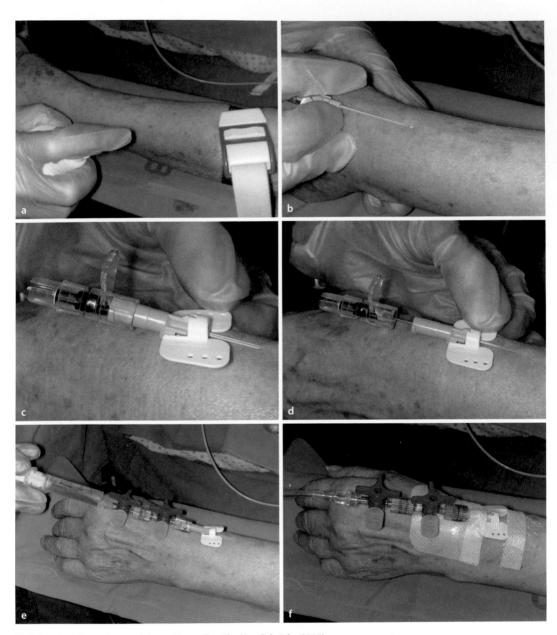

◘ **Abb. 6.1** Anlage einer peripheren Verweilkanüle. (Aus Schröder 2013)

Die Seldinger-Technik steht hier zur Verfügung. Die Katheter gibt es ein-, zwei-, und dreilumig. In der Regel werden zweilumige Katheter in den Kliniken verwendet. Bei den Kathetern wird der Innendurchmesser klassifiziert und in French angegeben.

Arten und Indikationen In erster Linie ist eine **parenterale** temporäre **Ernährung** eines Patienten vor und nach einem großen viszeralchirurgischen Eingriff, aber auch bei einem komplizierten postoperativen Verlauf der Grund für den Einsatz des ZVK.

Natürlich bietet der Einsatz des ZVK große Vorteile. Alle Medikamente und Blutprodukte können

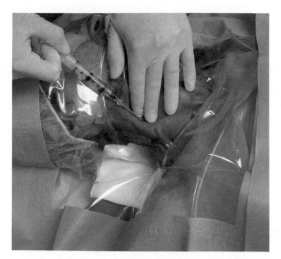

◘ Abb. 6.2 Anlage eines ZVKs. (Aus Schröder 2013)

intravenös problemlos gegeben werden. Erforderliche Blutentnahmen erfolgen über diesen Katheter schmerzlos für den Patienten und sorglos für den Arzt bei Patienten mit »schlechten« Venen. Die Applikation von i.-V.-Medikamenten ist sicherer als Kurzinfusionen in 50 ml NaCl. Eine unkontrollierte Bolusgabe wird somit verhindert.

Folgende Arten stehen zur Verfügung:
- Der **Shaldon-Katheter** ist ein Dialysekatheter. Ist ein Patient akut dialysepflichtig, darf nicht zu viel Zeit vergehen, bis mit der Dialyse begonnen wird. Ein Dialyseshunt braucht jedoch 3 bis 6 Wochen, bis er gut bzw. suffizient verheilt und einsatzbereit ist. Daher muss in solchen Fällen ein Shaldon-Katheter (Dialysekatheter) gelegt werden.
- Der **Port-Katheter** ist ein subkutaner, dauerhafter Zugang zum venösen oder arteriellen Blutkreislauf oder in seltenen Fällen in die Bauchhöhle. Mit besonders dünnen Kathetern und mit einem Filter versehen werden Ports auch in der Langzeit-Epiduralanästhesie eingesetzt. Weiterhin dient er zur Chemotherapie sowie parenteralen Ernährungstherapie. Die Verweil- und damit Nutzungsdauer kann bis zu 5 Jahre und länger betragen.
- **Hickman-Katheter** sind aus Silikon. Sie werden meistens für eine Chemotherapie oder die regelmäßige, längerfristige Gabe anderer Medikamente implantiert.

- Der **Broviac-Katheter** ist ein dünner, kleinlumiger und flexibler Katheter (ebenfalls aus Silikon). Dieser ist mit dem Hickman-Katheter vergleichbar. Er zählt zu den venösen Langzeit-Kathetern.

❯ Der unter die Haut implantierte Port-Katheter (kurz: Port) ist vor äußeren Einflüssen geschützt und ermöglicht den ihn tragenden Patienten die bisher gewohnte Bewegungsfreiheit beizubehalten. Damit ermöglichen Port-Katheter eine hohe Lebensqualität. Die Patienten können in therapiefreien Zeiten ihren bisher gewohnten Tagesbeschäftigungen weiter nachgehen, wie z. B. Duschen, Baden und Schwimmen.

Anleitung Seldinger-Technik

> **Checkliste für Seldinger-Technik**
> Es werden benötigt:
> - Aufklärungsbogen zum geplanten Katheter
> - Sterile Einmalhandschuhe
> - Sterile Tücher
> - Mundschutz, Kittel, Kopfbedeckung
> - Blutdruckmessgerät
> - Desinfektionslösung
> - Kanüle
> - Spritze mit isotonische Kochsalzlösung
> - »ZVK-Set«
> - Tupfer
> - Pflaster
> - Lokalanästhetikum
> - Wenn möglich eine Assistenzperson
> - Höhenverstellbares Bett/Trage – ggf. für eine Kopftieflagerung
> - EKG-Monitor im OP zur Lagekontrolle und eine funktionierende Röntgenabteilung – Röntgen-Thorax-Lage-Kontrolle

1. Aufklärung und Einwilligung
2. Patientenlagerung erfolgt in Abhängigkeit vom zu punktierenden Gefäß, in den allermeisten Fällen in Rückenlage.
3. Die Einstichregion wird zunächst steril gewaschen, dann mittels Lochtuch abgedeckt.
4. System luftleer machen mit z. B. Kochsalzlösung
5. Infiltration mittels Lokalanästhetikum

6. Das Gefäß wird an der entsprechenden Stelle (z. B. am Hals oder am Arm) mit einer Punktionskanüle punktiert.
7. Die Lage im Blutgefäß (intravasale Lage) wird durch Blutfüllung im hinteren Teil der Kanüle erkennbar.
8. Nach der Entfernung des Mandrin (»Innenleben«) wird über die nun im Blutgefäß liegende Kanüle ein Führungsdraht vorgeschoben. (Dies erfolgt in vielen Fällen unter Durchleuchtung, um die Lage des Drahtes verfolgen zu können.)
9. Unter Fixierung des Führungsdrahtes wird nun die Punktionskanüle entfernt.
10. Danach wird die Schleuse oder der Katheter (z. B. ZVK) über den Draht an seine Zielposition vorgeschoben.
11. Der Führungsdraht kann nun entfernt werden und die Schleuse (bzw. Katheter oder Drain) nochmals durchgespült.
12. Die Seldinger-Technik wird bis heute zur Anlage von arteriellen Gefäßzugängen und zentralen Venenkathetern verwendet. Die Technik kommt aber auch bei der Punktion anderer anatomischer Strukturen zum Einsatz (z. B. Darstellung der Gallenwege, Abszessdrainage u. a.).

❯❯ **Zu Punkt 7: Unter Fixierung des Führungsdrahtes wird nun die Punktionskanüle entfernt. Dabei ist das Gefäß an der Einstichstelle zu komprimieren und streng darauf zu achten, dass die Position des Drahtes unverändert bleibt. Je nach Kaliber des einzubringenden Katheters (bzw. Drains oder der Schleuse) muss zuvor mittels Dilatator der Stichkanal aufgedehnt werden, um die Einführung zu erleichtern.**

Anleitung Blutentnahme vom ZVK

❯❯ **Bei der Blutentnahme vom ZVK die ersten 5 ml Blut immer verwerfen!**

13. Handschuhe tragen
14. Darauf achten, dass der Schenkel, in dem die Blutentnahme erfolgen soll, geschlossen ist.
15. Vor der eigentlichen Blutentnahme ca. 5 ml Blut abziehen und verwerfen, da es durch Rückstände gegebener Medikamente zu Verfälschungen der Werte kommen kann.
16. Adpater für Blutentnahmeröhrchen aufsetzen

17. Nach Abschluss der Blutentnahme muss der ZVK mit einer sterilen Kochsalzlösung, ca. 5–10 ml, gespült werden.
18. Der offene Katheter und der Drainagehahn werden zum Abschluss mit einem Desinfektionsmittel behandelt/besprüht.
19. Dann wird eine neue Verschlusskappe für den Katheter verwendet.
20. Diese Hygienemaßnahmen sind immens wichtig, um Komplikationen, Infektionen usw. zu vermeiden.

Des Weiteren gibt es den Port-, Hickman- und Broviac-Katheter. Unterschieden werden diese durch das angeschlossene System und die Ausleitung aus der Haut.

Anleitung Port-Katheter (◨ Abb. 6.3) Port-Katheter haben eine subkutan liegende Portkammer und werden transkutan punktiert. Diese Portkammer besteht aus einer spezifischen Silikonmembran und darf daher nur mit einer Spezialnadel punktiert werden. Diese hat einen Huberschliff – jede andere Nadel zerstört die empfindliche Membran. Die Punktion des Ports (Portpunktion) ist eine pflegerische oder ärztliche Handlung, um Medikamente oder Infusionslösungen nach ärztlicher Verordnung und gemäß einem Zeitplan wiederholt zuzuführen. Faktisch kann es sich um eine Portkatheterpunktion oder aber auch um einen Portnadelwechsel handeln. Für die Punktion werden immer spezielle Portnadeln eingesetzt **(Hubernadel)**, die im Gegensatz zu normalen Injektionsnadeln – aufgrund der speziellen Form ihrer Kanülenspitze – keine Partikel aus der Silikonmembran des Ports ausstanzen können.

Zwischenmenschliches

Ein PORT ist ein Fremdkörper. Wenn möglich, sollte bei der Aufklärung zur Implantation ein Modell dem Patienten gezeigt werden. Weiterhin sollte der Patient daraufhin hingewiesen werden, dass dieser in einem »kleinen« Eingriff eingesetzt wird, er dann unter der Haut liegt und für den Laien schwer erkennbar ist. Der PORT hat mehrere Vorteile: über ihn können die medikamentöse Therapie, Ernährungstherapie und Blutentnahmen erfolgen. Dies sollte man dem Patienten bei der Aufklärung zur Abwägung von Sinn und Zweck erläutern.

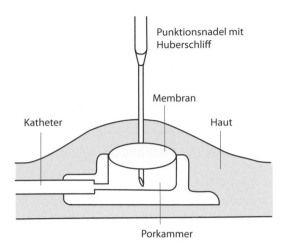

Punktionsnadel mit
Huberschliff

Membran

Katheter

Haut

Porkammer

☐ **Abb. 6.3** Punktion eines PORTs. (Aus Schröder 2013)

1. Tragen von sterilen Handschuhen wird vorausgesetzt. (Die verwendeten Materialien müssen steril gehalten werden.)
2. Desinfektion (Einwirkzeit des jeweils verwendeten Desinfektionsmittels beachten): zirkuläre, von innen nach außen kreisende Wischdesinfektion des Hautareals über dem Port durchführen
3. Auf die Portnadel keinen Überdruck aufbauen (deshalb keine kleineren Spritzen als 10-ml-Spritzen verwenden. Je kleiner der Spritzenkolben, umso höher ist bei gleicher Kraft der dabei erzeugte Druck).
4. Die Fixierung der Portnadel sollte transparent sein, damit die Einstichstelle der Nadel sichtbar ist.
5. Der Portkatheter ist vor der Nadelentfernung mit ausreichend Kochsalzlösung zu spülen.
6. Nach Blutabnahme über den Port ist umgehend mit mindestens 2 x 20 ml Kochsalzlösung zu spülen. Um die Funktionsfähigkeit (Vermeidung von Verstopfung) des Portsystems zu erhalten, ist eine regelmäßige Pflege nach den Anweisungen der Porthersteller durchzuführen. Nach jeder Blutentnahme ist der Port mit einer heparinisierte Kochsalzlösung zu blocken. Auch zwischen der Applikation von Arzneimitteln oder einer Chemotherapie ist eine Blockung mit heparinisierter Kochsalzlösung notwendig. Bei der Nichtbenutzung des

Systems sollte der **Heparinblock alle 4 Wochen** erneuert werden.

Alle geltenden hygienischen Regeln sind hier unabdingbar (sterile Handschuhe, Desinfektion). Für **Blutentnahmen** ist das Portmodell geeignet, doch ungern genutzt, da in der Portkammer das Blut schnell gerinnt und diese verstopft. Das bedeutet dann für den Patienten eine erneute Operation, d. h. Entfernung und Neuplatzierung des Katheters. Bei jeder Entnahme von Blut sollte immer mit heparinisierter Kochsalzlösung gespült werden. Sollte der Patient adipös sein, so gibt es extra längere Huber-Nadeln. Die korrekte Position der Nadel kann auch mithilfe der Durchblutung erfolgen.

❯ Den Port nicht beim liegenden Patienten punktieren, sondern in »Beach Chair Position« (ca. 60° bis nahezu aufrecht sitzend), die Gewebemassen im Oberkörper folgen so gut der Schwerkraft und sind vor der Punktion «lagerichtig». Eine druckstabile Abstützung des Patienten im Rücken herstellen, um Zurückweichen bei der Punktion zu minimieren. Aufgrund der Infektionsgefahr die Manipulationen am Katheter auf das Nötigste beschränken!

Anleitung Hickman- und Broviac-Katheter Die Hickman- und Broviac- Katheter sind auch aus Silikon, doppel- und mehrläufig. Hier gelten die Hinweise und Verfahren wir beim ZVK (s. o.).

Anleitung Entfernung
1. Desinfektion des betreffenden Gebietes und steriles Umlegen (Tücher)
2. Entfernung der Fixiernähte mit Pinzette und Schere oder Skalpell
3. Herausziehen des Silikonschlauches (unter einer Kompresse) und Überprüfung auf Vollständigkeit
4. Manuelle Kompression der »Austrittsstelle« für ca. 5 min
5. Anlage eines aseptischen Verbandes/Pfasterverbandes

Komplikationen Auch der ZVK hat Risiken. So kann es zu **Katheterinfektionen**, sogar zur assoziierten **Kathetersepsis** kommen. Diese Gefahren steigen bei jeder Infusion/Blutentnahme, d. h. je öfter mit dem Katheter gearbeitet wird. Somit ist es ratsam, die Manipulationen am Katheter auf ein Minimum zu beschränken.

❯❯ Aufgrund der Infektionsgefahr sollten Sie die Manipulationen am Katheter auf das Nötigste beschränken! Wenn Verdacht auf eine Katheterinfektion besteht, dann bei Entfernung des ZVK die Spitze zur mikrobiologischen Untersuchung einsenden.

Die Einhaltung der hygienischen Vorschriften ist eine unumstößliche Regel.

Nicht wenig Patienten sterben jährlich an diesen Komplikationen. Desweiterem ist die **Thrombose** eine Gefahr, welche im schlimmsten Fall zur Thrombembolie führen kann. Bei jeder Begutachtung (Visite) sollten Sie daher auf Schwellungen der betroffenen Extremität achten als sicheres Zeichen einer sich entwickelnden Thrombose.

❯❯ Bei jeder Visite auf Schwellungen der betroffenen Extremität achten!

Um Gewissheit zu erhalten, ist eine Duplexsonographie ratsam. Sollte sich der Verdacht erhärten, eine Thrombose diagnostiziert werden, muss der ZVK sofort entfernt und eine therapeutische Antikoagulation mit Heparin begonnen werden.

❯❯ Bei Thrombose ZVK sofort entfernen!

Der ZVK muss auch bei dem Verschluss einer der Schenkel durch geronnenes Blut entfernt und darf nicht mehr angewendet werden. Hier würde das Risiko der **Appositionsthromben** ansteigen. Beim Entfernen durch Pflegepersonal muss der Arzt die Einstichstelle begutachten und eine Wundinfektion ausschließen. Die Katheterspitze muss abgeschnitten (sterile Schere) und einer mikrobiologischen Untersuchung zugeführt werden.

> **Worauf müssen Sie achten?**
> 1. Patienten aufklären
> 2. Zugangsweg wählen (Indikation, Erfahrung)
> 3. Arbeitsmaterial sorgfältig vorbereiten, z. B. Katheter durchspülen
> 4. Punktionsort sicher aufsuchen

5. Seldinger-Technik beachten
6. Kontrolle, ob arterielle oder venöse Punktion (im Zweifelsfall Blutgasanalyse)
7. Lage kontrollieren per EKG und Röntgen

6.3   Magensonde

Indikationen Die Magensonden erfüllen 3 Aufgaben:
- Erstens dienen sie dem Absaugen des Mageninhalts, um eine Aspiration zu verhindern.
- Zweitens können so Medikamente verabreicht werden, ohne dass der Patient schlucken muss.
- Die Magensonde wird durch die Nase (nasal) eingeführt

Angewendet wird die zeitweilige Magensonde, um den Magen-Darm-Trakt zu entlasten, besonders bei einem Ileus. Auch hier gibt es verschiedene Modelle für Magensonden, einlumige und doppellumige. Bei Einleitung der Narkose wird i. d. R. eine einlumige Sonde verwendet. Diese wird nach Narkose meist wieder entfernt. Soll die Sonde länger verbleiben, platzieren die Ärzte meist die doppellumige Sonde. Dabei dient der größere Schenkel dem Sekretabfluss und der zweite kleinere, der Belüftung, d. h. diese ist oben offen. Der Ablaufbeutel wird unter der Bettkante fixiert. Der Mageninhalt (Sekret) gibt Auskunft über den Status des Magen-Darm-Traktes. Quantität und Qualität des Sekrets können sehr unterschiedlich sein. 1500 ml produziert unser Magen im Normalfall an Sekret, plus Gallenflüssigkeit und Pankreassekret. Sollte die Fördermenge weniger als 200 ml/Tag betragen, kann über das Entfernen der Sonde nachgedacht werden. Jede Sonde erhöht auch das Aspirationsrisiko. Ist eine ausreichende Motilität des oberen Gastrointestinaltraktes gegeben, können auch Medikamente über die Sonde gereicht werden. Für eine enterale Ernährung sind die normalen Magensonden nicht besonders geeignet. Es gibt Modelle dafür. Diese müssen jedoch endoskopisch ins Duodenum über den Pylorus eingeführt werden. Beachtet werden muss unbedingt die **Fördermenge** und es kann eine **Hypokaliämie** drohen, diese muss ausgeglichen werden. Sollte das abzuführende Sekret in der

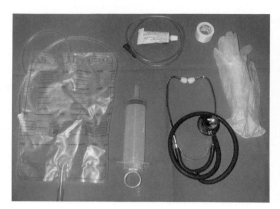

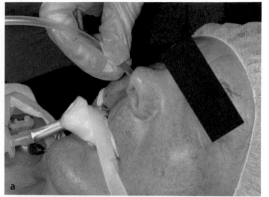

Abb. 6.4 Anlagematerialien für eine Magensonde. (Aus Schröder 2013)

Sonde sistieren, helfen 20–40 ml Kochsalz. Leitungswasser empfiehlt sich auch, um die Sonde wieder durchgängig zu machen.

❯ **Nicht angewendet werden darf diese Sonde bei Verletzungen oder Verstopfung der Nase, wie bei Tumoren, Nasenbeinfrakturen, Schädelbasisfrakturen, Polypen und Nasenscheidewandabweichungen.**

Anleitung zum Legen einer Magensonde
(**Abb. 6.4**, **Abb. 6.5**)

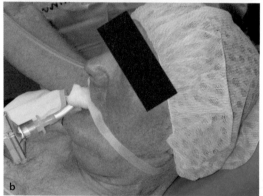

Zwischenmenschliches

Bei wachen und ansprechbaren Patienten erregt allein der Gedanke an eine Magensonde bereits Angst. Wichtig ist es, dem Patienten Schritt für Schritt sein Tun zu erklären. Betonen Sie, dass es nicht schlimm ist, aber etwas unangenehm sein kann. Nicht sagen sollte man: »So, es geht los – es wird unangenehm, aber da müssen Sie jetzt durch.« Bitte ruhig auf den Patienten eingehen und ihm jederzeit Sicherheit vermitteln. Zeigen Sie dem Patienten, dass Sie diesen verstehen und die Situation im »Griff« haben.

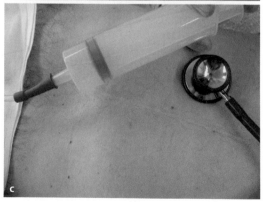

Abb. 6.5 Anlage einer Magensonde. (Aus Schröder 2013)

Checkliste zur Anlage einer Magensonde
Es werden benötigt:
– Magensonde
– Gleitmittel (evtl. Lokalanästhetikum)
– Einmalhandschuhe
– Stethoskop
– Moltexunterlage
– Nierenschale
– Pflaster (um die Sonde zu fixieren)
– evtl. Beutel für die Ableitung des Mageninhaltes
– Spülspritze
– Wenn möglich eine Assistenzperson

1. Die Magensonde kann durch die Nase oder durch den Mund gelegt werden, wobei die Platzierung über die Nase bevorzugt wird. Falls möglich, ist eine sitzende Haltung des Patienten beim Einführen der Sonde in ein vom Patienten bevorzugtes Nasenloch mit leicht vorgebeugtem Kopf, hilfreich.
2. Gleitmittel wird auf das Ende der Magensonde aufgebracht.
3. Der Kopf wird etwas nach vorn geneigt und der wache Patient zum Schlucken aufgefordert. Vorsichtig wird der Schlauch eingeschoben und vorwärtsbewegt. Wiederstände bilden die Nasenmuscheln, dann die Biegung vom Naso- in den Hypopharnax. Jetzt sollte der Patient wieder schlucken, so öffnet sich der nächste Wiederstand, die obere Ösophagussphinkter automatisch. Sollte der Patient husten ist Vorsicht geboten, die Sonde muss zurück in den Pharnyx. Dann weiter in den Magen schieben. Mindestens 50 cm, denn der Abstand von der vorderen Zahnreihe bis zum unteren Ösophagussphinkter beträgt 40 cm (beim schlafenden Patienten kann die Sonde mit den Fingern geführt werden, in schwierigen Situationen können ein Laryngoskop und eine Magill-Zange notwendig werden).
4. Lagekontrolle: Die exakte Lage kann über die Durchleitung von 50 ml Luft erfolgen, wobei bei Lage im Magen ein typisches Plätschergeräusch zu hören ist und sich anschließend die gleiche Menge Luft und etwas Magensaft anziehen lassen. Im Zweifelsfall muss die Lage röntgenologisch überprüft werden.
5. Auffangbeutel anbringen
6. Die Sonde muss sicher und spannungsfrei mit einem Pflaster fixiert werden (meist an der Nase).

> ❯❯ Eine Magensonde liegt korrekt bzw. ist in guter Funktion, wenn die Menge, welche über die Sonde appliziert wird, auch abgesaut werden kann.

6.4   Harnblasenkatheter

Indikationen Die Einlage eines Harnblasenkatheters kann u. a. bei akutem Harnverhalt, Katheter-

wechsel oder Harnableitung bei forcierter Diurese notwendig sein. Die Größe der Blasenkatheter wird in Charriere angegeben. Für Frauen genügen in der Praxis 12–16 Charriere und für Männer 14–18 Charriere.

Nicht zum Einsatz kommen darf dieser bei
- Prostataerkrankungen,
- Tumoren,
- Stenosen und
- Verletzungen der harnableitenden Wege.

> ❯❯ **Vorsichtig muss man ebenso walten lassen bei Beckenfrakturen, blutigem Spontanurin und Blutungen aus der Harnröhre.**

Anleitung zum Legen eines Harnblasenkatheters (❑ Abb. 6.6)

Zwischenmenschliches

Wenn möglich sollten bei wachen und ansprechbaren Patienten, welche einen Blasenkatheter bekommen sollen, Männer bei Männern und Frauen bei Frauen die Einlage des Blasenkatheters vornehmen. Wir alle haben ein natürliches Schamgefühl und dies besteht auch bis ins hohe Alter, auch wenn Patienten sich nicht sicher äußern können.

Sie können dem Patienten sagen: »Es tut nicht weh – vielleicht gibt es ein unangenehmes Gefühl, aber ich bin vorsichtig und Sie melden sich bitte, wenn etwas ist.«

Für die Blasenkatheterisierung gibt es in den Kliniken fertige Kathetersets.

Checkliste für die Blasenkatheteranlage
Es werden benötigt:
- Unterlegtuch
- Sterile Handschuhe
- Das Loch-/Schlitz-Abdecktuch
- Pinzette
- Tupfer
- 10-ml-Blocker-Spritze
- Gleitgel und Desinfektionsmittel
- Sterile Blasenkatheter
- Katheterablaufbeutel
- Wenn möglich eine Assistenzperson

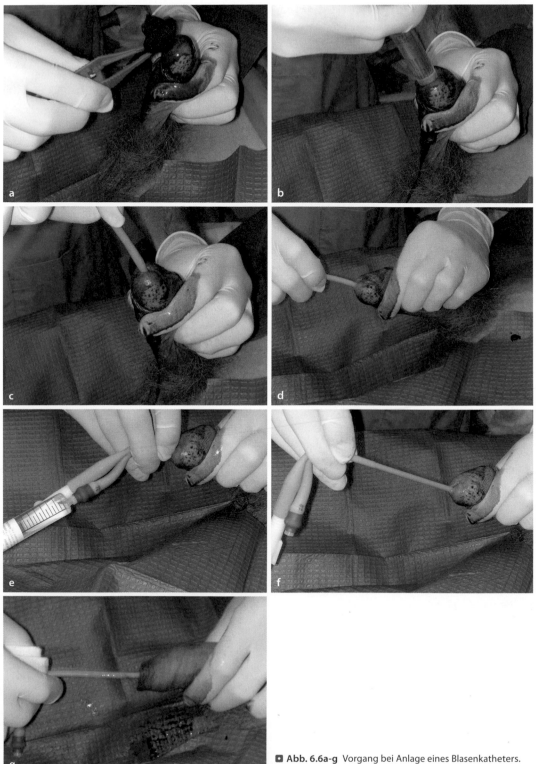

Abb. 6.6a-g Vorgang bei Anlage eines Blasenkatheters. (Aus Rücker 2012)

1. Der Patient befindet sich in Rückenlage.
2. Die steilen Handschuhe werden angezogen und die Abdecktücher ausgelegt.
3. Die Tupfer mit Desinfektionslösung besprühen und die Blocker-Spritze füllen mit Kochsalzlösung. (Auch sollte der Arzt den sterilen Blasenkatheter auf Funktionstüchtigkeit überprüfen.)
4. Die Glans desinfizieren, 3 Mal, dabei nicht die Peniswurzel erreichen. Beim Mann die Vorhaut mit der linken Hand zurückziehen (Linkshänder nehmen die rechte Hand) und den Penis festhalten. Diese Hand bleibt während der ganzen Prozedur am Penis, um die Sterilität des Sets zu gewährleisten. Dann die Eichel zweimal und die Urethra einmal desinfizieren! Bei der Frau mit der linken Hand die Labien spreizen (Linkshänder nehmen wieder die rechte Hand). Zweimal desinfizieren, einmal in Richtung Anus und einmal in Richtung Urethra.
5. Nun wird das Gleitgel (10 ml) in die Urethra gegeben. Jetzt den Penis senkrecht halten und den Blasenkatheter mit einer Pinzette in die Harnröhrenöffnung einführen und vorschieben. Dabei wird das Ende des Katheters zwischen dem Ring- und kleinen Finger gehaltern und so eingeführt. Damit wird die Kontamination des langen Katheters verhindert. Das ganze Prozedere erfolgt ohne Gewalt, um die empfindlichen Harnwege nicht zu verletzen. Beim Mann muss der Katheter einen Richtungswechsel beim Eintritt in den Scharmbereich, ca. 10 cm nach Einführung des Katheters, machen. Hierbei sollte der Penis gesenkt werden. Das nächste Hindernis bzw. der nächste Richtungswechsel kommt beim Eintritt in das Becken und auch die Engstelle um die Prostata kann Schwierigkeiten bereiten.
6. Erreicht der Katheter die Harnblase (es kommt Urin), noch ca. 5 cm weiter vorschieben. Der Ballon wird mit der Kochsalzlösung (10 ml) durch die Blockerspritze aufgefüllt und mit dem Urinbeutel verbunden.
7. Der Katheter wird wieder zurückgezogen, bis ein leichter federnder Widerstand gefühlt wird.
8. Die Vorhaut wieder über die Eichel zurückziehen, um eine Paraphimose zu vermeiden.

❯ **Der Katheter sollte sich immer leicht schieben lassen, wenn nicht, stets die Lage des Penis ändern. Bei der Frau ist die Harnröhre viel kürzer und somit ist die Katheterisierung problemloser. Beim Auftreten von Schmerzen oder Widerständen stoppen und aufhören.**

Bei einer übervollen Blase darauf achten, dass kein Blasenkollaps entsteht. Dabei können sich die Eingeweide in die Delle der Blase eindrücken. Deshalb nie mehr als 800 ml Urin ablassen

6.5   Arterienpunktion

Indikationen Eine arterielle Punktion braucht man zur Blutgasanalyse (BGA) außerhalb von kapillären Blutentnahme.

Als Arterienpunktion bezeichnet man das Einstechen (Punktion) in eine Arterie – entweder zur Gewinnung diagnostischen Materials oder zur Injektion von diagnostisch oder therapeutisch relevanten Substanzen.

In der Regel wird diese an der distalen A. radialis gemacht, diese ist am besten zu palpieren und komprimieren.

Anleitung zur Aterienpunktion

Checkliste Arterienpunktion
Es werden benötigt:
- Sterile Einmalhandschuhe
- Steriles Lochtuch
- Blutdruckmessgerät
- Desinfektionslösung
- Kanüle
- Spritze mit isotonische Kochsalzlösung
- Vorgespültem Drainagehahn
- Tupfer
- Pflaster

❯ **Zuerst muss allerdings der Ellentest vorgenommen werden, um die Funktion des Hohlhandbogens zu prüfen. Dabei wird meist die linke Hand bei Rechtshändern und die rechte Hand bei Linkshändern benutzt. Anschließend werden A. radialis und ulnaris gestaut.**

Nun muss der Patient die Faust schließen bis zum Loslassen der Hand. Die A. radialis wird mit zwei Fingern in Höhe Handgelenk zusammengedrückt, dann die Manschette vom Druck befreit und somit ist die A- ulnaris selektiv frei. Allerdings darf eine Punktion der A. radialis nicht durchgeführt werden wenn die Hand nach ca. 10 sec immer noch sehr blass ist. Hier darf man eine nicht ausreichende Kollateralisierung annehmen. Führt man die Punktion trotzdem durch, könnte dies zu einer totalen Ischämie der Hand kommen.

1. Die Haut wird desinfiziert (besprüht) und nun darf die Desinfektionsmittelflasche gleich als Unterlage dienen. So kann das Handgelenk maximal überstreckt werden. Am besten die Hand noch zusätzlich mit einem Klebestreifen fest fixieren, dass der Patient diese überstreckte Haltung ohne Wackeln über längere Zeit halten kann.
2. Zur Anwendung sollten kleinlumige Kanülen kommen.
3. Für das Heparin gibt es Fertigspritzen.
4. Nun wird der beste Punkt an der Arterie gesucht, um zu palpieren. Die Gefäßwand der Venen ist kleiner als die der Arterien, das Lumen der Kanüle auch.
5. Die Punktion erfolgt mit leichtem Unterdruck auf der Haut durch zurückziehen des Stempels der Spritze.
6. Der Einstichwinkel beträgt 30 °C zur Arterie. Ca. 1 ml Blut wird für eine Blutanalyse gebraucht.
7. Anschließend die Kanüle schnell entfernen und einige Minuten fest einen Tupfer auf die punktierte Stelle drücken. Diesmal sollte dieses nicht der Patient tun. Dann wird der Pflasterstreifen wie ein Druckverband festgeklebt, die A. ulnaris soll dabei offen bleiben, also das Pflaster nicht zirkulär anbringen.
8. Jetzt die Spritze luftfrei machen und luftdicht verschließen. Die Verschlusskappe gehört zum Fertigspritzenset.
9. Mithilfe von Point-of-Care-Geräten wird die Blutgasanalyse vorgenommen. Sollte es bei der Arteria-Radialis-Komplikationen geben gibt es eine Alternative, die A. femoralis.

10. Das Gefäß unterhalb des Leistenbandes zwischen Mittel- und Zeigefinger klemmen und die Kanüle proximal davon einführen. Alles Weitere erfolgt nach denselben Regeln wie am Handgelenk.

❯ Es sollte keine Injektion in eine Arterie erfolgen – das ist ein Kernsatz jeder medizinischen Versorgung. Das ist strengstens verboten. Solche Fehler führen zum irreversiblen und vollständigen Verschluss aller arteriellen peripheren Äste und das heißt immer: Amputation.

Punktionen sind invasive Maßnahmen. Die Indikation, die richtige Aufklärung und eine technisch sichere Handhabung sind Voraussetzung für eine Punktion. Auch sollte sich jeder durchführende Arzt bewusst sein, dass das Selbstverletzungsrisiko ein vielfach höheres und somit das Infektionsrisiko erhöht ist. Stichverletzungen im OP sind harmlos dagegen, da sie hier mit Kanülen arbeiten, die innen hohl sind. Diese haben immer eine Restflüssigkeit, die schnell zur Infektion führen kann. Deshalb auch Vorsicht bei der Entsorgung.

❯ Alles spitze in dafür vorgesehene Behälter, nicht zurück in die Folienhüllen.

Bitte auch nicht an andere Personen weitergeben, d. h. die »Gefahr« weiterreichen, sondern sofort selbst entsorgen in dafür vorgesehene Behälter und beim Aufräumen die Handschuhe anbehalten.

6.6 Thoraxdrainage

Indikationen Als Thoraxdrainage bezeichnet man ein Ableitungssystem, welches dazu dient, Flüssigkeiten und/oder Luft aus dem Brustkorb (Thorax) bzw. dem Pleuraraum oder Mediastinalraum zu trainieren bzw. abzuleiten. Je nach zu drainierendem Raum, aus dem Flüssigkeiten abgeleitet werden sollen, unterscheidet man die Pleuradrainage, die Mediastinaldrainage und die Perikarddrainage. Im Gegensatz zu den vielen anderen Drainagen in der Chirurgie haben die Thoraxdrainagen keine diagnostische Funktion, sondern verfolgen immer einen medizinisch therapeutischen Zweck.

6

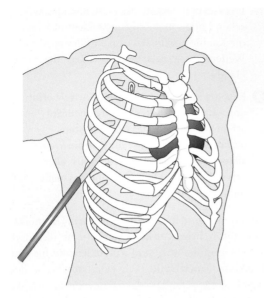

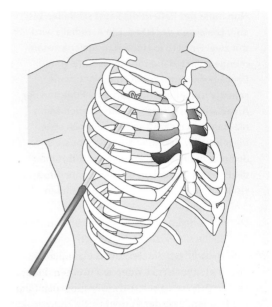

◨ **Abb. 6.7** Schemazeichnung Thoraxdrainage, Monaldiposition. (Aus Schröder 2013)

◨ **Abb. 6.8** Schemazeichnung Thoraxdrainage, Bülauposition. (Aus Schröder 2013)

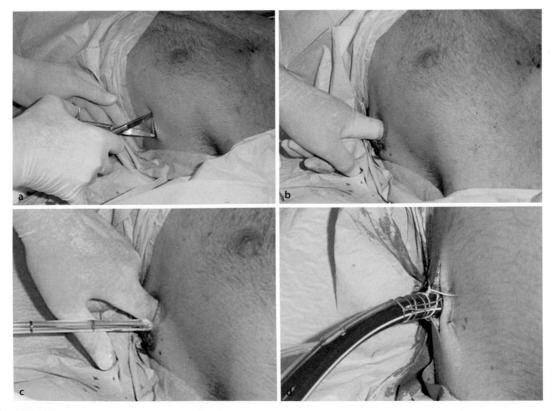

◨ **Abb. 6.9** Anlage nach Bülau. (Aus Schröder 2013)

Wir unterscheiden die absolute Indikation:
— Spannungspneumothorax

und relative Indikation:
— Pneumothorax,
— Hautemphysem,
— Rippenserienfraktur,
— Hämatopneumothorax.

Es werden 2 typische Positionen für die Anlage einer Thoraxdrainage unterschieden (◘ Abb. 6.7, ◘ Abb. 6.8):
— die Monaldi- und
— die Bülauposition.

Wenn man sich nun die wesentlichen Indikationen wie den Pneumothorax oder auch einen Pleuraerguss vor Augen führt, ist die Position der Drainage relativ simpel: »Luft beim Pneumothorax sammelt sich im kranialen Anteil der Brusthöhle und wird auch dort trainiert«: Monaldiposition.

Das Sekret des Pleuraergusses hingegen sammelt sich kaudal im Sinus phrenicocostalis an und wird auch hier abgeleitet: sog. Bülauposition.

Die Anlage einer Thoraxdrainage nach Bülau (◘ Abb. 6.9) ist die häufigste Anwendung in der Chirurgie im Bereich der Drainagesysteme am Brustkorb. Der Patient befindet sich in Rückenlage und es wird im sog. »Safe Triangle« auf Höhe der mittleren Axillarlinie quer verlaufend auf ca. 2 cm Länge und auf Höhe der 6. Rippe durchgeführt. Es folgt die Untersuchung der Weichteile mit der Schere, wobei zunächst auf den Knochen und dann streng am Oberrand der Rippe präpariert wird (die Gefäßstrukturen laufen am unteren der Rippe). Die Pleura parietalis wird stumpf mit der Schere durchstoßen. Dann erfolgt das digitale Austasten der Pleurahöhle auf etwaige Verwachsungen und es wird eine Thoraxdrainage zum Beispiel Charriére Größe 22 mit einer Kornzange nach dorso-apikal eingeführt. Es erfolgt das Fixieren der Drainage mit entsprechenden Nahtmaterialien in U-Nahttechnik. Das Wasserschloss wird angeschlossen und es erfolgt eine postoperative Röntgenkontrolle zur korrekten Lage und Entfaltung der Lunge.

Diagnostische Punktion (Aszites, Pleura und Kniegelenk)

Carl Meißner

C. Meißner (Hrsg.), *Basic Skills PJ*,
DOI 10.1007/978-3-662-48703-7_7, © Springer-Verlag Berlin Heidelberg 2016

Im klinischen Alltag unterscheidet man zwischen einer diagnostischen und einer therapeutischen Punktion. Bei der diagnostischen Punktion dient die Punktion der Materialgewinnung, um Aussagen über die Art der Flüssigkeit treffen zu können. So können beispielsweise Zellen im Punktat für ein Malignom und Bakterien für eine Entzündung sprechen. Die therapeutische Punktion dient in aller Regel der Entlastung.

Eine klare Trennung zwischen therapeutischer und diagnostischer Punktion erfolgt nur in einem Teil der Punktionen, da bei den meisten therapeutischen Punktionen auch eine Diagnostik durchgeführt wird.

Zwischenmenschliches

Bei allen Punktionen in Lokalanästhesie müssen Sie den Patienten aufklären und mit diesem auch reden. Es ist für den Patienten schon ein »komisches« Gefühl, wenn der Arzt mit einer Nadel kommt und irgendwo reinstechen möchte. Punktionsnadeln sind i. d. R. länger und dicker als die einer einfachen Venenverweilkanüle – dies sieht auch der Patient. Bei diesen Sachen ist »reden Gold«, denn es hilft bei der Ablenkung und Beruhigung des Patienten.

7.1   Aszitespunktion

Indikationen Aszitespunktion wird auch Peritonealpunktion genannt. Die Aszitespunktion kann als diagnostisch- oder therapeutisch-begründete Maßnahme erfolgen. Je nach Indikation erfolgt sie dann als Einmalpunktion oder endet mit der Implantation eines Kathetersystems.

> **Keine Aszitespunktion ohne Ultraschallbegleitung!**

Nach der klinischen Untersuchung überzeugen Sie sich zunächst mit Ultraschall, dass dem ausladenden Abdomen auch wirklich intraabdominelle Flüssigkeit zugrunde liegt. Hierfür liegt der Patient zunächst auf dem Rücken. Bei Nachweis freier Flüssigkeit im Abdomen wird er dann um ca. 30 °C zum Untersucher hin gekippt. Hiermit kann man testen, ob der Aszites im Abdomen frei ausläuft. Bei gekammerten Aszites ist eine diagnostisch motivierte Probenentnahme noch möglich, eine therapeutische Punktion verläuft dagegen zwangsläufig frustran.

Im Rahmen der sonografischen Untersuchung kann nun der Punktionsort wasserfest markiert werden. Die Darmschlingen sollten der Bauchwand hier natürlich nicht direkt anliegen, sondern frei flottieren (Ultraschall: **Seeanomenphänomen**).

Typischerweise liegt der Punktionsort im rechten oder linken Unterbauch. Berücksichtigen Sie bitte bei anschließender Punktion auch den Verlauf der epigastrischen Gefäße. Eine Verletzung kann zu einem großen **Rektusscheidenhämatom** führen was gegebenenfalls operativ ausgeräumt werden muss.

Ähnlich wie bei der Einmalpunktion der Pleura kann die Aszitespunktion mit einer großlumigen peripheren Venenverweilkanüle/Braunüle oder einem vorgefertigten Punktionssitz erfolgen. Das hängt schon davon ab, ob ein Katheter bleiben soll oder auch nicht.

> **Die Punktion selbst läuft natürlich unter streng sterilen Bedingungen ab.**

Checkliste für die Aszitespunktion

Es werden benötigt:
- Aufklärungsbogen
- Ultraschallgerät
- Punktionsset, ggf. vorhanden
- Einmalhandschuhe
- Steriles Lochtuch
- Lokalanästhetikum
- Desinfektionslösung
- Kanüle
- Tupfer
- Pflaster

Vorgehen
1. Aufklärung, Einwilligung des Patienten
2. Sprühdesinfektion der markierten Stelle
3. Injektion von Lokalanästhetikum mit diagnostischer Vorpunktion; dabei Länge der Punktionsstrecke merken
4. Nochmalige Desinfektion und steriles Umlegen mit einem Lochtuch
5. Punktion mit dem Katheterset oder der Braunüle unter Aspiration; der Patient soll die Bauchdecken dabei locker lassen

6. Die ersten 50 bis 100 ml werden für laborchemische und/oder mikrobiologische Untersuchungen asserviert.
7. Nach Abschluss der Punktion wird die periphere Venenverweilkanüle/Braunüle entfernt oder das Drainagesystem angeschlossen.

Es kann vorkommen, dass der starke Stempelsog oder die lokale Abnahme der intraabdominellen Flüssigkeit zur Aspiration von Darmwand oder Omentum majus, selbst wenn das Abdomen noch voll mit Aszites ist, führt. Hier können eine Katheterdrehung oder eine Lageänderung des Patienten helfen. Alternativ entschließen Sie sich zu einer passiven Drainage.

Fixieren Sie abschließend den Katheter mit einer lockeren Naht und einem trockenen aseptischen Verband.

Die **Komplikationsrate** von Aszitespunktionen ist grundsätzlich gering. Folgen können jedoch sein:

- Die **Perforation von Hohlorganen** (auf Darm) tritt selten auf. Sollten Sie Stuhl- oder Darmgas aspirieren, ziehen Sie die Kanüle ganz zurück. Die meisten Fehlpunktionen von Darmanteilen schließen sich wie eine Kulisse spontan, da man den Darm fast immer tangential und nicht senkrecht trifft. Allerdings muss der Patient aufmerksam beobachtet werden. Tritt ein akutes Abdomen auf, muss der Schaden gegebenenfalls operativ behoben werden. Eine Antibiotikaprophylaxe in diesem Falle besitzt keine Evidence.
- **Blutungen** sind meist Folge einer Gefäßverletzung; oft sind die Vasa epigastrica beteiligt, aber auch aus Territorialvenen kann es bluten. Entweder blutet es in die Bauchhöhle oder in die Bauchdecke. Im einfachen Fall ändert sich die Sekretfarbe und Konsistenz von bernsteinfarben nach hämorrhagisch. Erreicht die Drainage die Blutung aber nicht, fällt die Diagnose deutlich schwerer. Manchmal merkt man dies auch durch eine Kreislaufdepression; hilfreich sind hier sonografische und laborchemische (Hb) Kontrollen.
- Berücksichtigen muss man schließlich auch die **Volumenverschiebung**. Wenn Sie mehrere Liter Aszites ablaufen lassen, kann als Folge einer

konsekutiven Umverteilung von intravasalem Volumen nach intraabdominell ein Volumenmangelschock auftreten. Lösen kann man das Problem, indem man große Mengen Aszites immer fraktioniert ablässt.

7.2 Pleurapunktion

Indikationen Auch die Punktion der Pleurahöhle kann aus diagnostischen oder therapeutischen Gründen erforderlich sein.

> **Checkliste für die Pleurapunktion**
> Es werden benötigt:
> - Aufklärungsbogen
> - Ultraschallgerät
> - Punktionsset, ggf. vorhanden
> - Einmalhandschuhe
> - Steriles Lochtuch
> - Lokalanästhetikum
> - Desinfektionslösung
> - Kanüle
> - Tupfer
> - Pflaster

Man führt sie typischerweise am sitzenden, nach vorne übergebeugten Patienten durch (◘ Abb. 7.1). Die Punktionsstelle liegt oft in Verlängerung der Scapulaspitze, richtet sich im Einzelfall aber wie am Abdomen immer nach dem Ergebnis der sono-

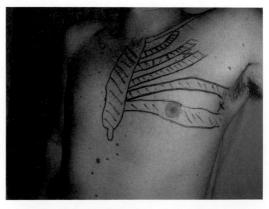

◘ **Abb. 7.1** Anatomische Verhältnisse bei einer Pleurapunktion. (Aus Rücker 2011)

7

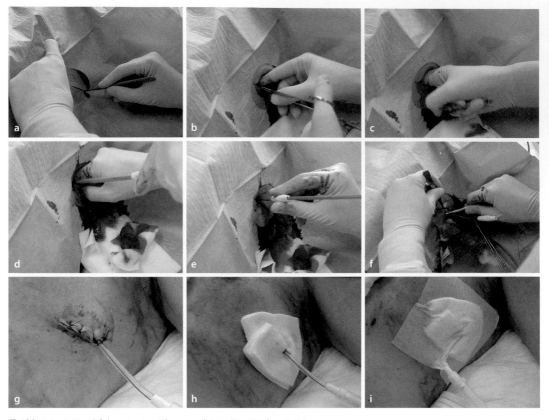

◘ **Abb. 7.2a–i** Durchführung einer Pleurapunktion. (Aus Rücker 2011)

grafischen Untersuchung. Markieren Sie die tiefst-
mögliche Punktionsstelle und überprüfen Sie dabei
auch die Lungenverschieblichkeit in In- und Exspi-
ration.

Vorgehen (◘ Abb. 7.2)

1. Aufklärung, Einwilligung des Patienten
2. Sprühdesinfektion an markierter Stelle ·
3. Großzügige Injektion von Lokalanästhetikum
   inklusive der Infiltration von Pleura und an-
   grenzendem Periost am Oberrand der Rippe
4. Diagnostische Vorpunktion; die Punktionsstrecke ist am Thorax zumeist deutlich kürzer;
   das Punktat wird bei Bedarf zur Aufarbeitung
   benutzt
5. Nochmalige Desinfektion und steriles Umlegen mit dem Lochtuch
6. Punktion mit dem Katheterset oder der peripheren Venenverweilkanüle/Braunüle unter
   Aspiration

7. Wechsel auf das Drainageset; nach Entfernen
   des Mandrins muss der Punktionskatheter
   weitere 5 mm vorgeschoben werden, damit er
   nicht aus der Pleura rutscht
8. Anschluss an das Kathetersystem.

Während der Punktion sollte der Patient große
Atemexkursionen vermeiden; die ganze Zeit die
Luft anzuhalten schafft kaum jemand. Eine weitere
Hilfsperson, die sich am Kopf befindet und den
Oberkörper unterstützend festhält, schafft Sicher-
heit und Vertrauen. Nach der Punktion kann der
Patient natürlich normal weiteratmen.

Sie können jetzt mit einer Spritze den Erguss
evakuieren oder ein vorgefertigtes Punktionsset benutzen. Solch ein Set besteht typischerweise aus
einer Punktionskanüle mit Mandrin und einem geschlossenen Drainagesystem. Über ein Rückschlag-
ventil wird das Pleurasekret zunächst mit einer
großen Spritze aspiriert und dann in einem Sekret-

beutel aufgefangen. Diese Sets eignen sich insbesondere für die therapeutische Einmalpunktion größerer Pleuraergüsse.

Wie bei der Punktion am Abdomen darf man die Drainagelänge nicht überziehen, da man sonst ebenfalls Volumenverschiebung induziert. In einer Sitzung lässt man also maximal 1.000 bis 1.500 ml Flüssigkeit ab. Entfernen Sie die Punktionskanüle zum Schluss in Expiration. Ein normaler Pflasterverband ist dann ausreichend.

❯ **Jede Pleurapunktion wird zuletzt mit einer Röntgenkontrolle des Brustkorbes (Thorax) abgeschlossen.**

7.3 Gelenkpunktion am Beispiel des Kniegelenks

Indikationen Die Punktion von Gelenken kann zur Diagnostik oder Therapie von Ergüssen, aber auch zur Applikation von Medikamenten eingesetzt werden.

❯ **Die Erweiterung der Vorsichtsmaßnahmen bei Punktionen von Pleura und Abdomen sind streng aseptisch und bei Gelenkpunktion von noch viel größerer Bedeutung.**

Das postinterventionelle, iatrogene in der Gelenkhöhle stellt eine schwerwiegende Komplikation dar, welche trotz aufwendiger Behandlungsmöglichkeiten zu einem großen Schaden führen kann und gefürchtet ist.

Eigentlich kann man jedes Gelenk punktieren. Von den vielen Möglichkeiten fiel aber exemplarisch nur das Kniegelenk auf, da es am häufigsten punktiert wird. Die wichtigsten Indikationen sind die entzündliche und der traumatische hämorrhagische Gelenkerguss.

❯ **Eine Kniepunktion darf nur unter streng sterilen mit einem Operationssaal vergleichbaren Bedingungen durchgeführt werden.**

In einer Notfallambulanz ist dies oft der Wund-OP, in dem auch komplexe Wundversorgungen vorgenommen werden. Ein ambulanter Operationsraum ist natürlich genauso gut geeignet wie ein richtiger Operationssaal. Vor der Punktion ist Mundschutz, Haube und steriler Kittel zu tragen.

Checkliste für die Kniegelenkspunktion
Es werden benötigt:
— Aufklärungsbogen
— Punktionsset, ggf. vorhanden
— Sterile Einmalhandschuhe
— Mundschutz, Haube, Kittel
— Steriles Lochtuch
— Lokalanästhetikum
— Desinfektionslösung
— Kanüle
— Tupfer
— Pflaster

Vorgehen
1. Aufklärung, Einwilligung des Patienten
2. Patientenknie in leichter Beugestellung gelagert
3. Sterile Händedesinfektion
4. Steriles Tuch als Unterlage, dann mehrfache Sprühdesinfektion mit langer Einwirkzeit (mindestens 1 min); eine Rasur ist wegen entstehenden Mikroverletzungen der Haut nicht zu empfehlen
5. Infiltration der Punktionsstelle mit einem Lokalanästhetikum
6. Nochmalige Hautdesinfektion
7. Alle Materialien auf den sterilen Tisch platzieren: ausreichend dicke Kanüle, steriles Lochtuch, sterile Spritzen, sterile Tupfer und Kompressen
8. Ertasten des kranialen Patellarand – die Punktionsstelle liegt ca. 1 bis 1,5 cm lateral und kranial davon; man punktiert also den kranialen Recessus am Kniegelenk
9. Vorschieben der Punktionsnadel unter Aspiration; die Gelenkkapsel stellt einen harten Widerstand dar
10. Desinfektion und aseptischer Verband

Wenn Sie eine Punktion am Kniegelenk oder an anderen Gelenken durchführen, sollten Sie allein aus forensischen Gründen das gewonnene Material zumindest mikrobiologisch untersuchen lassen, und zwar auch dann, wenn nicht der Verdacht auf einen Infekt besteht. Dies ist der einzige Weg, um später nachzuvollziehen, wann eine Infektion in einem Gelenk erstmal nachgewiesen wurde. Und im Umkehrschluss können Sie nur auf diesem Wege zweifelsfrei nachweisen, dass eine Infektion bereits vor der Punktion bestanden hat

7

Im Operationssaal

Karsten Ridwelski

C. Meißner (Hrsg.), *Basic Skills PJ*,
DOI 10.1007/978-3-662-48703-7_8, © Springer-Verlag Berlin Heidelberg 2016

Für viele angehende Ärzte ist der erste OP-Einsatz immer wie ein Sprung ins kalte Wasser. Viele Fachbegriffe und Operationstechniken sind nur aus dem Lehrbuch bekannt und nun sollen Sie diese in die Praxis umsetzen. Dass fängt schon mit der richtigen Vorbereitung auf die Operation an: wie wäscht man sich korrekt? Wie ziehe ich mich korrekt an? Und wie verhalte ich mich dann im Saal richtig?

8.1   Etikette im OP

Der Operationsbereich ist ein Bereich, in dem Angehörige von Patienten keinen Zutritt haben. Schon auf dem Weg dorthin befindet sich ein Schild »Zutritt für Unbefugte verboten«. Im Bereich der OP-Schleuse findet man einen unreinen Bereich, wo die Straßenkleidung bzw. allgemeine Krankenhauskleidung abgelegt werden kann. Auf der sauberen Seite, der sogenannten reinen Zone, bedient man sich der Operationskleidung. Dazu gehören: Hose, Oberteil, OP-Schuhe, OP-Haube und Mundschutz. Schmuck (Ringe, Ohrringe, Ketten, Uhren und Piercing im sichtbaren Bereich) müssen abgelegt bzw. in der Umkleideschleuse weggeschlossen werden. Lange Haare muss man nach oben stecken und komplett unter der Operationshaube verbergen.

Fast in allen OP-Sälen finden sich die Personaltoiletten im Schleusenbereich!

Zwischenmenschliches

Ist man völlig neu im Operationssaal, sollte man sich in der Nähe eines erfahrenen OP-Gängers aufhalten. Hierbei können verschiedene Fragen geklärt werden:

- Wo liegen die Operationssäle?
- Wo findet die Einleitung oder die Ausleitung der Patienten statt?
- Wo ist der Aufenthaltsraum?

Die Einhaltung von Höflichkeiten und gesellschaftlichen Normen ist sehr wichtig. Dazu gehört u. a. die Pünktlichkeit!

> ❯ Wichtig ist, wenn Sie das erste Mal den Operationssaal betreten, das Vorstellen: »Mein Name ist Maximilian Mustermann, ich bin Medizinstudent im 3. Ausbildungsjahr und heute den ersten Tag im Operationssaal.«

- **Herausforderung: Der Einsatz am Operationstisch**

Der Operateur wird Sie zunächst auffordern, sich erst einmal zu waschen. Im Operationssaal gibt es immer eine/-n sogenannte sterile/-n operationstechnische/-n Assistent/-in und ein/-e unsterile operationstechnische/-n Assistentin/-en (OTA). Wie das Wort schon sagt, ist die/der »Sterile« nur für den Bereich der Operation zuständig und man sollte sich stets an die unsterile Schwester wenden. Wenn man sich noch nie eingewaschen hat und gar nicht weiß, wie eine chirurgische Händedesinfektion geht, dann sollte man einfach den Mut fassen und auf die Schwester zugehen, fragen: »Können sie mir helfen, können sie es mir zeigen, wo finde ich eine Anleitung?« Dabei sollten Sie ruhig erwähnen, dass Sie den ersten Tag im Operationssaal sind. Es wird Ihnen von allen Anwesenden Verständnis entgegengebracht werden.

Sollte es sich um eine unfallchirurgisch-/orthopädische Operation handeln, wo ein Röntgenbildwandler mit ionisierenden Strahlen eingesetzt wird, ist man verpflichtet, eine sogenannte Röntgenbleischürze zu tragen. In den ersten Tagen wird natürlich einer der operationstechnischen Assistenten Sie darauf hinweisen, Sie sollten von vornherein aber versuchen, zu Ihrer eigenen Sicherheit auch selbst daran zu denken:

> ❯ Bei einer Operation mit Bildwandlerkontrolle Röntgenschürze tragen!

Der Zutritt für Schwangere ist natürlich nicht gestattet.

8.2   Chirurgische Händedesinfektion

Die chirurgische Händedesinfektion ist eine Routinemaßnahme zur Reduzierung der Keimbesiedlung der Haut. Vor chirurgischen Eingriffen oder anderen invasiven diagnostischen Verfahren wird daher diese Form der Händedesinfektion durchgeführt.

- **Anleitung**

Die chirurgische Händedesinfektion wird in 2 Schritten mit einer speziellen Waschlotion und einer alkoholischen Desinfektionslösung vorge-

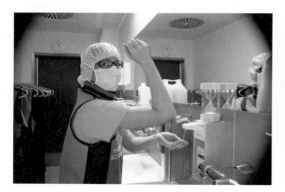

■ **Abb. 8.1** Korrekte Bedienung mit dem Ellenbogen

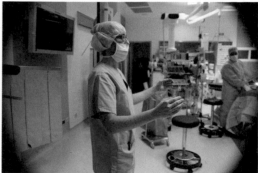

■ **Abb. 8.2** Hände und Unterarme steril halten

nommen. Beim Entnehmen der Lösung aus dem sogenannten Spender wird der Spenderbügel mit dem Ellenbogen bedient (■ Abb. 8.1). Die genaue Einwirkzeit für das Desinfektionsmittel richtet sich nach Herstellerangaben und beträgt i. d. R. 3 bis 5 Minuten.

Gleich eine Frage vorweg: Wann wirkt ein Desinfektionsmittel? Wenn es getrocknet ist. Zur eigentlichen Desinfektion kann man nach der sogenannten **Dreierregel** verfahren:

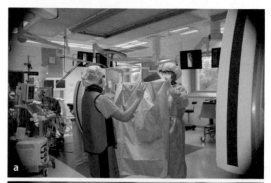

— **1. Minute:** Die Lösung wird in die Haut über die volle Länge von den Fingerspitzen bis zum Ellenbogen eingerieben.

— **2. Minute:** Es wird eine Minute lang über die Handschuhlängen desinfiziert.

— **3. Minute:** Es werden ausschließlich die Hände selbst eingerieben.

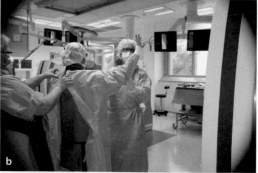

Während dieser Desinfektion sollte der Arzt keine nicht-desinfizierten Hautbereiche oberhalb des Ellenbogengelenkes berühren (sich also z. B. nicht unbedacht eben an der Nase kratzen). Noch vor einigen Jahren war das sogenannte Bürsten der Haut zur Reduzierung der Keime notwendig. Das ist heute obsolet. Warum? Hierdurch entstehen Mikroverletzungen, die natürlich wieder Risiken und Probleme nach sich ziehen. Nach der chirurgischen Händedesinfektion geht es in den Operationssaal. Manchmal muss die sterile operationstechnische Assistentin noch die Instrumente richten oder den Operateur als erstes anziehen. Bis der sterile Kittel angezogen wird (■ Abb. 8.3), müssen die Hände und Unterarme steril gehalten werden (■ Abb. 8.2). Jetzt darf man nichts mehr anfassen.

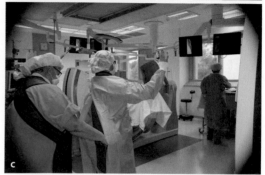

■ **Abb. 8.3a-c** Kittelankleidung

8

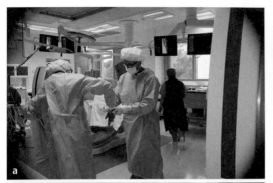

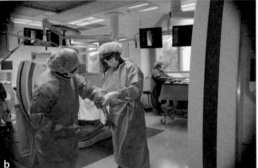

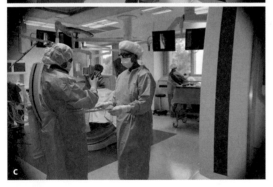

◘ **Abb. 8.4a-c** Anziehen der sterilen Handschuhe

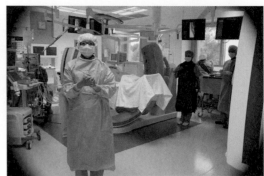

◘ **Abb. 8.5** Gebetsstellung

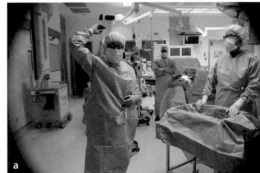

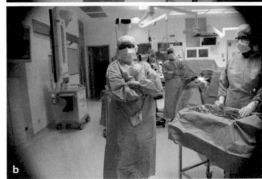

◘ **Abb. 8.6a,b a** Hände NICHT über den Kopf heben.
b Arme nicht unter den Achseln verschränken

Die Hände sollten etwa auf Brusthöhe ineinander verschränkt vor dem Körper gehalten werden (sogenannte Gebetsstellung, ◘ Abb. 8.5). Dabei sind die Fingerspitzen oder Handflächen aneinanderzulegen. Die Zonen oberhalb der Brust und unterhalb des Bauchnabels sind dabei die Tabuzone. Es ist peinlich genau darauf zu achten nichts zu berühren, weder den sterilen OP-Tisch, noch Abdeckungen oder das Narkosegerät. Die sterile operationstechnische Assistentin sowie die unsterile operationstechnische Assistentin werden bei der Ankleidung behilflich sein. Zum Schluss werden noch sterile

Handschuhe angezogen (◘ Abb. 8.4). Hierbei ist auch die sterile operationstechnische Assistentin behilflich.

> **Es ist darauf zu achten, dass die Hände nicht über den Kopf gehalten oder die Arme unter den Achseln verschränkt werden (◘ Abb. 8.6).**

▪ **Wie verhält man sich am Operationstisch?**

Der Operateur wird Ihren Platz am Operationstisch festlegen. Sollte es deutliche Unterschiede in der Körpergröße am Operationstisch geben, so ist es möglich, dass Sie sich ein kleines Podest (die meist in unterschiedlichen Größen im Saal vorhanden sind) von der unsterilen operationstechnischen Assistentin aufstellen zu lassen. Besser ist es, vor der Operation danach zu fragen und es sich selbst zu holen – was aber am Anfang natürlich für Sie noch nicht selbstverständlich sein kann! Während der Operation ist auch nur der Operationstisch die »Baustelle«. Infusionsständer, Generatoren, elektrochirurgische Geräte bis hin zum Röntgenbogen sind Tabuzonen. Der Operateur wird dann nach Operationsbeginn auch dem Assistenten verschiedene Aufgaben zuteilen. Früher hieß es »*Haken halten, Schnauze halten*«, das ist heute nicht mehr Grundthema und Grundstimmung im Operationssaal. Jedoch ist es immer wichtig, zum richtigen Zeitpunkt Fragen zu stellen – in einer hoch konzentrierten Phase z. B. im Rahmen einer Bauchschlagaderoperation sollte nicht unbedingt gefragt werden, warum eine Klemme nach Mikulitzch oder eine Drainage nach Robinson benannt ist.

1./2./3. Assistenz

Was bedeutet es, dritte oder zweite Assistenz am Tisch zu sein? Je nach Operateur (Chefarzt/Oberarzt/Assistenzarzt) wird eine erste Assistenz eingesetzt, die i. d. R. nicht nur die Haken hält, sondern auch mehr in das Geschehen eingreift, teilweise selbst schneidet, koaguliert etc. – wenn auch nach wie vor in enger Abstimmung mit dem Operateur bzw. nach Vorgabe durch diesen. Die zweite Assistenz ist dann häufig tatsächlich hauptsächlich für das Hakenhalten da. Ist es eine umfangreichere OP, kann eventuell auch eine dritte Assistenz für das Hakenhalten nötig sein. Trotzdem Sie im PJ sind kann es durchaus vorkommen, dass Sie – wenn Sie sich gut in der Abteilung etabliert haben – auch bei kleineren Eingriffen als erste Assistenz eingesetzt werden.

8.3 Naht- und Knotentechnik

Zwischenmenschliches

Oft kommt es vor, dass man im Operationsaal vom Operateur aufgefordert wird, eine Naht zu legen oder einen Faden zu knüpfen (z. B. im Bereich des Wund- oder Hautverschlusses). Darauf sollte man vorbereitet sein und einfache Techniken beherrschen. Sehen Sie bei der Operation genau hin. Man lernt die Technik schnell durch Beobachten und eigene Übungen ergänzen das theoretische Wissen.

Mithilfe der chirurgischen Naht erfolgt die Gewebevereinigung mittels Nadel und Faden, wobei die Enden entsprechend verknotet werden. Dies ist eine grundlegende und unverzichtbare chirurgische Technik, da eine Wunde so am schnellsten erwartungsmäßig verheilen kann. Es gibt eine Reihe verschiedenster chirurgischer Naht- und Knotentechniken.

▪ **Knotentechnik**

Grundlage eines sogenannten Knotens ist eine halbe Schlinge, welche aus einer einfachen Fadenumschlingung (◻ Abb. 8.7) mit einfachen Kreuzen der beiden Fadenenden besteht.

Dieser Halbknoten (◻ Abb. 8.8) kann in der sogenannten einhandlichen Technik mit Zeige- oder Mittelfinger angelegt werden. Diese elementare Knotentechnik kann mit der rechten und/oder linken Hand durchgeführt werden.

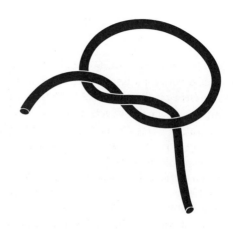

◻ **Abb. 8.7** Schlinge. (Aus Schröder, Krones 2012)

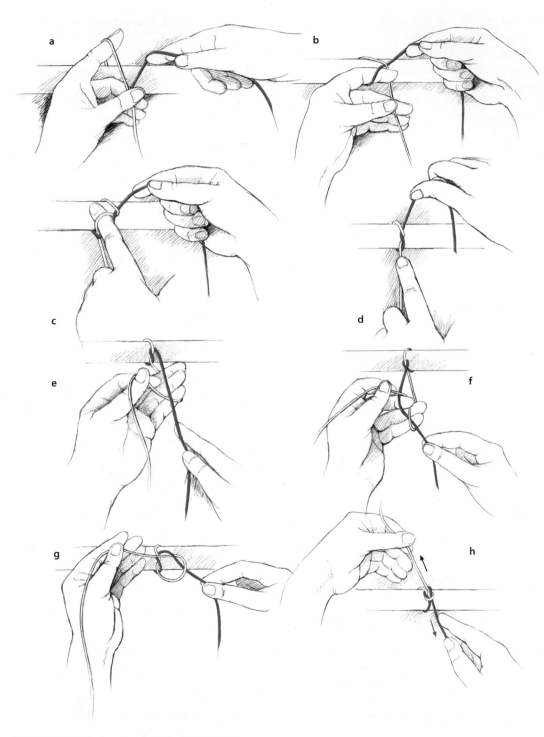

■ **Abb. 8.8** Halbknoten. (Aus Schröder, Karges 2012)

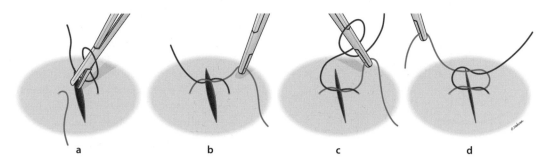

Abb. 8.9 Einzelknopftechnik. (Aus Schröder, Karges 2012)

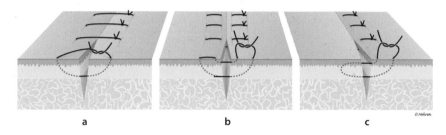

Abb. 8.10 Rückstichtechnik nach Donati und Allgöwer. (Aus Siewert 2006)

Werden nun zwei dieser Schlingen oder Halbknoten übereinander gelegt, erhalten wir den sogenannten Knotenpunkt. Das Anlegen von zwei gleichläufigen Schlingen führt dazu, dass der Knoten am fixierten Fadenende bewegt werden kann (sogenannter Schiebeknoten). Zwei gegenläufige Schlingen fixieren und sichern den Knoten vor unabsichtlichem Lösen und geben den entsprechenden Halt. Dieser Knoten wird dann auch als **Schifferknoten** oder **Achterknoten** bezeichnet.

Diese Knotentechnik kann ebenfalls mit einem chirurgischen Instrument, dem sogenannten Nadelhalter durchgeführt werden

- **Nahttechniken**

Zwei wesentliche Grundvoraussetzungen zur korrekten Adaptation von Wundrändern sind wichtig:

1. Anatomisch exakte, stabile und spannungsfreie Adaptation der Wundränder ohne Beeinträchtigung der Gewebedurchblutung und
2. der atraumatische Umgang mit den zu adaptierenden Wundrändern.

Grundprinzip eines jeden Wundverschlusses ist der schichtweise sichere Wundverschluss. Hierbei ist ein gewebeschonendes, das heißt, chirurgisch atraumatisches Verfahren sinnvoll. Wundheilungsstörungen können viele Ursachen haben. Das Gewebe kann gequetscht werden oder durch Zug am Faden wird das Gewebe zu sehr komprimiert, Durchblutungsstörungen entstehen. Der einfachste Wundverschluss ist das Nähen der Haut in **Einzelknopftechnik** (Abb. 8.9).

Der Vorteil hierbei ist eine gute Adaptation und die Option, bei einem Wundinfekt Nähte lösen zu können, um genug Sekretabfluss zu erreichen. Es gibt verschiedene Modifikationen der Einzelknopfnähte, wie die **Rückstichtechnik nach Donati oder Allgöwer** (Abb. 8.10).

Beide Techniken erlauben eine anatomisch exakte und mechanisch stabile Adaptation. Der Abstand zwischen 2 Stichen beträgt ungefähr **0,5–1,0 cm**. Ist dieser kleiner, so gefährden sie die Durchblutung der Wundränder. Ist er größer, adaptieren die Wundränder nur ungenügend. Gleiches gilt für den Abstand des Einstichs zum Wundrand der ungefähr **0,5 cm** beträgt. Eine weitere Nahttechnik ist die **fortlaufende intrakutane Naht** (Abb. 8.11).

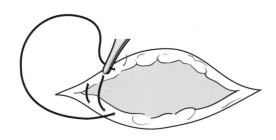

Abb. 8.11 Fortlaufende intrakutane Naht. (Aus Schröder, Karges 2012)

Die Vorteile dieser Technik liegen auf der Hand. Der fortlaufende Wundverschluss ist für den Geübten schneller angelegt und ergibt das bessere kosmetische Ergebnis. Die anatomische exakte Adaptation ist jedoch technisch schwierig auszuführen und sie werden bei ihren ersten Versuchen nicht selten erleben, dass sie in den Händen ein kleines Eselsohr übrigbleibt. Hinzu kommt, dass ein konstanter Adaptationszug der Wundränder nicht immer einfach über die ganze Länge der Wunde zu nähen ist und somit die mechanische Stabilität geringer als bei einer Einzelknopftechnik. Problematisch ist es hier, wenn es zu einer Wundinfektion kommt, da die Wunde partiell eröffnet werden müsste und bei einer fortlaufenden Naht die gesamte Wunde klaffen würde.

Eine weitere Technik der Wundversorgung ist die **Klammernahttechnik**. Diese Technik ist ebenfalls sehr einfach und schnell durchführbar und eine häufig angewendete Methode. Kosmetisch sind die Ergebnisse, insbesondere wenn der Abstand zwischen den Klammern zu eng gewählt wird, eher zweifelhaft, aber schnell und effektiv. In exponierten Körperregionen, wie Gesicht oder Händen, hat diese Technik jedoch nichts verloren.

Eine weitere Methode wäre die Anwendung von sogenannte **Gewebekleber** (Histoacryl), der bei kleinen nicht infizierten Wunden zu einem kosmetisch guten Ergebnis führt. In der Nähe des Auges muss allerdings die ätzende Wirkung des Gewebeklebers beachtet werden. Bei all Ihren Bemühungen sollten Sie daran denken, dass heute gilt:

> **Die äußerlich sichtbare Narbe ist die Visitenkarte des Chirurgen. Es heißt nicht mehr: große Schnitte, große Narben, große Chirurgen.**

Das kosmetisch beste Ergebnis der »Narbe« findet sich meist bei »alten Menschen«. Da die Proliferation, die Wundheilung aufgrund des Mangels an Wachstumsfaktoren und ähnlichem nicht mehr wie bei einem jungen Menschen vorhanden ist und so die Narbe an sich eher in eine atrophe Ausheilung führt. Junge Menschen haben viel Potential, haben noch viel Proliferationsmöglichkeiten im Bereich der Wundheilung und hier kann es öfter im Vergleich zu Alten zu einer überschießenden Granulation kommen.

8.4   Abdominale Drainagen

In der Chirurgie gibt es eine Vielzahl, fast schier endlose Zahl verschiedener Drainagesysteme (**Abb. 8.12**).

Folgende Drainagetypen werden unterschieden:
- Redon-Drainage,
- Robinson-Drainage (**Abb. 8.13**),
- Easy-Flow-Drainage und Doubbel-Flow-Drainage,
- Gallengangs-Drainage,
- Pankreas-Drainage.

Grundsätzlich gilt: das Ziel jeder Drainage ist die Ableitung von Sekret, Blut oder Luft aus natürlichen oder pathologischen Röhren nach außen. Basierend auf dem **physikalischen Prinzip** unterscheiden wir **3 Drainagetypen:**

1. die **Sog-Drainage**, z. B., Redon-Drainage oder Jackson-Pratt-Drainage,
2. **Schwerkraft-Drainage**, z. B. Robinson-Drainage oder Magensonde und
3. die **kapillare Drainage**, z. B. Easy-Flow-Drainage.

Um sich der physikalischen Eigenschaft der Sekretförderung, z. B. bei Schwerkraft-Drainagen zunutze zu machen, ist dieser Beutel nach unten zu hängen. Die **kapillare Drainage** beruhen auf dem physikalischen Prinzip der Kapillar- oder Adhäsionskräfte zur Ableitung von Flüssigkeit, z. B. der Easy-Flow-Drainage oder auch Doppel-Flow-Drainage. Die sogenannten **Sog-Drainagen** fördern die Wundsekrete durch Anlage eines Unterdrucks, der durch ein Vakuum zum Auffangbehälter oder einer externen

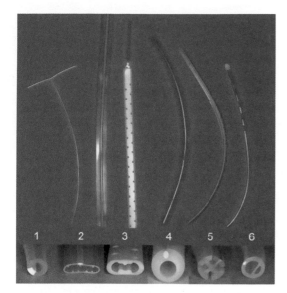

Abb. 8.12 Drainagesysteme. 1 T-Drainage, 2 Easy-flow-Drainage, 3 Jackson-Pratt-Drainage, 4 Robinson-Drainage, 5 Blake-Drainage, 6 Salem-Drainage (Aus Schröder, Karges 2012)

Wichtig ist aber zu wissen, dass jeder Fremdkörper in der Bauchhöhle bzw. im OP-Gebiet und somit auch eine Drainage die Sekretionsflüssigkeit injizieren und auch unterhalten.

Die **Fördermenge** einer einzelnen Drainage sollte über **24 Stunden** dokumentiert werden. Diese Bilanzierung sollte möglichst immer zur gleichen Zeit erfolgen, am besten während der Visite. Zur Dokumentation der Drainageflüssigkeit sollten Uhrzeit, Menge und Qualität festgehalten werden.

Zwischenmenschliches

Viele Patienten haben Angst vor dem Zug einer Drainage, sodass einige Chirurgen den Patienten unmittelbar davor tief einatmen lassen, um vom eigentlichen Geschehen abzulenken. Wenn der Patient tief einatmet, kann die Drainage gezogen werden. Es geht um die Reduzierung des Schmerzes und darum, den Patienten abzulenken.

■ **Redon-Drainage**

Die Redon-Drainage wird meist im subkutanen Kompartiment oder in Faszienlogen eingesetzt. Die Redon-Drainage wurde nach dem Kieferchirurgen Dr. Henry Redon (Paris) benannt und zielt darauf ab, mittels multipler Lochungen im vorderen Bereich in Kombination mit einem negativen Druck (Unterdruck), der mit einem in einer Auffangflasche vorherrschendem Vakuum erzeugt wird, Hohlräume im subkutanen Gewebe und in bestimmten Faszienlogen zu verkleinern und Sekret abzutransportieren. An dieser sogenannten Redon-Flasche befindet sich Gummistopfen, die anzeigen, ob das geschlossene Drainagesystem noch Unterdruck hält oder nicht. Ist der Gummistopfen eingedrückt, arbeitet das Vakuum. Ist er nach außen und nicht mehr eingezogen, ist das Vakuum nicht mehr vorhanden und es muss eine Redon-Flasche angelegt werden oder die verschlossene Wunde zieht irgendwo Luft. Redon-Drainagen werden i. d. R. für 1–2 Tage belassen und können dann entfernt werden.

Pumpe, wie z. B. klassischer Vakuumverband erzeugt werden kann. **Die abdominalen Drainagen** werden meist am tiefsten Punkt der Bauchhöhle eingebracht, um die Wundsekrete auch vollständig drainieren zu können. Die tiefste anatomische Stelle im Bauchraum ist der Douglas-Raum, der deshalb oft für eine ungezielte Drainage der Bauchhöhle genutzt wird. Ähnlich verhält es sich mit der rechten und linken parabolischen Rinne sowie dem suprahepatischen Raum, wo entsprechend der intraabdominellen Verteilungen ebenfalls Ansammlungen von Sekreten/Flüssigkeiten zu erwarten sind. Dem gegenüber stehen sogenannte **Zieldrainagen**, die direkt am Ort des Ziel- oder Operationsgebietes platziert werden.

Ein Beispiel ist die intestinale Anastomose, ein blind verschlossener Duodenalstumpf oder am Pankreasschwanz nach einer Milzentfernung. Wenn die abdominalen Drainagen entfernt werden, hängt der Erfolg neben der Eingriffsart in erster Linie von der Quantität und der Qualität der geförderten Sekrete ab. Im Hinblick auf die Sekretmenge vor der Entfernung gibt es einen großen Operations- und operationsunabhängigen Spielraum.

❯ Eine Faustregel für den goldenen Zeitpunkt der Entfernung einer Drainage existiert nicht.

■ **Robinson-, Easy-flow-, und Double-flow-Drainagen**

❯ Intraabdominelle Drainagen sind das postoperative Auge oder der sogenannte Spion in der Chirurgie des Bauches.

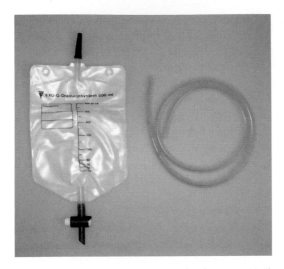

▣ Abb. 8.13 Robinson-Drainage. (Aus Schröder, Karges 2012)

Sie können helfen, eventuell auftretende Komplikationen, wie z. B. eine Anastomosen-Insuffizienz frühzeitig anzuzeigen. Die Drainagen sollten daher täglich kontrolliert und bei Veränderung der Sekretmenge oder -qualität der zuständige Stations- oder Oberarzt informiert werden. In der Bauchchirurgie kommen die Easy-Flow- oder Robinson-Drainagen häufig zum Einsatz (▣ Abb. 8.13).

Die Easy-Flow-Drainagen nutzen die schon beschriebenen physikalischen Kapillarkräfte zur Sekretableitung. Eine besondere Form der abdominellen Drainagen ist die sogenannte Jackson-Pratt-Drainage, die auch aus Silikon besteht, aber im Gegensatz zur Robinson-Drainage am äußeren Ende mit einem Gummiball konnektiert ist, welcher nach Ablassen von Luft einen Unterdruck aufbaut. Hierbei handelt es sich um eine Sog-Drainage. Allerdings kommt dieser Typ nur noch in wenigen Kliniken zur Anwendung.

■ **Gallengangs- und Pankreas-Drainagen**

Gallengangs- bzw. Pankreas-Drainagen liegen intraluminal, d. h. in den jeweiligen Gangsystemen. Beide Drainagetypen fördern somit hoch konzentrierte und z. T. aggressive Sekrete: Galle- und Pankreasflüssigkeit. Entsprechend klein ist der Durchmesser dieser Drainagen, die überwiegend aus granulationsfördernden Gummimischungen bestehen. Die Fixierung, d. h. das Anlegen dieser Drainage ist

besonders anspruchsvoll und wichtig. Fixierende Nähte können bei zu fest gezogenen Knoten das Lumen der Drainagen einengen oder sogar verschließen. Häufiger werden diese Systeme jedoch zu locker angenäht, sodass sie eine Gefahr des Herausrutschens bergen. Pankreas-Drainagen werden i. d. R. nur nach einer Resektion des Bauchspeicheldrüsenkopfes in das verbliebene Parenchym eingelegt. Mit der Anlage dieser Drainage wird die Flüssigkeit mit ihrer hohen enzymatischen Aggressivität bis zur lokalen Wundheilung der sogenannten Pankreasanastomose temporär nach extern abgeleitet. Dieser Drainagetyp bleibt geschlossen oder offen deutlich länger als andere intraabdominelle Drainagen liegen, oft auch mehrere Wochen. Beim Versuch, die Drainagen zu ziehen, zeigt sich manchmal ein kleiner Widerstand. Das kommt meistens von einer monofilen Naht, die diesen Schlauch am Organ noch fixiert. Sollte man sich beim ersten Mal nicht trauen diese Drainage selbst zu ziehen, so ist der Operateur anzurufen bzw. zu informieren.

Zwischenmenschliches

Wenn man jemanden um Hilfe bittet, wie hier bei der Entfernung einer Drainage, dann sollte man ihn anschließend bei der Maßnahme auch begleiten, sonst lernt man es nämlich nie. Also nicht am Schreibtisch verschanzen, sondern die Aktion vorbereiten und assistieren. Dies macht auch Eindruck auf den Vorgesetzten und ist gleichzeitig lehrreich.

Die Gallengangs-Drainagen werden in Form oft als sogenannte T-Drainagen bezeichnet oder T-Drain. Das Entfernen dieser Drainage läuft stufenweise ab. Zunächst werden sie häufig im Bett hochgelegt. Das führt dazu, dass der größte Anteil der Flüssigkeit wieder durch den Gallengang neben der Drainage fließt. Somit kann ein ausreichender Abfluss nach intraluminal ins Duodenum bzw. Darm getestet werden. Läuft das problemlos, dann wird am nächsten Tag der Schlauch geklemmt oder abgestöpselt, d. h. verschlossen. Dies erfolgt stundenweise, 2 × 2 Stunden, 2 × 4 Stunden, 2 × 6 Stunden, 2 × 12 Stunden. Wenn auch diese Maßnahme erfolgreich ist, wird der Schlauch gezogen. Auch hier ist unter allen Umständen auf sauberes Arbeiten zu achten, damit eine bakterielle Kontamination vermieden wird.

Wundbehandlung (Wundversorgung und Wundbeurteilung)

Gerd Meißner

C. Meißner (Hrsg.), *Basic Skills PJ*,
DOI 10.1007/978-3-662-48703-7_9, © Springer-Verlag Berlin Heidelberg 2016

Nach dem Entstehungsmechanismus kann man eine Vielzahl von Wundarten differenzieren, die sich bezüglich Therapie und Heilungsverlauf grundsätzlich unterscheiden können. Das Verständnis ist somit essentiell in der Therapie.

9.1   Wunde und Wundarten

Die Wunde ist eine Trennung oder Zerstörung von Geweben. Diese kann innerlich und äußerlich an den Körperoberflächen auftreten und mit oder ohne Gewebeverlust einhergehen. Es werden akute und chronische Wunden unterschieden.

Zu den **akuten Wunden** zählen:

- mechanisch, offene Wunden, wie Schnittwunden, Platzwunden, iatrogene Wunden (Punktion, Amputation), Bisswunden, Schusswunden, Amputation, Stichwunden mit Sonderform, Pfählungsverletzung, Schürfwunden mit Sonderform, Ablederung/Decollement und Risswunden mit Sonderform, Kratzwunde.
- mechanisch geschlossene Wunde, wie Prellung, Quetschung und Distorsion.
- thermische Wunden, wie Erfrierungen 1. bis 3. Grades, Verbrennungen 1. bis 3. Grades und Stromverletzungen.
- chemische Wunden, wie Säure oder Laugenverätzungen und radiogene Wunden (Strahlenverletzungen).

Chronische Wunden heilen selten, sie sind bakteriell infiziert und bergen viele Gefahren für die Wundheilung. Da oft Granulationsgewebe fehlt, dauert die Heilungsphase Monate oder sogar Jahre. Von einer chronischen Wunde spricht man, wenn die Heilung länger als 3 Monate dauert.

Ziel ist es, das zerstörte Gewebe wieder aufzubauen bzw. das getrennte Gewebe wieder zusammenzuführen. Den Prozess nennt man **Wundheilung**. Diese Wundheilung schafft der Körper meist allein, außer wie schon erwähnt bei chronischen Wunden. Sie wird auch als **pathologische Regeneration** bezeichnet. Dabei unterscheidet man eine vollständige und unvollständige pathologische Regeneration. Die Reparation bedeutet Defektheilung und Narbenbildung.

9.1.1   Wundheilung

Der Ablauf der Wundheilung kann in 4 Phasen unterteilt werden

1. Exudations- oder Entzündungsphase
2. Resorptionsphase
3. Proliferations- oder Granulationsphase
4. Reparationsphase

Es ist ein dynamischer Ablauf, der von den Stoffwechselvorgängen abhängig ist. Bei geschlossenen Wunden dauert dieser ca. 2 Wochen.

Die **primäre Wundheilung** ist ein komplikationsloser, nicht infizierter Heilungsprozess mit sauberen, glatten Wundrändern und guter Gewebedurchblutung. Meist bleibt eine kleine Narbe zurück. Dazu gehören scharfkantige Verletzungen oder Operationen. Diese Methode kann maximal 8 Stunden nach einer Verletzung zur Anwendung kommen.

Bei der **sekundären Wundheilung** kommt es zu Heilungsstörungen mit größeren Gewebedefekten. Die Folge ist die Bildung von Narbengewebe. Durch geeignete chirurgische Maßnahmen kann hier der Heilungsprozess verkürzt werden. Die sekundäre Wundheilung dauert sehr viel länger. Stark infizierte Wunden, z. B. Bisswunden, dürfen nicht primär verschlossen, sondern müssen sekundär geheilt werden. Granulationsgewebe kommt für den Verschluss zum Einsatz.

> ❯ Um eine Wunde zu beurteilen und zu behandeln, muss der Wundort richtig bestimmt werden. Wundränder, Wundtiefe und die Größe der Kontamination, die Blutung, Fremdkörperbeteiligung – das sind alles Faktoren, die für das weitere Handeln von Bedeutung sind.

Merkmale und Besonderheiten der Wunden sind in ❑ Tab. 9.1 zusammengefasst.

9.2   Wundversorgung

Die ersten Maßnahmen zur Behandlung bestehen in einer keimfreien Abdeckung. Sollte die Wunde bluten, muss ein Druckverband zur Blutstillung angelegt werden. Fremdkörper sollten evtl. nicht entfernt werden, da sie Blutgefäße abdrücken und so größere Blutungen verhindern.

◘ Tab. 9.1 Traumatische Wundarten mit Merkmalen und Art der Versorgung

	Merkmale	Art der Versorgung
Schnittwunde	Glatte, selten auch klaffende Wundränder, wenig bis stark kontaminiert	Versorgung in Abhängigkeit vom Zeitintervall und der Kontamination
Stichwunde	Hohe Keimbelastung, u. U. Penetration der Körperhöhlen	Offene Wundbehandlung, sorgfältige Exploration/Inspektion, ggf. bildgebende Diagnostik
Platzwunde	Unregelmäßige Wundränder, Neigung zu Nekrosen und Infekten	Wunddesinfektion und Débridement, meist primäre Naht möglich
Schürfwunde	Oberflächlicher Abrieb der Epidermis, stark kontaminiert	Wundreinigung und Desinfektion, offene Wundbehandlung
Quetschwunde, Kontusion, Prellung	Schädigung tieferer Gewebeareale bei intakter Dermis	Regeneration möglich, strenge konservative Beobachtung zur frühen Erkennung von Komplikationen (Nekrose, Superinfektion)
Bisswunde	Hohe Keimbelastung durch menschlichen/tierischen Speichel	Offene Wundbehandlung (Ausnahmen sind z. B. Gesicht), spezielle Maßnahmen bei V.a. HIV-, Tetanus-, Tollwut- oder Hepatitisexposition
Verbrennung (◘ Abb. 9.1, ◘ Abb. 9.2, ◘ Abb. 9.3)	Schädigungen Grad I-IV (Rötung bis Nekrose)	Konservative Behandlung mit Kühlung und Infektionsprophylaxe, bei Grad IV Nekrosektomie, ggf. Intensivtherapie

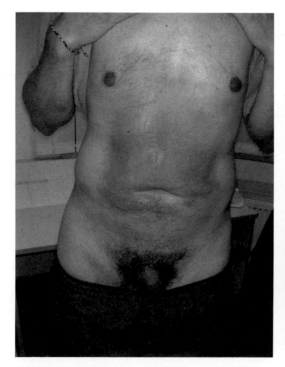 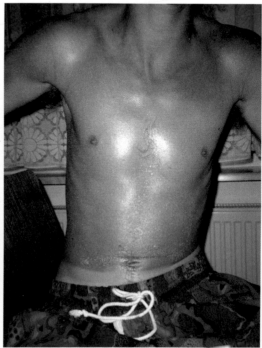

◘ Abb. 9.1 Verbrennungen 1. Grades. (Aus Rücker 2011)   **◘ Abb. 9.2** Verbrennungen 1./2. Grades. (Aus Rücker 2011)

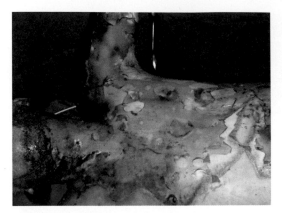

Abb. 9.3 Verbrennungen 3. Grades. (Aus Rücker 2011)

Zu einem wichtigen Teil der ärztlichen Tätigkeit, nicht nur in der Chirurgie, zählt die Wundversorgung, einschließlich dem Wunddebridement.

Anleitung

> **Checkliste**
> Es werden benötigt:
> — Aufklärungsbogen zur Wundversorgung
> — Einmalhandschuhe
> — Desinfektionslösung
> — »Grundsieb« für die Wundversorgung (beinhalten Pinzetten chirurgisch und anatomische, Scheren, Klemmen, Nadelhalter)
> — Lokalanästhesie
> — Spritze mit isotonische Kochsalzlösung zur Wundspülung
> — Nahtmaterial
> — Tupfer, Kompressen, Mull
> — Binden
> — Pflaster

Die chirurgische Wundversorgung erfolgt nach einem standardisierten Ablauf (nach Friedrich):
1. Aufklärung und Einwilligung
2. Säuberung und Desinfektion der Wunde
3. Lokalanästhesie
4. Wundinspektion
5. Wunddebridement,
6. Wundadaptation mit Wundnaht
7. Steriler Verband und Ruhigstellung
8. Prüfung des Tetanusschutzes

Die Reinigung erfolgt mit alkoholischen Präparaten bzw. mit Betaisodona-Lösungen. Die Behandlung der Wunde erfolgt unter aseptischen Bedingungen. Desinfektionsmittel oder sterile physiologische Kochsalzlösungen reinigen und desinfizieren Kompressionen stillen die Blutungen. Das verwendete Nahtmaterial richtet sich nach der Wunde.

> ❯ **Die Tetanusüberprüfung ist wichtig. Der Schutz reicht 10 Jahre nach der letzten Auffrischimpfung. Bei Verletzung wird bereits nach 5 Jahren eine »Boosterung« vorgenommen mit 0,5 ml Td-Impfstoff.**

Bei sekundär heilenden Wunden kann auch ein Vakuumverband zum Einsatz kommen. Bei postoperativen Wunden ist meist klinische Erfahrung notwendig, um eine sichere Diagnose zu stellen. Dabei ist wichtig, ob eine Wundinfektion vorliegt oder nicht.

> ❯ **Die klassischen Zeichen einer Wundinfektion:**
> — **Schwellung (Tumor),**
> — **Rötung (Rubor),**
> — **Schmerz (Dolor) und**
> — **Überwärmung (Calor)**

Sollte es Zeichen der Wundinfektion geben, erfolgt die Suche nach der Wundsekretion zur Sanierung. Bleibt diese aus, kann auch eine antibiotische Therapie infrage kommen. Bei Sekretionen ist die Wunde zu öffnen und mit Kochsalzlösung auszuspülen, bis das Sekret klar ist. Es sollte ein Abstrich für die mikrobiologische Untersuchung erfolgen. Dann wird die Wunde wieder verbunden. Das anschließende Sekret bei sekundär heilenden Wunden muss beobachtet und regelmäßig (alle 5 bis 7 Tage) mikrobiologisch untersucht werden.

> ❯ **Die analgetische Therapie ist ein Muss.**

Patienten können einen oder mehrere Risikofaktoren für eine Wundheilungsstörung in sich tragen. Diese werden durch lokale und systemische Faktoren beeinflusst.

Zu den **lokalen Faktoren** gehören die Art und die Größe einer Wunde, der Zustand dieser Wunde, das heißt der Kontaminationsgrad, die Durchblutung der Wunde, die Beschaffenheit des umliegenden Gewebes.

◻ Tab. 9.2 Klassifikation und Indikation von Wundmaterialien

Wundmaterialien	Indikation
Antiseptika - Polihexanid (z. B. Lavasept) - Octenidin/Phenoxyethanol (z. B. Octenisept) - Povidon-Iod (z. B. Betaisodona)	- Bei infizierten Wunden zur Desinfektion
Inaktive Wundauflagen - Mullkompressen - Vliesstoffauflagen - Gaze - Folienverbände	- Primäre Wundheilungen - Sekundäre Wundabdeckung in Kombination mit interaktiven Wundauflagen
Interaktive Wundauflagen - Hydrogele,-kompressen - Alginate - Hydrokolloide - Silberhaltige Wundauflagen *Sonderform:* (Bio-)Aktive Wundauflagen	- Einsatz in allen Phasen der sekundären Wundheilungen; Bei stark infizierten Wunden
Vakuumverband (VAC)	- Tiefe, stark sezernierende Wunden - Laparostoma

Zu den **systemischen Faktoren** zählen das Alter, die allgemeine Immunschwäche, der Nikotinverbrauch, Mangelernährung und Medikamente.

9.3 Verbandsmaterial

Das Wissen um geeignetes Verbandsmaterial ist Grundwissen eines jeden Arztes. Dies beginnt beim einfachen Pflaster bzw. Pflasterwechsel bis hin zum Behandeln einer chronischen Wunde.

Zwischenmenschlich

Nicht nur jeder Arzt, sondern auch das Pflegepersonal sollte ein fundiertes Grundwissen zum Thema »Verbandsvarianten/Verbandmaterial« haben. Häufig variieren hier wie sooft die üblichen Standards von »Haus zu Haus«. Orientieren Sie sich bei den ersten Verbandswechseln auch am Pflegepersonal, fragen Sie nach, was Usus ist, dann können Sie nicht viel falsch machen.

Das Verbandsmaterial für die verschiedenen Wunden wird unter verschiedenen Aspekten eingeteilt in (◻ Tab. 9.2):

Um einen Verbandswechsel durchzuführen, gilt es bestimmte Hygienevorschriften einzuhalten und entsprechende Hilfsmittel anzuwenden. Dazu gehören:

> **Checkliste**
> Es werden benötigt:
> ▬ Abdecktücher, Unterlagen
> ▬ Sterile Handschuhe/Einmalhandschuhe
> ▬ Steril verpackte Einmalverpackungen als Wundversorgungsset mit Schere, Pinzette, Nadelhalter, Kompressen und Tupfer
> ▬ Spülflüssigkeit zur Wundsäuberung
> ▬ Antiseptika zur Desinfektion der Wunde und Verbandsmaterialien

4 Gruppen der Verbandsmaterialien werden heute in der modernen Wundheilung angewendet:
1. Antiseptika
2. Inaktive Wundauflagen
3. Interaktive Wundauflagen
4. Vakuumversiegelung

9.3.1 Antiseptika

Sind Wunden nicht infiziert, sind Antiseptika nicht nötig, sie können sogar kontraproduktiv wirken.

❯ Steriles Kochsalz ist das Beste für jede primär heilende Wunde!

Infizierte Wunden erfordern ein Antiseptikum zum Desinfizieren der mit Erreger besetzten Wunde. Dabei ist es von Vorteil, wenn ein möglichst großes Spektrum an Erregern erreicht wird und keine Resistenzen fördern.

Klassiker wie Polyhexanid (Lavasept), Octenidin/Phenoxyethanol (Octenisept) und PVP-Jod-Präparat (Betaisodona) werden am häufigsten verwendet. Viele andere Produkte sind wieder vom Markt genommen worden, da sie Unverträglichkeiten bei der Desinfektion aufwiesen.

❯ Octenisept sollte nicht für die Wundspülung an z. B. Fingersehnenverletzung mit nachfolgenden Wundverschluss verwendet werden. Hier können Faszien bzw. Sehnennekrosen auftreten. Nutzen Sie Kochsalzlösung oder Lavasept.

Bei der Anwendung für Schleimhäute sind oben genannte Produkte geeignet, jedoch können diese zu Allergien führen.

Für chronische Wunden sind die Substanzen nicht unbedingt zu verwenden.

❗ Vor der Anwendung sollten Sie den Patienten (sofern ansprechbar) nach Unverträglichkeiten (wie z. B. topische Allergien) fragen.

9.3.2 Inaktive Wundauflagen

Inaktive Wundauflagen haben die Aufgabe, das Sekret der Wunde aufzusaugen. Das Wundmilieu bleibt unangetastet. Alle nicht infizierten Wunden bekommen diese Mullkompressen oder Vliesstoffauflagen. Sie lassen sich einfach handhaben und auflegen, ihre Saugkraft ist hoch und der Preis für diese Kompressen bzw. Auflagen niedrig. Leider trocknen sie den Wundgrund aus und verkleben mit diesen. Dies ist auch der Grund, warum sie nicht für sekundär heilende Wunden verwendet werden dürfen. Zum Lösen verklebter Wundkom-

pressen kommt steriles Kochsalz zum Einsatz. Lassen Sie das NaCl lange einweichen, bis sich der Verband selbständig löst, damit es für den Patienten nicht zu schmerzhaft wird.

❯ Niemals gewaltsam entfernen, sonst ist es sehr schmerzhaft für den Patienten und die Wunde wird extrem protrahiert.

Im Handel sind nicht-haftende Wundauflagen erhältlich, um die negativen Effekte auszuschließen. Silikonauflagen (z. B. Mepitel) und Gazeverbände, die mit einer PVP-jodhaltigen Salbe versehen sind, sorgen für einen schmerzfreien Verbandswechsel. Selbstklebende polyurethanische Folienverbände sind bei primären und sekundären Wundheilungen einsetzbar. Sie können mehrere Tage auf der Wunde belassen werden und bieten einen guten Schutz vor Sekundärinfektionen. Ein Vorteil ist auch die **Durchsichtigkeit dieser Folien**, sodass der Arzt stets die Heilung sehen und verfolgen kann, ohne einen Wechsel der Folie vornehmen zu müssen. Zudem ist die Folie wasserresistent und damit zum Duschen und Waschen geeignet – ein Stück Lebensqualität mehr für den Patienten.

9.3.3 Interaktive Wundauflagen

Interaktive Wundauflagen verbessern die Heilungschancen und beschleunigen diese. Sie halten die feuchte Wundumgebung, schaffen ein feuchtes Wundmilieu, fördern die Granulation, absorbieren Keime und Detritus im Sekret, schützen vor weiteren Infektionen und der Verbandswechsel ist völlig schmerzfrei ohne traumatische Folgen. Es gibt eine Vielzahl solcher Wundauflagen mit verschiedenen Eigenschaften. Deshalb ist es von Vorteil, wenn diese **in Kombination** eingesetzt werden.

Die Wundauflagen werden in verschiedenen Konsistenzen angeboten. Je nach Wunde kann man zwischen Gel oder Kompresse wählen. In Abhängigkeit der Wunde wird die inaktive Wundauflage auch mit einer sekundären Wundabdeckung, einem Folienverband oder einer Mullkompresse zusammen angewendet.

Die wichtigsten 3 Produktarten sind:
a. Hydrogele (dreidimensionale Netze) aus hydrophilen Polymeren

b. Alginate (zelluloseähnliche Polysaccharide aus Algenfasern mit hoher Kalziumkonzentration)
c. Hydrokolloide (hydrophobe Matrix mit Einlagerung von Zellulose und Gelantin)

Alle 3 Arten sind fähig, sekretes Material und abgestorbenes Zellmaterial in großer Menge aufzusaugen. Sie quellen dabei regelrecht auf, verändern sich selbst in eine weiche Masse und bleiben voll funktionsfähig.

Sie können einige Tage ohne Wechsel auf der Wunde belassen werden. Der Wechsel ist schmerzfrei, wenn auch nicht unbedingt ästhetisch schön anzusehen. Nach Entfernen der aufgequollenen Wundauflage und der Säuberung der Wunde, wird das Ergebnis der Heilung sichtbar.

Kostspieliger sind sogenannte Silberverbände. Sie bestehen aus 2 Schichten eines silberbeschichteten Polyethylennetzes. In Kontakt mit den Wundsekreten werden Silberkristalle freigesetzt, die alle Bakterien, Mikroorganismen und zum Teil auch Viren vernichten. Verwendet werden die Silberverbände bei stark verschmutzten und infizierten Wunden. Ebenso teuer sind auch (bio)aktive Wundauflagen, sie kommen in erster Linie bei Problemwunden zum Einsatz.

Wenn trotz längerer Behandlung mit anderen Wundauflagen kein Erfolg bei der Wundheilung eingetreten ist, spricht man von **Problemwunden**. Diese werden mit teuren (Bio-) aktiven Wundauflagen behandelt. Sie bestehen aus Hyaluronsäure, Kollagenprodukten u. a. Wachstumsfaktoren. Diese Wundauflagen müssen immer mit einem Sekundärverband abgedeckt werden.

Der Prozess der sekundären Wundheilung wird beschleunigt durch die chemotaktische Migration von Entzündungszellen, insbesondere Fibroblasten. Diese werden in die Wunde geleitet und führen zur Angioneogenese.

9.3.4 Vakuumversiegelung (VAC-System)

Das VAC-System (◘ Abb. 9.4) ist aus der Wundheilung nicht mehr wegzudenken. Große, sekundär heilende Wunden profitieren davon. Ein schwarzer Polyurethanschwamm, der der Wunde angepasst,

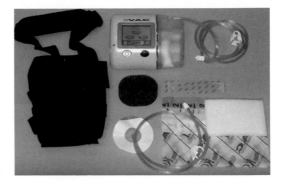

◘ **Abb. 9.4** VAC-Systeme. (Aus Schröder, Krones 2012)

eine wasserdampfdurchlässige Folie, die auf der Wunde fixiert wird und eine Drainage, die mit einer Vakuumpumpe verbunden ist, stellen das System dar.

Diese Wundbehandlung ist teuer, aufwendig und wird fast nur im stationären Bereich verwendet.

Der Schwamm besitzt eine große Saugfähigkeit und Saugkraft, erweist sich als wundsäubernd und fördert die Granulation.

Die Folie wird darauf angebracht, sie fixiert sie den Schwamm und dichtet die Wunde ab bzw. versiegelt diese. Das Wundkompartiment wird abgeschlossen und sorgt so für ein feuchtes Wundmilieu. Über eine Drainage sind Schwamm und Folie mit einer Vakuumpumpe verbunden. Diese erhält die Sogstärke aufrecht. Das ausgeschiedene Sekret wird entfernt und in einem Behälter gesammelt, der neben der Pumpe angebracht ist.

2 Effekte dieser Therapie sind vorteilhaft für Problemwunden:

— Der Unterdruck im Wundkompartiment sorgt für einen Zug auf die Wundränder, hat Einfluss auf die Wundkontraktion und fördert eindeutig den Wundverschluss.
— Ein optimales Wundmilieu wird durch die Drainage gebildet, somit bildet sich Granulationsgewebe aus.

9.4 Verbände

Am ersten Tag des Praktische Jahres kommt der Stationsarzt auf Sie zu und sagt: »Können Sie bitte gleich mal der Wundschwester Luisa bei den Verbänden helfen?« Natürlich willigen Sie ein und gehen mit zur Wundvisite.

Hierbei wollen Sie gleich den ersten Verband mit anlegen, aber wie? So einfach es auch klingen mag, Verbände anlegen muss gelernt sein, denn es gibt unterschiedliche Arten.

Anlage einer elastischen Binde oder Mullbinde:

- Am Ende des Verbandes lässt man das frei hängende Bindenende auf einer Seite schräg herausstehen.
- Nach der ersten Bindentour wird es eingeschlagen und mit der zweiten Tour fixiert.
- Nun kann die Binde (beim Wickeln schauen Sie in die Binde »herein«) am Ende mit z. B. Pflasterstreifen fixiert werden.

Idealbinden (elastische Binden) sind für Gelenk- und Kompressionsverbände besonders gut geeignet. Bei Gelenkverbänden wird ein Achtertour- oder Kreuzgangverlauf gewählt: Der Kreuzungspunkt bleibt immer an der gleichen Stelle im Inneren des Gelenks.

Elastische Mullbinden haben die »klassischen« Mullbinden heute weitgehend ersetzt und dienen vor allem der Verbandsfixation. Dabei wird oft ein sog. Schrauben- oder Spiralgang gewählt und die Binde zum Herzen hin gewickelt (z. B. vom Handgelenk zum Ellenbogen). Die einzelnen Bindentouren sollten sich mindestens zur Hälfte abdecken. Je schmaler eine Binde ist, desto besser lässt sie sich modellieren. Beachten Sie bitte aber, dass schmale Binden schneller einschnüren können – das birgt die Gefahr der Stauung.

> **Binden im von »peripher« nach »zentral« wickeln.**

> **!** **Immer die Spannung kontrollieren, damit ein Verband nicht zur Stauung führt!**

Die **komplexen Bindenverbände** wie die sog. Mitra Hippocratis (Kopfkappe) wurden durch Schlauchmullkopfverbände weitgehend ersetzt. Diese sind heutzutage in jeder Notfallambulanz/Klinik verfügbar.

9.5   Kompressions- und Stützverbände

- **Pütterverband**

Dieser Unterschenkelverband wird zur Behandlung venöser Beinleiden eingesetzt. Er wurde erstmals in der Literatur 1952 von Gustav Pütter beschrieben und ist bekannt als der originale Pütterverband. Es handelt sich um eine spezielle Verbandtechnik. Hierbei beginnt die erste Bindetour oberhalb des Sprunggelenks. Die gegenläufige Bindeanlage gewährleistet einen besseren Sitz und Halt des Verbandes.

- **Modifizierter Pütterverband**

Wie beim Pütterverband beschrieben wird auch hier vorgegangen, jedoch beginnt die erste Bindentour an den Zehengrundgelenken.

- **Verband nach Sigg**

Hier werden Vorfußödeme und retromalleolare Schwellungen durch gut anliegende Bindentouren effektiv verhindert. Der Verband erzielt eine hohe Widerstandskraft im Bereich des oberen Sprunggelenks.

- **Verband nach Fischer**

Bei diesem Verband werden Vorfußödeme und retromalleolare Schwellungen durch die dorsalen Lagen effektiv verhindert. Durch die mehrfachen Bindentouren wird ein hoher Arbeitswiderstand erreicht.

- **Verband nach Schneider**

Hier wir eine starke Unterstützung der Pronation im Bereich von Mittelfuß und Fußsohlenmuskulatur erreicht. Die zweite Binde deckt die Ferse ab und gibt dann der Wade durch mehrfache Lagen einen festen Widerhalt.

9.6   Ruhigstellende Verbände

9.6.1   Gips und Cast

Gips und Cast stehen heute bei den ruhigstellenden Verbänden nicht mehr im Mittelpunkt. Im Laufe der letzten Jahrzehnte hat sich die Bedeutung der Anwendung gewandelt und dank moderner und wirksamer Verbände wird heute nur noch selten gegipst.

Operative Osteosyntheseverfahren werden anstelle des klassischen Gipses angewendet. Heute wird mehr genagelt, geschraubt und fixiert. Der Grund ist nachvollziehbar: die konservative Behandlung mit Gips weist oft nicht dieselben guten funktionellen Ergebnisse auf wie eine Operation. Auch klagen die Patienten aufgrund der Behandlungsdauer mit Gips über unerträgliche Schmerzen, Jucken und Unverträglichkeit.

Heute bekommt jeder »seine Osteosynthese«, früher war diese wegen ihrer Kosten oft nur Sportlern und Persönlichkeiten aus Politik und Kultur vorbehalten. Die Chirurgie und Neurochirurgie haben sich in letzten 2 Jahrzehnten auch spezialisiert, d. h. es sind verschiedene neue chirurgische eigenständige Disziplinen entstanden.

Somit erfolgt die Anwendung von Gips und Cast in der Unfallchirurgie und der Orthopädie. Eingesetzt werden beide auch noch in der Grund- und Regelversorgung in der Allgemeinchirurgie. Hier bekommen Gips und Cast des Öfteren die Funktion der **Ruhigstellung**, so z. B. nach einem Insektenstich oder auch nach einem Abszess. Die Ruhigstellung spielt auch in der plastischen Chirurgie eine Rolle. Ruhigstellende Verbände werden zur Immobilisation der bei Frakturen und Gelenkverletzungen gebraucht, bei Entzündungen an den Extremitäten, zum Schutz vor mechanischer Belastung nach Operation und als Maßnahme zur Schmerzbehandlung und Wundbehandlung bei ausgedehnten Weichteilverletzungen. Die häufigste Indikation für einen ruhigstellenden Verband ist die konservative Fraktur.

»Konservativ kann ich Frakturen behandeln, welche ich reponieren und retinieren kann«, so lautet ein Merksatz in der Chirurgie, ausgesprochen vom Vater der konservativen Frakturbehandlung, Konrad Böhler. Eindeutiger Vorteil ist das fehlende Narkose- und Operationsrisiko. Damit wird schon eine Infektion ausgeschlossen, die durch den operativen Zugang entstehen kann.

Trotzdem wird hier Gips bzw. Cast nur bei einfachen gut stehenden und geschlossenen Frakturen eingesetzt. So zum Beispiel bei einer distalen Radiusfraktur ohne dorsaler Trümmerzone. Weist die Radiusfraktur eine dorsale Trümmerzone auf, ist diese Behandlung nicht angebracht, da es mit Gips zu einer neuen Dislokation kommt und die Retention unmöglich wird.

Der ruhigstellende Verband hat auch Nachteile. Die Gefahr von Druckschäden auf der Haut, Muskulatur und den Nerven bis hin zum Dekubitus ist gegeben und verlangt eine Verbandskontrolle in kürzeren Abständen. Die Verbandsart erleichtert die Ausbildung von Muskel-, Knochen-, Knorpel- oder Kapselatropathie. In der Regel sind diese reversibel, können jedoch auch irreversibel sein. Auch sei das Thrombembolierisiko erwähnt, welches dann eine Antikoagulation verlangt.

Frakturen bei Kindern werden öfter konservativ behandelt. Das im Wachstum befindliche Skelett eines Kindes kann Fehlstellungen noch besser ausgleichen. Deshalb sind die Zeitspannen der Ruhigstellung bei Kindern kürzer. Ihre Knochen heilen einfach schneller. Beobachtungen und Untersuchungen ergaben, dass Kinder so gut wie nie einen Immobilisationsschaden haben. Gipsverbände sind für Kinder problemloser als bei erwachsenen Menschen.

Erwachsene beklagen in erster Linie bei ruhigstellenden Verbänden die große Bewegungseinschränkung, egal welche Verletzung vorliegt. Somit ist hier die Nachbehandlung oft schwierig und langwierig. Beim Anlegen ruhigstellender Verbände muss immer niedermolekulares Heparin gegeben oder oral eine Antikoagulation verabreicht werden.

Trotzdem bleibt ein großer Nachteil dieser Verbände gegenüber den modernen OP-Verfahren: Sie bieten immer mehr oder weniger Bewegungsspielraum. 2 Materialien kommen bei den ruhigstellenden Verbänden zum Einsatz: Gips und Cast.

Gips

Gips ist ein hartes, unelastisches Material. Die Gipsbandagen stellen die Fraktur oder die angrenzenden Extremitäten ruhig. Dazu gibt es Gipsbinden und Gipslongetten. Die Extremität mit der Fraktur wird immer in Funktionsstellung bandagiert (so z. B. ein Handgelenk leicht gebeugt, ein Sprunggelenk in 90 °C-Stellung, Ellenbogen in leichter Streckstellung, 110 °C, ◩ Abb. 9.5).

Besondere Vorsicht und Aufmerksamkeit gehört der Hand. Angestrebt wird hier die Intrinsic-plus-Stellung von 90 °C, ◩ Abb. 9.6) in den Metacar-

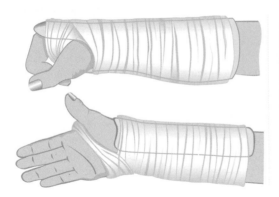

◘ **Abb. 9.5** Fixation einer Radiusfraktur. (Aus Siewert 2012)

pophalangealgelenken. Dazu sollen die Langfinger in Streckstellung gebracht werden. So sind die Seitenbänder der Fingergelenke maximal gestreckt, können also während des Verbandes nicht schrumpfen. Eine Ruhestellung in Streckstellung endet katastrophal für den Patienten.

Vor Anlegen des Gipses (◘ Abb. 9.7) muss die Frakturstelle der betroffenen Extremitäten sorgfältig gepolstert werden. Verwendet werden Stoffstrümpfe, Watte, Schaumstoff, Gelkissen oder Krepppapier. Alle Materialien können direkt auf die Haut gebracht werden. Dadurch wird die Gefahr eines Dekubitus oder Nerven- und Gefäßschadens verringert. Wird ein Gipsverband angelegt, egal welcher Art, müssen Knochenvorsprünge (Schienbein, Wadenbeinköpfchen, Knöchel usw.) gepolstert werden, in der Regel mit Filz.

Die Ruhigstellung der Fraktur verlangt immer die Immobilisation der beiden benachbarten Gelenke. Somit verlaufen alle Gipse in der Regel über **zwei Gelenke**. Ausnahmen sind distale Radiusfrakturen, Verletzungen des Ellenbogengelenkes, Patella-Infraktionen und Knöchelfrakturen.

Angebracht werden der Gipsschienenverband, der zirkuläre und der gespaltene Gips.

Der Gipsschienenverband wird am häufigsten angewendet in der Akuttherapie. Hierbei wird eine Gipsschiene angelegt und dann mit Binden fixiert. Die Dicke des Gipses richtet sich nach der betroffenen Extremität. Beim zirkulären Gips verzichtet man auf die Schiene und umwickelt den betroffenen Körperabschnitt mit Gipsbinden und erhält so eine hohe Stabilität.

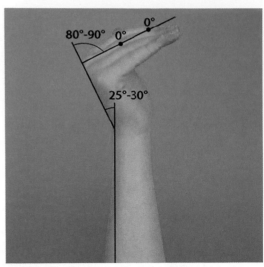

◘ **Abb. 9.6** Intrinsic-plus-Stellung. (Aus Schröder, Krones 2012)

Ein gespaltener Verband entsteht durch Aufsägen des Gipsverbandes an einer Seite. Wird er an beiden Seiten nach dem Aushärten aufgesägt, spricht man vom gespaltenen Gips.

❯ **Von großer Wichtigkeit ist die Tatsache, dass bei einer frischen Fraktur niemals ein zirkulärer geschlossener Gipsverband angelegt werden darf. Dies entspricht einem Behandlungsfehler.**

Die betroffene Extremität schwillt an, es kommt dann zu Durchblutungsstörungen, Druckstellen, Nervenschäden. Es empfiehlt sich entweder das Anlegen eines Schienenverbandes oder auch die Längsspaltung eines zirkulären Gipses mit anschließender lockeren Umwicklung einer Binde/Bandage.

Tage später, nach Abschwellung, kann ein zirkulärer Gips angelegt werden.

Der Patient sollte für Ruhigstellung, Hochlagern und Kühlung sorgen, um den Schmerz zu lindern.

Bereits einen Tag nach Anbringen des Gipsverbandes muss eine Kontrolle erfolgen. Kontrolliert werden Schmerzen, Durchblutung und Motorik. Beklagte Schmerzen des Patienten sollten stets ernstgenommen werden und eine klinische Untersuchung rechtfertigen. Eine Gipsabnahme für die Kontrolle auf Wunden oder Druckstellen ist oft die Folge. Dies gilt für ambulante und stationäre Patien-

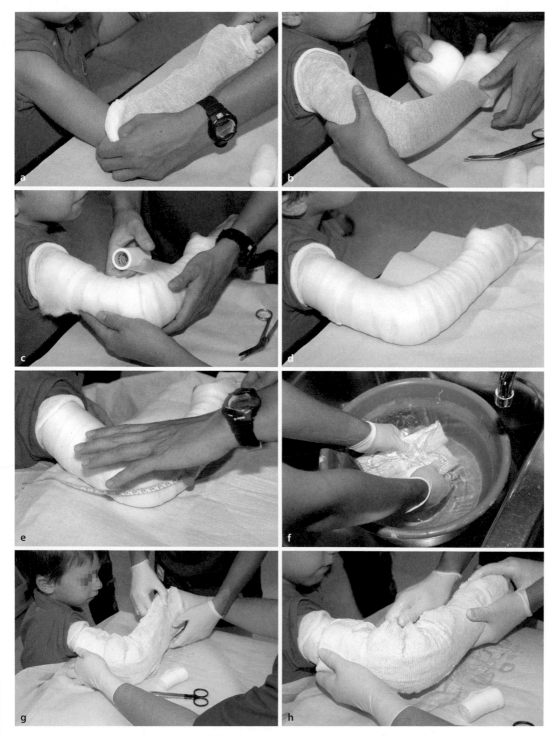

◻ **Abb. 9.7** Gipsanlage. (Aus Schröder, Krones 2012)

ten. Letztere werden täglich untersucht und die Ergebnisse hinsichtlich Durchblutung, Motorik, Sensibilität dokumentiert.

> **Der Patient in Gips hat immer Recht.**

Cast

Cast kommt aus dem Englischen und bedeutet »Guss«. Cast ist aus Kunststoff (meist wasserpolymerisierende, thermoplastische, glasfaserverstärkte Polyesther mit Polypropylen), daher der Begriff »Kunststoffgips«.

Er bietet einige Vorteile gegenüber dem klassischen Gips und so »vertreibt« Cast immer mehr den Gipsverband. Die Aushärtung braucht weniger Zeit als Gips, er ist durchlässig für Röntgenstrahlen und wasserresistent. Polypropylenstützverbände und Glasfaserstützverbände sind sehr starr und wenig gut modellierbar. Besser lassen sich Polyesterstützverbände händeln. Alle gibt es in Longetten- und Bindenform. Stützverbände aus thermoplastischem Material gibt es als fertige Schienen oder auch als vorgeformte Platten. Sie müssen erwärmt und können dann angepasst werden. Gegenüber dem Gips haben sie eine nicht so gute Modellierbarkeit, die Schienenverbände sind nicht derart stabil und es kommt ein höherer Kostenfaktor hinzu. Die Patienten schätzen das geringe Gewicht und die Farbpalette. Solche Nichtigkeiten, wie die Farbe, haben eine enorme Stimulierungsfähigkeit für die betroffenen Patienten (insbesondere von Kindern). Hier sollte man in der Klinik alle aktuellen Fußballvereinsfarben vorrätig haben.

> **Auch hier gelten die Regeln des Gipsverbandes bzw. der ruhigstellenden Verbände.**

Frische Frakturen und Verletzungen erhalten keinen zirkulären Verband aus Cast. Motorik, Sensibilität und Durchblutung müssen regelmäßig (täglich) kontrolliert werden. Der Cast ist ebenso anwendbar wie der Gips, als Schiene oder zirkulär. Da die Kosten wesentlich höher sind als die für den Gips ist es »Routine« in vielen Kliniken, dass zuerst

ein Gipsverband (»Weißgips«) angelegt wird. Dauert die Behandlung der Ruhestellung länger, wird nach Abschwellen der Extremität oder/und Abheilen der Wunde/OP-Nähte ein zirkulärer Cast verwendet.

Die Gips-/Cast-Anwendung bleibt problematisch. Ist er gut angelegt und richtig, kann man alles wieder herstellen, ist er schlecht und ungenau lokalisiert, entsteht ein hoher Schaden.

Notfallmedizin im klinischen Alltag

Peter Hilbert-Carius

C. Meißner (Hrsg.), *Basic Skills PJ*,
DOI 10.1007/978-3-662-48703-7_10, © Springer-Verlag Berlin Heidelberg 2016

10.1   Advanced Life Support – ALS

Die Versorgung von lebensbedrohlichen Krankheits-zuständen oder gar die Kardio-Pulmonale-Reanima-tion (CPR) stellt hohe Anforderungen an Ersthelfer, Rettungsdienst und klinische Versorgungsstrukturen. Die Versorgung muss ohne Zeitverzug beginnen und im Rahmen der sogenannten »Chain of Survival« (Überlebenskette) konsequent vom Ersthelfer bis zur Entlassung von der Intensivstation strukturiert, stan-dardisiert und auf Grundlage der aktuellsten Empfeh-lungen des ERC (European Resuscitation Council) durchgeführt werden.

Die Versorgung von Schwerverletzten stellt hohe Anforderungen an das versorgende Team. Die Versor-gung muss daher strukturiert, unter zeitkritischen Gesichtspunkten und dem Wissen um die eigenen Versorgungsmöglichkeiten erfolgen.

ALS beschreibt die grundlegenden und erweiterten Maßnahmen der CPR von Erwachsenen, Kindern, Säuglingen, die CPR nach bestimmten Ereignissen (Ertrinken, Trauma usw.) sowie Behandlung des Akuten-Coronar-Syndroms (ACS). Weitere Be-standteile des ALS sind die Post-Reanimations-Be-handlung, Ausbildung und Schulung der CPR-Maßnahmen, Erste Hilfe und Darlegung ethischer Aspekte der CPR am Lebensende. Im Rahmen die-ses Kapitels können nur die grundlegenden Maß-nahmen der CPR für Erwachsene, Kinder und das ACS behandelt werden.

Zwischenmenschliches

Eine CPR ist immer ein besonderes und zeitkritisches Ereignis, bei dem es auf schnelles und konsequentes Handeln ankommt. Das wichtigste in einer solchen Situation sind die Berücksichtigung und Beherr-schung der Basismaßnahmen der CPR (s. u.), welche mittlerweile teilweise Einzug in den Schulunterricht gefunden haben. Es ist daher auch von PJ-Studenten zu fordern, dass sie diese Basismaßnahmen beherr-schen und sicher anwenden können. Trotzdem ist es natürlich verständlich, wenn Sie die ersten Male bei der Durchführung nervös und unsicher sind – umso wichtiger ist die Kenntnis der Basismaßnahmen, die Ihnen in dieser Situation ein kleiner Rettungsanker sein können.

10.1.1 Die Überlebenskette (»Chain of Survival«)

Die Überlebenskette fasst alle Glieder, die für das erfolgreiche und mit gutem neurologischem Out-come verbundene Überleben notwendig sind, zu-sammen. Wie aus ◘ Abb. 10.1 zu erkennen, sollte diese, wenn immer möglich, bereits vor dem Ein-setzten des Herz-Kreislauf-Stillstandes beginnen. Denn besser als eine erfolgreiche CPR ist das Ver-hindern derselben durch frühzeitiges Erkennen von Vorboten (»Herzschmerzen« usw.) eines Kreislauf-stillstandes und Umgehenden Alarmierung des Ret-tungsdienstes.

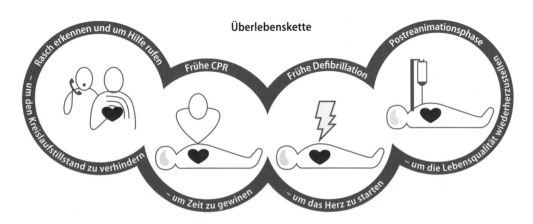

◘ **Abb. 10.1** Überlebenskette des GRC Leitlinien 2015. (Aus Notfall+Rettungsmedizin 18/8, © European Resuscitation Coun-cil, ERC, 2015)

Zwischenmenschliches

Wie für jede Kette gilt auch bei der »Chain of Survival«, dass diese nur so stark ist, wie ihr schwächstes Glied. Die zurzeit schwächsten Glieder in unserem Land sind die beiden ersten. Ein noch so professionelles und hochtechnisches rettungsdienstliches und intensivmedizinisches Versorgungssystem bleiben chancenlos, wenn der Kreislaufstillstand nicht unverzüglich erkannt und/oder eine Laienreanimation eingeleitet wird.

10.1.2 Grundlagen der Wiederbelegung

Um einen Kreislaufstillstand erfolgreich zu therapieren, sind einige Grundlagen zu beachten.

Voraussetzung einer erfolgreichen Reanimation ist das zeitnahe Erkennen eines Kreislaufstillstandes. Hier gelten fehlende Reaktion auf Ansprache und das Fehlen einer normalen Atmung als »Kardinalsymptome«. Liegen diese Symptome vor, muss sofort professionelle Hilfe alarmiert werden. Weiterhin ist es essentiell, dass das Myokard und das Gehirn mit Sauerstoff versorgt werden, hierzu muss ein Minimalkreislauf (Thoraxkompressionen) und eine Sauerstoffaufnahme in der Lunge (Beatmung) durchgeführt werden.

❯ Diese Basismaßnahmen von 30 Thoraxkompressionen im Wechsel mit 2 Beatmungen sind die Grundlage jeder Reanimation und können bei Erwachsenen und Kindern zur Anwendung kommen.

10.1.3 Wiederbelegung von Erwachsenen, Basismaßnahmen (BLS-Basic Life Support)

Zunächst muss, wie oben bereits erwähnt, geklärt werden, ob ein Kreislaufstillstand vorliegt. Hierzu wird folgendes Vorgehen empfohlen:

❯ Reaktionsfähigkeit kontrollieren (Ansprechen/Schütteln an den Schultern) – keine Reaktion (bewusstlos), dann Atemwege freimachen (Kopf leicht überstrecken) und Kontrolle der Atmung (sehen, hören, fühlen). Liegt keine normale Atmung vor, dann Notruf (112) absetzten.

Sollte eine normale Atmung vorliegen, bringen Sie den Patienten in stabile Seitenlage und setzten Sie den Notruf (112) ab.

Da viele Kreislaufstillstände rhythmogener Natur sind (Kammerflimmern/-flattern, pulslose ventrikuläre Tachykardie) erscheint der frühestmögliche Einsatz eines automatischen externen Defibrillators (AED) sinnvoll. Daher wird empfohlen bereits jetzt einen Defibrillator zu holen.

❯ Lassen Sie einen Defibrillator holen. Sind Sie allein, verlassen Sie den Patienten nicht.

Um den oben erwähnten Minimalkreislauf zu etablieren, ist eine frühes Einsetzten der Thoraxkompressionen im Bereich der Mitte der Brust (entspricht etwa dem unteren Sternumdrittel) mit nur minimalen Unterbrechungen notwendig.

❯ Beginnen Sie mit den Thoraxkompressionen und drücken Sie das Sternum dabei ca. 5 cm tief ein. Drücken Sie mit einer Frequenz von ca. 100–120/min.

Um ein ausreichenden Sauerstoffgehalt des Blutes zu gewährleisten, ist spätestens, wenn der in den Lungen noch verfügbare Sauerstoff aufgebraucht ist, eine Beatmung notwendig.

❯ Kombinieren Sie Thoraxkompressionen und Beatmung im Verhältnis von 30:2. Überstrecken Sie den Kopf leicht und beatmen den Patienten so, dass sich der Brustkorb wie bei einer normalen Atmung hebt.

Die Unterbrechung der Thoraxkompressionen für die Beatmung soll nicht länger als maximal 10 Sekunden dauern. Die Kombination aus 30 Thoraxkomperssionen und 2 Beatmungen wird fortgeführt, bis ein AED oder professionelle Hilfe verfügbar ist. Ist ein AED verfügbar wird folgendes Vorgehen empfohlen:

❯ Schalten Sie das Gerät ein, schließen Sie den AED wie gekennzeichnet am Patienten an und folgen den Anweisungen des Gerätes. Wird ein Schock empfohlen, lösen Sie diesen aus und starten anschließend sofort wieder mit der CPR 30:2. Wird kein Schock empfohlen, führen Sie die CPR 30:2 fort. Folgen Sie im Weiteren den Anweisungen des Gerätes.

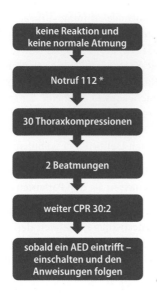

■ Abb. 10.2 Basic-Life-Support-Algorithmus. (Aus Notfall +Rettungsmedizin 18/8 © German Resuscitation Council, GRC, und Austrian Resuscitation Council, ARC, 2015)

AED's sind bei Verwendung von speziellen Kinderelektroden auch bei Kindern von 1–8 Jahren einsetzbar. Bei älteren Kindern können die Erwachsenenelektroeden verwendet werden.

■ Abb. 10.2 fasst die Basismaßnahmen der CPR in einem Algorithmus zusammen.

10.1.4 Advanced Life Support (ALS) – Erwachsene

Unter den erweiterten Reanimationsmaßnahmen (ALS) versteht man die Erweiterung des BLS um die Sicherung der Atemwege (z. B. endotracheale Intubation), die medikamentöse Therapie, die erweiterte elektrische Therapie und die Beseitigung reversibler Ursachen (■ Abb. 10.3) des Kreislaufstillstandes.

❯ Der ALS beginnt grundsätzlich mit den gleichen Maßnahmen wie der BLS, da dieser die Grundlage eines erfolgreichen ALS darstellt. Qualitativ hochwertige Thoraxkompressionen und suffiziente Beatmungen sind der grundlegende Schlüssel zum Erfolg.

Neben der konsequenten Durchführung der Basismaßnahmen sollte frühzeitig Sauerstoff appliziert und der Atemweg gesichert werden. Goldstandard hier ist die Endotracheale Intubation (ETI). Für in der ETI nicht ausreichend geschulte Helfer können supraglottische Atemwegshilfen, wie der Larynxtubus oder die Larynxmaske, zur Anwendung kommen. Ist der Atemweg durch ETI gesichert, werden die Thoraxkompressionen nicht mehr für die Beatmung unterbrochen. Es sollten dann ca. 100 Thoraxkompressionen und ca. 10 Beatmungen pro Minute durchgeführt werden. Nach jeder atemwegssichernden Maßnahme sollte die Kapnometrie/-graphie zur Anwendung kommen. Sowie ein Defibrillator verfügbar ist, wird dieser an den Patienten angeschlossen und der Herzrhythmus analysiert. Liegt ein »schockbarer = defibrillierbarer« Herzrhythmus vor (Kammerflimmern, -flatter, pulslose ventrikuläer Tachykardie) wird schnellstmöglich eine Schock (150 J) abgegeben. Danach wird unverzüglich mit der CPR für 2 Minuten fortgefahren. Liegt kein »schockbarer« Rhythmus vor (Asytolie, pulslose elektrische Aktivität/elektromechanische Entkopplung) wird die CPR ununterbrochen weitergeführt. Alle 2 Minuten erfolgt die erneute Rhythmuskontrolle, bei schockbaren Herzrhythmus wird erneute defibrilliert (150–360 J) und danach die CPR sofort weitergeführt, bei nicht schockbaren Rhythmen sofort mit der CPR weitergemacht. Als Standardreanimationsmedikament wird alle 3–5 Minuten nach Etablierung eines intravenösen oder intraossären Zugangs 1 mg Adrenalin injiziert. Bei schockbaren Herzrhythmen erfolgt nach der 3. erfolglosen Defibrillation die Gabe von 300 mg Amiodaron, welche nach dem 5. Schocks mit 150 mg repetiert werden kann. Während der CPR sollten reversible Ursachen eines Kreislaufstillstandes (■ Abb. 10.3) beseitigt werden.

Dieser Algorithmus wird bis zum Erreichen eines ROSC (Return Of Spontaneous Circulation/Spontankreislauf) oder dem Entschluss des Abbruchs der CPR konsequent durchgeführt.

Zwischenmenschliches

Über die Fortführung oder den Abbruch der CPR sollte immer im Team und nach kurzer Darlegung des Für und Wider der einzelnen Teammitglieder (unter Fortführung der CPR) entschieden werden.

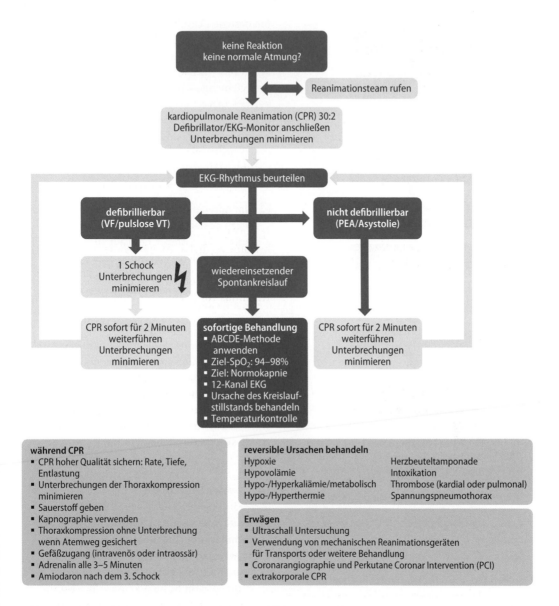

□ Abb. 10.3 Advanced Life Support Algorithmus. (Aus Notfall+Rettungsmedizin 18/8 © German Resuscitation Council, GRC, und Austrian Resuscitation Council, ARC, 2015)

10.1.5 Paediatric basic life support – PBSL

Bei Kindern ist die Hypoxie/Asphyxie häufiger Ursache des Kreislaufstillstandes als bei Erwachsenen. Daher hat auch die Beatmung einen höheren Stellenwert und es wird bei der CPR von Kinder, die keine normale Atmung haben, mit 5 Beatmungen

begonnen, bevor, beim Fehlen von Lebenszeichen, Thoraxkompressionen folgen. Weiterhin unterscheidet sich die Frequenz zwischen Thoraxkompression und Beatmung, diese beträgt bei Kindern15:2. Die Thoraxkompressionen sollen so ausgeführt werden, dass der Thorax um ca. 1/3 oder bis 5 cm komprimiert wird. Bei der Beatmung ist darauf zu achten, dass sich der Thorax wie bei einem

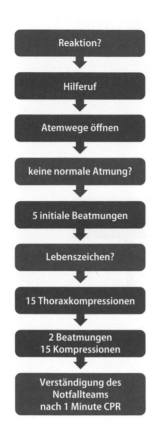

◘ Abb. 10.4 Peadiatric-Basic-Life-Support-Algorithmus. (Aus Notfall+Rettungsmedizin 18/8 © German Resuscitation Council, GRC, und Austrian Resuscitation Council, ARC, 2015)

hin bestehen Unterschiede in Medikamentendosierung (**Adrenalin** bei Kindern 0,01 mg/kgKG alle 3–5 Minuten/Erwachsene 1 mg, **Amiodaron** 5 mg/kgKG / Erwachsene initial 300 mg) sowie bei der Energiemenge für die Defibrillation (Kinder 4 J/kgKG / Erwachsene 150–360 J). ◘ Abb. 10.5 stellt den PALS-Algorithmus unterschieden nach nicht defibrillierbarem und defibrillierbarem Rhythmus dar. Beachten Sie, dass bei Kindern die gleichen reversiblen Ursachen des Kreislaufstillstandes wie beim Erwachsenen vorliegen können (◘ Abb. 10.3).

❯ Um Adrenalin bei der Kinderreanimation richtig zu dosieren, ist es forteilhaft, sich 1 mg Adrenalin (1 Amp = 1 ml) auf 10 ml zu verdünnen und von dieser Lösung (100 µg/ml = 0,1 mg/ml) 1 ml pro geschätzte 10 kgKG des Kindes zu injizieren. So würde bei der Reanimation eines Kindes von geschätzten 30 kg alle 3–5 Minuten 3 ml dieser Lösung injiziert.

❯ Thoraxkompressionen bei Erwachsenen und Kindern führen schnell zur Ermüdung des Helfers, sodass die Kompressionstiefe nachlässt und ineffektiv wird. Daher sollen sich mehrere Helfer alle 1–2 Minuten bei den Thoraxkompressionen abwechseln, damit diese effektiv bleiben.

10.1.7 Akutes Coronar Syndrom (ACS)

❯ Unter dem Begriff ACS (Akutes Coronar Syndrom) werden drei unterschiedliche Akutmanifestationen der KHK (Koronare Herzkrankheit), die instabile Angina pectoris, der nicht ST-Hebungsinfarkt (NSTEMI – Non-ST-elevation myocardial infarction) und der ST-Hebungsinfarkt (STEMI - ST-elevation myocardial infarction), zusammengefasst.

Das ACS präsentiert sich typischerweise mit Brustschmerzen, welche eventuell in Arm, Rücken und Epigastrium ausstrahlen können. Weiterhin können Unwohlsein, eventuell Übelkeit, Abgeschlagenheit, Luftnot bis hin zum Vollbild des kardiogenen Schocks auftreten. Diese genannten typischen Symptome können aber auch ganz fehlen und es zeigen sich nur völlig unspezifische Symptome (z. B.

normalen Atemzug hebt, dann ist es eine effektive Beatmung.

◘ Abb. 10.4 stellt den PBLS-Algorithmus dar.

❯ Sollte einem bei der Kinderreanimation das Verhältnis von Thoraxkompressionen zu Beatmung (15:2) nicht mehr geläufig sein, so können auch Kinder nach dem 30:2 Algorithmus für Erwachsene sicher reanimiert werden.

10.1.6 Advanced Paediatric life support – APLS

Grundsätzlich unterscheidet sich der APLS und ALS-Algorithmus kaum. Unterschiede bestehen in der Frequenz zwischen Thoraxkompressionen und Beatmung (Kinder 15:2/Erwachsene 30:2). Weiter-

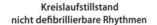

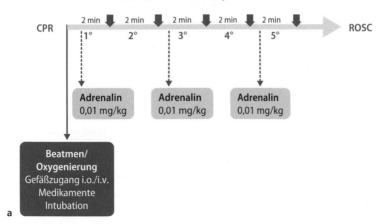

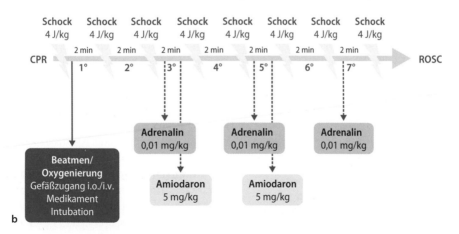

Abb. 10.5 Advanced-Paediatric-Life-Support-Algorithmus. (Aus Notfall+Rettungsmedizin 18/8 © German Resuscitation Council, GRC, und Austrian Resuscitation Council, ARC, 2015)

bei Patienten mit Diabetes mellitus). Lebensbedrohlich können die nicht selten malignen Rhythmusstörungen sein, weshalb beim ACS eine kontinuierliche Monitorüberwachung notwendig ist (**Tab. 10.1**). Um die 3 unterschiedlichen Akutmanifestationen der KHK im Rahmen des ACS zu differenzieren, ist zwingend ein 12 Kanal-EKG und eine Laboruntersuchung (Troponin) notwendig. Zeigt sich eine ST-Hebung in mindestens zwei benachbarten EKG-Ableitungen (siehe Tabelle), so handelt es sich um einen klassischen STEMI. Ist

keine ST-Hebung nachweisbar, wird anhand des Troponin zwischen NSTEMI (Troponin positiv) und instabiler Angina pectoris (Troponin negativ) unterschieden.

Die medikamentöse Notfalltherapie des ACS ist zunächst für alle drei Erscheinungsbilder identisch: **Nitroglycerin** wenn der Blutdruck über 90 mmHg systolisch beträgt, eine ausreichende Analgesie mit **Morphin**, eine Thrombozytenaggregationshemmung mit **ASS** und die Gabe von unfraktioniertem **Heparin** sind die wesentlichen Basistherapiemaß-

◘ **Tab. 10.1** Versorgungsgebiete und Infarktlokalisation mit den entsprechenden dazugehörigen EKG-Ableitungen		
Stromgebiet	**Lokalisation**	**Benachbarte Ableitungen**
RIVA (Ramus interventricularis anterior)	Vorderwand	V1 (V2) – V4 (V5)
RCA (Rigth coronary artery)	Hinterwand	II, III, aVF
RCX (Ramus circumflexus)	Seitenwand	I, aVL, (V5), V6

nahmen. Bei hypertonen und tachykarden Kreislaufsituationen bieten sich zur Senkung des myokardialen Sauerstoffverbrauchs zusätzlich kardioselektive Betarezeptorblocker an. Auf erweiterte medikamentöse Maßnahmen wie ADP-Rezeptorantagonisten (z. B. Clopidogrel) und Glykoprotein-IIB/IIIA-Rezeptorantagonisten (z. B. Triofiban) soll hier nicht weiter eingegangen werden.

Entscheidend bei einem STEMI ist die frühzeitige Reperfusion des betroffenen Myokards. Hier stehen mit der perkutanen Koronarintervention (PCI) und der Fibrinolyse zwei Verfahren zur Verfügung, wobei der PCI (mit oder ohne Stentimplantation) der Vorrang gegeben wird. Um die Zeit bis zur Reperfusion so kurz wie möglich zu halten, sollten Patienten mit einem eindeutigen STEMI direkt vom Rettungsdienst zum Herzkatether gebracht werden.

❯ Das ACS ist eines der häufigsten Gründe der Rettungsdienstalarmierung und begegnet einem im Notarztdienst oder in der Notaufnahme nahezu täglich. Daher sind grundlegende Kenntnisse hierzu auch für PJ-Studenten wichtig.

10.2 Advanced Trauma Life Support – ATLS®

Die Versorgung von Schwerverletzten stellt hohe Anforderungen an das versorgende Team. Die Versorgung muss daher strukturiert, unter zeitkritischen Gesichtspunkten und dem Wissen um die eigenen Versorgungsmöglichkeiten erfolgen.

Ein Schwerverletzter wird Ihnen vom Rettungsdienst intubiert und beatmet in den Schockraum gebracht. Zum Unfallhergang erfahren Sie vom Rettungsdienst, dass der Patient als angeschnallter Beifahrer in einen Frontalzusammenstoß von zwei PKW verwickelt war, wobei der Fahrer des PKW's des Patienten ums Leben kam. Der 25-jährige Patient war am Unfallort somnolent, klagte über starke Schmerzen im Thorax und Beckenbereich und hatte laut Rettungsdienstprotokoll initial folgende Vitalparameter: Atemfrequenz (AF) 22/min, Herzfrequenz (HF) 95/min, Blutdruck (RR) 140/60 mmHg, Glasgow Coma Scale (GCS) 10, Pupillen mittelweit mit bds. positiver Lichtreaktion, bewegte alle Extremitäten.

Im Schockraum können Sie folgende Befunde erheben: Patient intubiert und beatmet, AF 12 bei maschineller Beatmung, Atemgeräusch beim Lärm im Schockraum kaum zu hören, HF 140/min, RR 80 mmHg systolisch, GCS 3 unter Analgosedierung, Pupille rechts mittelweit, keine sichere Lichtreaktion, Pupille links eng. Als zusätzliche klinische Befunde können Sie, da der Patient bisher keine HWS-Immobilisation erhalten hat, leicht gestaute Halsvenen, eine rechts temporale Kopfplatzwunde und ein klinisch instabiles Becken verifizieren.

Bei diesem Schwerverletzten liegen offensichtlich mehrere gravierende Probleme vor. Welches weitere Vorgehen wäre für den Patienten sinnvoll und welches der aufgeführten Probleme hat Ihrer Meinung nach zum jetzigen Zeitpunkt die höchste Priorität?

Zwischenmenschliches

Bei so komplexen Situationen wie der Polytraumaversorgung erwartet man von PJ-Studenten zunächst ein Agieren im Hintergrund. Daher: Fragen und Probleme für hinterher merken und im Nachgang in Ruhe mit dem Schockraumteam besprechen; Abläufe und die Patientenversorgung auf keinen Fall stören oder behindern.

10.2.1 Geschichtliche Hintergründe des ATLS®

Der Chirurg/Orthopäde Dr. J. Styner und seine Familie wurden 1976 bei einem Absturz seines Kleinflugzeuges im Bundesstaat Nebraska (USA) schwer verletzt. Seine Frau erlag noch am Unfallort ihren Verletzungen, er selbst und 3 seiner Kinder wurden schwer, ein Kind leicht verletzt und zur Versorgung in ein lokales Krankenhaus gebracht. Die Erstversorgung, die Dr. Styner und seine Familie in der Klinik erhielten, war aus seiner Sicht vollkommen inadäquat und katastrophal. Das Personal war für eine solche Situation nicht vorbereitet und auch nicht ausreichend trainiert. So stellte er folgendes fest: »Wenn eine bessere Versorgung am Unfallort mit limitierten Ressourcen möglich ist, als die in einem Krankenhaus, ist das bisherige System falsch und muss geändert werden«.

Um das System zu optimieren, beschäftigte er sich intensiv mit der Traumaversorgung, um diese zu verbessern. Aufgrund seiner Initiative wurden zunächst in Nebraska große Anstrengungen unternommen, die Traumaversorgung in den aufnehmenden Kliniken zu optimieren. Nach 2 Jahren intensiver Entwicklungsarbeit entstand das Advanced Trauma Life Support (ATLS®)-Kursformat als erstes systematisches Trainingsprogramm für ein frühes klinisches Traumamanagement.

Bereits 1980 übernahm das American College of Surgeons (ACS) das Kurskonzept und entwickelte es weiter. Mittlerweile ist die 9. Auflage des ATLS Student Course Manual (2012) aktuell und das ATLS®-Konzept weltweit verbreitet und Standard in der Traumaversorgung. In Deutschland wurde ATLS® auf Bestreben der Deutschen Gesellschaft für Unfallchirurgie (DGU) im Jahr 2003 eingeführt und besteht hier somit seit über 10 Jahren.

> **❯** ATLS ist nur eines von verschiedenen Versorgungskonzepten in der Polytraumaversorgung, ein anderes ist z. B. der ETC (European Trauma Course). ATLS ist aber derzeit das wohl am meisten verbreitete Versorgungskonzept.

10.2.2 Grundlagen des Konzepts

Das ATLS-Konzept ist ein standardisiertes und prinzipiell einfach aufgebautes Konzept. Grundlage ist das prioritätenorientierte Abarbeiten der Gedächtnisstütze »A-B-C-D-E«. Dabei kommt jedem Buchstaben eine Bedeutung und Priorität zu.

- A – Airway and C-Spine protection (Luftweg und HWS-Immobilistaion)
- B – Breathing (Atmung/Beatmung und Ventialtion)
- C – Circulation and hemorrhage control (Kreislauf und Blutungskontrolle)
- D – Disability (Neurologie/Neurologischer Status)
- E – Exposure/Environment (Entkleiden/ Temperaturkontrolle)

Die höchste Priorität hat demzufolge ein A-Problem, gefolgt von B, bis hin zum E-Problem. Sollten mehrere Probleme parallel bestehen, wird zuerst das Problem mit der höchsten Priorität gelöst. Ganz dem ATLS®-Grundsatz folgend »Treat first what kills first« (siehe unten).

Die erste Einschätzung (»primary survey«) des Traumapatienten erfolgt anhand der Vitalfunktionen und soll potenziell lebensbedrohliche Verletzungen aufzeigen, ohne zwingend die definitive Diagnose zu stellen. Es geht um das Erkennen und die Behandlung der lebensbedrohlichen Verletzungen und orientiert sich an der führenden Priorität (»treat first what kills first«). Der Schwerpunkt des Konzepts beruht darauf, lebensrettende Maßnahmen prioritätenorientiert durchzuführen. Im Rahmen des folgenden »secondary survey« erfolgt dann die diagnostische Abarbeitung parallel zur weiteren Stabilisierung des Patienten. Am Ende dieses Prozesses sollten dann die Verletzungen des Patienten bekannt und klar sein, ob die eigenen Ressourcen zur Versorgung ausreichen.

Zwischenmenschliches

Wenn uns also der Notarzt einen Patienten in den Schockraum bringt und bei der Übergabe erwähnt, dass dieser Patient ein A- und ein C-Problem hat, dann wissen wir jetzt, dass es sich um ein Atemwegs- und Kreislauf-/Blutungsproblem handelt.

10.2.3 Wichtige Grundsätze des ATLS®

Das ATLS®-Konzept beinhaltet einige wichtige Grundsätze, die nicht nur in der Traumaversorgung wichtig sind und die man sich verinnerlichen sollte.

- Treat first what kills first. (Zuerst das behandeln, was lebensbedrohlich ist)
- Do no further harm. (Keinen weiteren Schaden anrichten/Sekundärschäden vermeiden)
- Time is of essence. (Zeit ist von Bedeutung/den Zeitfaktor nicht aus den Augen verlieren)
- Stop the bleeding. (Blutung stoppen)

Zwischenmenschliches

»Do no further harm«, also keinen weiteren Schaden anrichten, sollte man sich als ganz allgemeinen Grundsatz in der Medizin zu Eigen machen.

Weitere wichtige Grundsätze bestehen darin, dass der Patientenzustand und alle Maßnahmen, die man ergriffen hat, reevaluiert werden. Bei einer Verschlechterung des Patienten zu irgendeinem Zeitpunkt des Algorithmus ist eine Reevaluation zur Ursachenklärung erforderlich. Kommt man zu während der Versorgung zu dem Punkt, dass man erkennt, dass die eigenen Ressourcen zur Versorgung des Patienten nicht ausreichen, sollte eine zeitnahe Verlegung in eine übergeordnete Versorgungseinheit initiiert werden.

> **❯** Reevaluierung ist ein sehr wichtiger Punkt. Kommt es zu einem Zeitpunkt in der Versorgung des Patienten zur Verschlechterung, müssen alle Punkte (A, B, C, D, E) erneut kontrolliert werden, um neu aufgetretene Probleme oder unzureichend therapierte Probleme zu erkennen.

10.2.4 Die A-B-C-D-E's des ATLS®

- **A – Airway and C-Spine protection**

Probleme des Luftweges und der Oxygenierung haben die höchste Priorität im Versorgungsalgorithmus des ATLS® und werden daher als erstes geprüft und falls notwendig therapiert. Zur Prüfung eignen sich die notfallmedizinisch üblichen Maßnahmen wie Inspektion, Palpation und Auskultation. Ferner ist zu beachten, dass ein Patient, der problemlos verbal kommunizieren kann, kaum ein gravierendes A-Problem hat. Unabhängig vom Vorliegen eines Problems gehört beim Abarbeiten des ATLS®-Algorithmus zum Punkt A immer die Immobilisation der Halswirbelsäule mittels Stiffneck. Sollten sich im Rahmen des »primary survey« Hinweise auf das Vorliegen eines A-Problems ergeben, müssen diese möglichst unmittelbar gelöst werden. Neben der standardmäßigen Applikation von Sauerstoff via Gesichtsmaske hängt das weitere Vorgehen bei der Atemwegssicherung vom zugrundeliegenden Problem und der Erfahrung des Behandlers ab. Temporäre oder partielle Atemwegsverlegungen im Mund-Rachen-Bereich können überbrückend mit dem einfachen Anheben des Unterkiefers, dem Esmar'schen Handgriff oder einem Oropharynxtubus (Wendletubus/Guedeltubus, ► Kap. 5) beseitigt werden. Eine definitive Atemwegssicherung, wie sie z. B. auch bei bewusstlosen Personen mit einer GCS (Glasgow Coma Scale) ≤ 8 notwendig ist, gelingt nur durch eine endotracheale Intubation. Diese wird aufgrund der fehlenden Nüchternheit der Patienten grundsätzlich als RSI (Rapid Sequenz Induction) durchgeführt. Für den Fall, dass eine endotracheale Intubation nicht möglich ist, sollte als Sekundärstrategie auf einen extraglottischen Atemweg (z. B. Larynxtubus oder Larynxmaske) zurückgegriffen werden. Ist auch hierdurch keine ausreichende Ventilation und Oxygenierung möglich, muss auf einen chirurgischen Atemweg zurückgegriffen werden.

- **B – Breathing**

B-Probleme stellen Probleme der Atmung, der Oxygenierung, Ventilation und Beatmung dar, die nicht den Atemweg betreffen. Diesen können z. B. Lungenkontusionen, Hämato- und/oder Pneumothorax, aber auch Rippenfrakturen sein. Ein lebensbedrohliches B-Problem, welches ein sofortiges Handeln notwendig macht, wäre z. B. ein Spannungspneumothorax, der zur Abwendung der Lebensbedrohung natürlich sofort entlastet werden muss. Auch zur Identifizierung bedrohlicher B-Probleme reichen im Rahmen des »primary survey« die Inspektion, Auskultation und Palpation/Perkussion aus. Zur Therapie bestehender B-Probleme erfolgt als erste Maßnahme wieder die standardmäßige Sauerstoffapplikation via Gesichtsmaske. Ist hiermit eine Sicherstellung einer ausreichenden Oxygenierung und/oder Ventilation nicht möglich, erfolgt im nächsten Schritt die endotracheale Intubation. Zur Entlastung von Luft oder Flüssigkeits-/Blutansammlungen im Pleuraraum erfolgt die Anlage einer Thoraxdrainage in Form einer Minithorakotomie. Da es im Rahmen eines Throaxtraumas nach Intubation und Überdruckbeatmung zur Ausbildung eines Pneumo-/bis Spannungspneumothorax kommen kann, sollte hier die Indikation zur Anlage einer Thoraxdrainage eher großzügig gestellt werden.

> ❯ **Für die meisten A- und B-Probleme ist die Applikation von Sauerstoff sehr hilfreich, dieser sollte daher frühzeitig appliziert werden.**

▪ **C – Circulation and hemorrhage control**

Unter diesem Punkt werden alle Kreislauf- und kreislaufrelevanten Blutungsprobleme zusammengefasst. Die schwere Blutung ist eine der wesentlichen Ursachen für das Versterben nach Trauma. Daher muss eine relevante Blutung frühzeitig diagnostiziert oder ausgeschlossen werden. Wichtigster Indikator für eine Blutung ist neben einer offensichtlichen Blutung nach außen das Vorliegen einer Hypotension (RR <90 mmHg). Relevante Blutungen treten bei abdominellem Trauma, bei Thoraxtraumen oder bei Frakturen großer Röhrenknochen und des Beckens auf (◻ Tab. 10.2).

Grundlage der Beurteilung der Kreislaufsituation des Patienten sind physiologische Parameter wie systolischer Blutdruck, Herzfrequenz, Atemfrequenz, Sensorium, Rekapilarisierung und Urinproduktion. Im Rahmen des ATLS® werden 4 Schockstadien beim Trauma unterschieden, die sich am vermuteten Blutverlust und den darauf fol-

◻ **Tab. 10.2** Einteilung der Blutverluste nach Verletzung		
Frakturen	Tibia und Fibula	250 ml
	Femur	500 ml
	Pelvis	1500–3000 ml
Einblutung in die Weichteile	Unterschenkel	500–1000 ml
	Oberschenkel	300–2000 ml
	Pelvis	500–5000 ml
Einlutung in Körperhöhlen	Abdomen	Mehrere Liter
	Thorax	Bis zu 7000 ml

Vorsicht bei einer Serie von Verletzungen (Polytrauma)!

genden physiologischen Reaktionen orientieren (◻ Tab. 10.3).

Die genannten Schockklassen sind nicht unumstritten und aktuelle Arbeiten stellen diese in Frage. Weiterhin ist bei der Schockklassifizierung zu berücksichtigen, dass die Reaktion auf einen entsprechenden Blutverlust je nach Konstitution, Alter und Dauermedikation des Verletzten sehr unterschiedlich ausfallen kann.

Zur Therapie eines entsprechenden Schockzustandes wird die Infusion von warmen kristalloiden, balancierten Vollelektrolytlösungen eingesetzt. Grundlage hierfür sind zwei großlumige suffiziente venöse Zugänge. Sollte die Schaffung eines peripheren venösen Zugangs nicht möglich sein, so bietet sich zur Überbrückung bis zur Anlage eines zentralvenösen Zugangs die Etablierung eines intraossären (i. o.) Zugangs an. Um den Effekt einer Volumentherapie zu beurteilen, wird initial eine sogenannte

◻ **Tab. 10.3** Schockklassifikation nach ATLS®-Kriterien						
Schock-klasse	Blutverlust (ml)	RR systl	HF/ min	AF/ min	Sensorium	Urinproduktion
1	<750	Meist normal	<100	14-20	Eventuell ängstlich	Leicht vermindert
2	750-1500	Eventuell leicht Erniedrigt	>100	20-30	Ängstlich	Vermindert
3	1500-2000	Erniedrigt	>120	30-40	Verwirrt, ängstlich	Oligurisch
4	>2000	Deutlich erniedrigt	>140	>35	Lethargisch, konfus	Anurisch

»**Volume challenge**« durchgeführt. Hierzu wird 1 l kristalloide Infusionslösung in kurzer Zeit infundiert und die Reaktion hierauf beurteilt. Folgende 3 Reaktionen sind möglich:

- Volume challenge – Blutdruck und Herzfrequenz normalisieren sich = Responder (meist Klasse 1 oder Klasse 2 Schock),
- Volume challenge – Blutdruck und Herzfrequenz normalisieren sich nur temporär und verschlechtern sich dann wieder = transienter Responder (meist Klasse 2 oder Klasse 3 Schock),
- Volume challenge – Blutdruck und Herzfrequenz normalisieren sich nicht = Non-Responder (meist Klasse 3 oder Klasse 4 Schock).

Neben einer adäquaten Schocktherapie gehört zum Punkt C des Algorithmus auch die **Blutungskontrolle.** Hierfür steht der oft zitierte Slogan »Stop the bleeding«. Dies klingt zunächst trivial, ist es aber nicht. Offensichtliche Blutungen nach außen sollten bereits im Rahmen des primary survey gestillt werden. Hierzu kann neben Verbänden und Druckverbänden bei starken Extremitätenblutungen auch das Tourniquet zur Anwendung kommen. Da Beckenfrakturen mit hohen Blutverlusten einhergehen können, sollte hier zur Blutungskontrolle das Beckenvolumen mittels Tuchschlinge oder Beckengurt verkleinert werden. Auch die Reposition und Retention von Extremitätenfrakturen tragen zur Verringerung des Blutverlustes bei.

> Blutungen sind eine der häufigsten vermeidbaren Todesursachen. Blutungen nach Außen sind oft problemlos durch Verband/Druckverband, manuelle Kompression, Lagerung oder eventuell durch Tourniquet zu stoppen.

- **D – Disability**

Unter dem Punkt D werden alle neurologischen Probleme des Patienten zusammengefasst. Hier gilt es im Rahmen des »primary survey« sich einen schnellen Überblick zu verschaffen. Dazu wird zunächst die GCS des Patienten nach folgendem Schema erhoben (◻ Tab. 10.4).

Die erreichten Punkte pro Modalität werden addiert, sodass die GCS einen Maximalwert von 15 und einen Minimalwert von 3 Punkten erreichen kann. Weiterhin wird die Pupillenweite und Licht-

◻ **Tab. 10.4** Glasgow Coma Scale (GCS)

Modalität	Reaktion	Punktzahl
Augen öffnen	Spontan	4
	Auf Aufforderung	3
	Auf Schmerzreiz	2
	Keine	1
Verbale Kommunikation	Orientiert	5
	Verwirrt/desorientiert	4
	Inadäquat/einzelne Wörter	3
	Unverständliche Laute	2
	Keine	1
Motorische Antwort	Auf Aufforderung	6
	Gezielte Abwehr auf Schmerzreiz	5
	Ungezielte Abwehr auf Schmerzreiz	4
	Beugesynergismen auf Schmerzreiz	3
	Strecksynergismen auf Schmerzreiz	2
	Keine	1

reaktion geprüft und nach offensichtlichen motorischen Ausfällen, wie sie z. B. im Rahmen einer traumatischen Rückenmarksverletzung auftreten können, gesucht.

> Merksatz: GCS 7, Tubus schieben!

Eine ausführlichere neurologische Untersuchung erfolgt erst im »secondary survey«. Veränderungen des Bewusstseins können auf Hirnverletzungen, eine zerebrale Hypoxie oder Perfusionsminderung hinweisen, daher sollte ein veränderter Bewusstseinszustand zu einer sofortigen Reevaluation von Atemweg (A), Atmung (B) und Kreislauf (C) führen. Auch Alkohol und andere Drogen können das Bewusstsein verändern. Dies sollte erst erwogen werden, wenn zentrale Ursachen ausgeschlossen sind. Beachten muss man, dass auch das Bewusstsein nach einem Unfall einer Dynamik unterliegen kann. Ein primär intaktes Bewusstsein schließt ein Schädel-Hirn-Trauma nicht grundsätzlich aus und kann sich erst nach Stunden demaskieren. Ein primär bewusstseinsklarer Patient kann bei Entwicklung eines epiduralen Hämatoms erst sekundär eintrüben (»talk and die«). Deshalb muss das Bewusstsein regelmäßig reevaluiert werden und die Vigilanz der Patienten über Nacht immer wieder durch das Personal kontrolliert werden.

> ❯ Für den Neurochirurgen ist nicht nur die Gesamtpunktzahl der GCS von Interesse, sondern auch die Verteilung auf die 3 Modalitäten, da hieraus auf bestimmte Schädigungsareale geschlossen werden kann.

▪ **E – Exposure / Environment**
Unter dem Punkt E geht es darum, am entkleideten Patienten offensichtliche Verletzungen schnell zu diagnostizieren. Um auch Verletzungen am Rücken zu entdecken, wird der Patient in Form eines sogenannten »lock role« unter achsengerechten Wirbelsäulenlagerung kurz auf die Seite gedreht. Im Rahmen dieser schnellen körperlichen Untersuchung am entkleideten Patienten können instabile Frakturen der großen Röhrenknochen oder eine instabile Beckenfraktur als mögliche Blutungsursache mit Auswirkung auf das Kreislaufsystem frühzeitig entdeckt und provisorisch stabilisiert werden. Damit der Patient nicht auskühlt, sollte er warme Infusionen erhalten und zugedeckt werden. Die **Hypothermie** ist ein negativer Prognosefaktor mit Auswirkung auf das Gerinnungssystem und sollte unbedingt verhindert werden.

> ❯ Die Hypothermie als Bestandteil der sogenannten »Letalen Trias« (Hypothermie, Azidose, Gerinnungsstörung) muss von Anfang an konsequent vermieden und/oder therapiert werden! Dies gelingt durch Zudecken des Patienten, Aufheizen der Rettungsmittel und des Schockraum, Verwenden von warme Infusionslösung, Wärmematten, Wärmestrahler usw.

10.2.5 Primary und Secondary Survey

Die Untersuchung des Patienten im Rahmen des ATLS® erfolgt in zwei Schritten oder Stufen anhand des A-B-C-D-E-Schemas. Im Rahmen der ersten Untersuchung oder auch »**primary survey**« erfolgt eine schnelle groborientierte Abarbeitung der Punkte, um lebensbedrohliche Verletzungen schnell zu erkennen und zu therapieren. Nachdem die entsprechenden Punkte abgearbeitet sind und akute Probleme therapiert wurden, erfolgt eine zweiter deutlich ausgeprägterer Untersuchungsgang oder auch »**secondary survey**«. Im Rahmen dieses »secondary survey« erfolgt eine erneute und jetzt deutlich umfassendere körperliche Untersuchung und Erhebung des neurologischen Status und es können alle Untersuchungsmodalitäten eingesetzt werden, die geeignet sind, das Verletzungsausmaß des Patienten zu bestimmen, sodass das ATLS®-Konzept auch in moderne Schockraumprotokolle mit Ganzkörper-CT-Untersuchung integriert werden kann. Am Ende des »secondary survey« soll das Verletzungsmuster des Patienten bekannt sein, eine initiale Versorgungsstrategie festgelegt sein und feststehen, ob die in der Klinik zur Verfügung stehenden Ressourcen zur Versorgung des Patienten ausreichend sind. Sollte zu irgendeinem Zeitpunkt in der Versorgung klar werden, dass die eigenen Ressourcen (operative Möglichkeiten, Intensivkapazität, Blutdepot usw.) eventuell nicht ausreichen, soll die Verlegung in eine höhere Versorgungseinheit initiiert werden.

> ❯ Oft erscheint bei Aufnahme auf der Intensivstation ein »tertiary survey« sinnvoll, bei dem am Intensivbett des Patienten nochmals A bis E abgearbeitet wird. Dies hilft, übersehne oder bisher unzureichend therapierte Probleme aufzudecken.

10.2.6 Der Schwerverletzte

Zu Beginn des Kapitels wurde Ihnen ein Patient nach VKU vorgestellt. An dieser Stelle soll nun versucht werden, diesen Patienten nach ATLS® zu behandeln. Zunächst werden wir die bei Schockraumaufnahme genannten Befunde in das A-B-C-D-E-Schema einordnen.

- A – Airway: Patient ist orotracheal intubiert und maschinell beatmet mit einer AF 12/min, fehlende HWS-Immobilisation
- B – Breathing: Atemgeräusch beim Lärm im Schockraum kaum zu hören
- C – Circulation: HF 140/min, RR 80 mmHg systolisch
- D – Disability: GCS 3 unter Analgosedierung, Pupille rechts mittelweit, keine sichere Lichtreaktion, Pupille links eng
- E – Exposure: leicht gestaute Halsvenen, instabiles Becken, Kopfplatzwunde

Die beiden unter E genannten Punkte könnten auch unter weiter oben genannten Punkten aufgeführt werden, da z. B. Beckenfrakturen mit einem erheblichen Blutverlust einhergehen können und somit ein C-Problem darstellen. Gestaute Halsvenen könnten Zeichen einer Herzbeuteltamponade sein, dann wäre es ein C-Problem, sie können aber auch Ausdruck eines Spannungspneumothorax sein, dann würden sie ein B-Problem aufzeigen.

Wir haben also bei unserem Verletzten im Schockraum mehrere Probleme. Der Luftweg (A) ist zwar mittels Tubus gesichert, jedoch fehlt noch die Immobilisation der HWS. Neben einem möglichen B-Problem (noch nicht definitiv ausgeschlossen), liegen ein C-Problem und ein D-Problem vor. Zunächst muss jetzt schnell geklärt werden, ob nun ein B-Problem besteht oder nicht, da die Anamnese (starke Thoraxschmerzen) und die gestauten Halsvenen ein mögliches B-Problem vermuten lassen. Neben der Anlage eines Stiffnecks zur definitiven Abarbeitung von A, kann, falls Inspektion, Auskultation und Perkussion nicht ausreichen, um ein akut bedrohliches B-Problem auszuschließen, eine Thoraxübersichtsaufnahme durchgeführt werden. Hier werden wir bei unserem Patienten einen Spannungspneumothorax bei Rippenserienfraktur rechts sehen, welcher akut entlastet werden muss. Zur Akutbehandlung dieses B-Problems kann initial eine Punktion mit einer dicklumigen Flexüle im 2/3 ICR medioclavikular durchgeführt werden, welche im weiteren Verlauf durch die Anlage einer Thoraxdrainage in eine definitive Therapie überführt wird. Nach Entlastungspunktion kommt es bei unserem Patienten zu einer Verbesserung der Kreislaufparameter mit einem RR-Anstieg auf 105 mmHg systolisch und einem Abfall der HF auf 110/min. Trotz dieser Verbesserung durch die ergriffenen Maßnahmen weisen die Befunde auf ein weiterbestehendes C-Problem. Neben der Anlage eines Beckengurtes zur temporären Beckenstabilisierung, der Infusion von warmer kristalloider Infusionslösung erfolgt eine orientierende Sonografie des Abdomens als FAST (focused assessment with sonography for trauma) zur Beurteilung. Hier zeigt sich keine freie intraabdominelle Flüssigkeit, sodass vermutlich die klinisch vermutete Beckenfraktur für das C-Problem ursächlich scheint. Zur diagnostischen Abklärung des bestehenden D-Problems ist dringen eine CCT-Untersuchung erforderlich.

Zur weiteren diagnostischen Abklärung sollte der Patient aufgrund der bisher erhobenen Befunde, des vorliegenden Hochrasanztraumas und der Zeitersparnis ein Ganzkörper-CT erhalten. Diese offenbarte dann folgende Verletzungen:

- Traumatische Epidurale Blutung (EDH) rechts und traumatische Subarachnoidalblutung (SAB)
- Rippenserienfraktur rechts mit beidseitigen Lungenkontusionen re.>li. Und Restpneumothorax rechts
- Stabile BWK 3 und 4 Deckplattenfraktur
- LWK 5 Querfortsatzfraktur
- Instabile Beckenfraktur
- Femurfraktur rechts

Nach Schockraumversorgung geht der Patient sofort in den OP. Hier werden parallel zur neurochirurgischen Entlastung des EDH eine Beckenzwinge und ein Fixateur externe an die Femurfraktur angelegt. Nach operativer Versorgung wird der Patient zur weiteren Therapie auf die Intensivstation verlegt.

10.2.7 Zusammenfassung

ATLS® ist ein Ausbildungskonzept und Handlungsalgorithmus, der ein standardisiertes, prioritätenorientiertes Schockraummanagement verfolgt. Ziele sind die schnelle und genaue Einschätzung des Zustands des Traumapatienten, die prioritätenorientierte Behandlung und die Entscheidung, ob ein Transfer des Patienten notwendig ist. Dies erfolgt an der konsequenten Abarbeitung der A-B-C-D-E-Punkte des Konzepts, einer entsprechenden Reevaluierung des Patientenzustandes und Beachtung wichtiger Grundsätze.

Zwischenmenschliches

Bei komplexen Handlungsabläufen, wie der Schwerverletztenversorgung, können jederzeit Fehler auftreten. Ein strukturiertes, an Handlungsempfehlungen orientiertes Vorgehen, wie beim ATLS oder ETC, hilft Fehler zu vermeiden und aufgetretene Fehler zeitnah zu detektieren. Keiner ist perfekt und fehlerfrei!

Durchführung und Bewertung internistischer Diagnoseverfahren

Antje Tegelbeckers, Lara Schifferer, Hendrik Schmidt

C. Meißner (Hrsg.), *Basic Skills PJ*,
DOI 10.1007/978-3-662-48703-7_11, © Springer-Verlag Berlin Heidelberg 2016

Medizinische Testverfahren sind ergänzend zur Anamnese für das Stellen einer Diagnose bzw. die Bestätigung einer Verdachtsdiagnose entscheidend. Die Aussagekraft solcher Methoden hängt wiederum entscheidend von der korrekten Durchführung sowie einer adäquaten Auswertung, Bewertung und Interpretation der Testergebnisse ab.

Vor Beginn eines entsprechenden klinischen Testverfahrens sollten sich Indikationen, Kontraindikationen, Durchführung, möglicher Informationsgewinn während des Tests und Kriterien der Bewertung der Ergebnisse genau vor Augen geführt werden, um Fehler zu vermeiden und fundierte medizinische Aussagen treffen zu können.

Zwischenmenschliches

Um valide Ergebnisse zu erhalten, ist es wichtig, freundlich und höflich aufzutreten, den Patienten vor jedem Test genau darüber zu informieren, warum dieser notwendig ist, wie genau er abläuft, was der Patient dabei tun muss und welche Informationen durch diesen Test erhalten werden können.

11.1   Das Elektrokardiogramm – EKG

Das EKG ist in fast allen Fachrichtungen ein wichtiges diagnostisches Verfahren. Obgleich die Durchführung meist durch pflegerisches Fachpersonal erfolgt, sollte jeder PJ-Student und Arzt mit dem Anlegen der Elektronen und dem Schreiben eines EKGs vertraut sein (◘ Abb. 11.1).

V4	5. ICR Medioklavikularlinie links
V5	5. ICR vordere Axillarlinie
V6	5. ICR mittlere Axillarlinie

ICR = Intercostalraum

Zwischenmenschliches

Bedenken Sie beim Anlegen der Elektroden, dass die Situation (sich in der liegenden Position mit bloßem Oberkörper zu befinden) für den Patienten (vor allem dem weiblichen) meist sehr unangenehm ist. Reden Sie mit dem Patienten, erklären Sie, was Sie tun und warum.

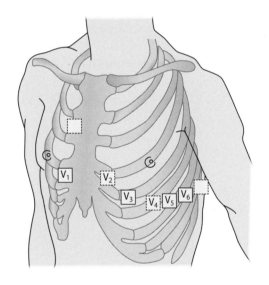

Elektrodenplatzierung

Extremitätenelektronen

ROT	Rechter Arm
GELB	Linker Arm
GRÜN	Linkes- Bein
SCHWARZ	Rechtes Bein

Brustwandableitungen

V1	4. ICR parasternal rechts
V2	4. ICR parasternal links
V3	zwischen V2 und V4

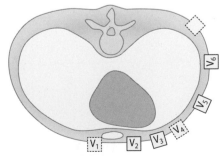

◘ **Abb. 11.1** Elektrodenposition der Wilson-Brustwandableitung. (Aus Erdmann 2000)

> ❯ Bedenken Sie, dass für eine funktionierende Ableitung bei manchen EKGs das EKG-Kontaktspray zwischen Körper und Elektroden aufgetragen werden muss!

Wichtig für die korrekte Interpretation eines EKG ist es darauf zu achten, dass der EKG-Ausdruck möglichst artefaktfrei ist. Übermäßige Bewegungen des Patienten (dazu zählt auch vermehrtes Sprechen, Husten etc.) oder falsch angelegte bzw. nicht gut haftende Elektronen führen zu Störsignalen (sog. Artefakten), welche eine Auswertung des EKG erschweren bzw. unmöglich machen.

In vielen, umfangreichen Lehrbüchern zum Thema »EKG-Auswertung« wird detailliert auf jede elektrokardiografische Pathologie eingegangen. In der Praxis führt dies jedoch für den PJ-Studenten häufig zu einer gewissen Ratlosigkeit, da die Masse an Informationen nur schwerlich angewandt werden kann. Nachfolgend stellen wir die aus unserer Sicht klinisch wichtigsten und am häufigsten auftretenden EKG-Veränderungen vor und zeigen kurz auf, wie diese leicht zu erkennen und zu unterscheiden sind.

11.1.1 Normales EKG

In einem EKG lassen sich Aussagen über die Erregungsausbreitung im Herzen treffen sowie Herzaktionen ableiten und differenzieren:

- Erregungsausbreitung und Erregungsrückbildung in den Vorhöfen: **P-Welle**
- Atrioventrikuläre Überleitung: **PQ-Strecke**
- Erregungsausbreitung und Erregungsrückbildung in den Kammern: **QRS-Komplex** (Kammererregung); **T, U** (Kammerrepolarisation)

Die registrierten Zacken und Ausschläge des EKG weisen bestimmte Charakteristika und Normwerte auf (❍ Abb. 11.2). Die Vermessung der verschiedenen Ausschläge ist für die korrekte Auswertung eines EKG unablässig.

Eckdaten der EKG-Strecken
P-Welle
- Depolarisation der Vorhöfe
- Anfangsteil = Erregung rechter Vorhof
- Zweite Anteil = Erregung linker Vorhof
- Normale Dauer: bis 100 ms

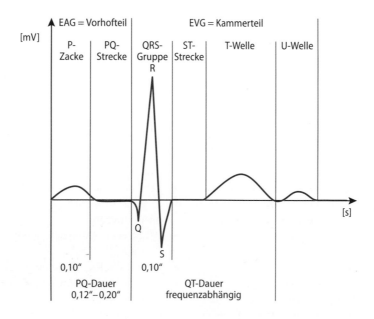

❍ **Abb. 11.2** Terminologie der normalen EKG-Kurve. (Aus Erdmann 2000)

- Normale Amplitude: 0,1 – 0,25 mV
- Meist in allen Ableitungen positiv außer in III, V1

PQ-Strecke
- Atrioventrikuläre Überleitung
- Beginn P-Welle bis Beginn QRS-Komplex
- Normale Dauer ca. 120 – 200 ms

QRS-Komplex
- Depolarisation der Kammern
- Normale Dauer: 60 – 100 ms
- Normale Amplitude: SV1 + RV5 < 3,5mV, RV1 + SV5 < 1,05mV

Q-Zacke
- < ¼ der Amplitude der folgenden R-Zacke
- Normale Dauer ca. 30 ms
- In V1- V3 normalerweise keine Q-Zacke

R-Zacke
- Elektrischer Hauptvektor
- Amplitudenzunahme von V1- V5 (R- Progression)
- Verhältnis R- zu S-Zacke = **R/S-Quotient** (V1 < 1, Wert nimmt bis V5 zu, in V2 – V4 überschreitet R/S- Quotient den Wert 1)

S-Zacke
- Terminale Depolarisation des Ventrikels
- Norm: tiefe S- Zacken in V1- V3. Kleine S- Zacken in I, aVL, V6

ST-Strecke
- Vollständige Kammerdepolarisation
- Verläuft isoelektrisch

T-Welle
- Repolarisation der Kammern
- Vektor der T Welle entspricht außer in III dem Vektor des QRS-Komplexes
- In V_1 kann die T-Welle isoelektrisch oder negativ sein

11

■ **Lagetyp**
Am besten lässt sich der Lagetyp durch die Lagebestimmung des Hauptvektors im Cabrera-Kreis ermitteln (■ Abb. 11.3).

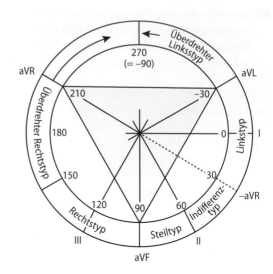

■ **Abb. 11.3** Lagetypen im Cabrera-Kreis. (Aus Erdmann 2000)

Wenn dies gut beherrscht wird, ist diese Art der Lagetypbestimmung auch eine sehr elegante Methodik. Einfacher ist es jedoch, wenn man sich optisch die Ausrichtung des Hauptvektors in den Abbildungen I, II und III einprägt (■ Abb. 11.4).

■ **Auswertungskriterien**
Um die Auswertung des EKG zu erleichtern und dabei keine Angaben zu vergessen, ist es günstig, nach einem **festen Schema** vorzugehen und die einzelnen Auswertkriterien Schritt für Schritt abzuarbeiten. Die Reihenfolge der Punkte kann individuell variieren, wichtig ist jedoch, dass keines der folgenden **Auswertkriterien** vergessen wird:
- Rhythmus
- Frequenz
- Lagetyp
- Zeitintervalle (P, PQ, QRS, QT)
- P-Welle: Amplitude, Breite, Morphologie, positiv/negativ
- PQ-Strecke: AV-Synchronität, Überleitungsverhältnis
- QRS-Komplex: Morphologie, Amplitude, Breite
- ST-Strecke: isoelektrisch, Hebung, Senkung
- T-Welle: Morphologie, dem Hauptvektor entsprechend, Negativierung
- Rhythmusstörungen

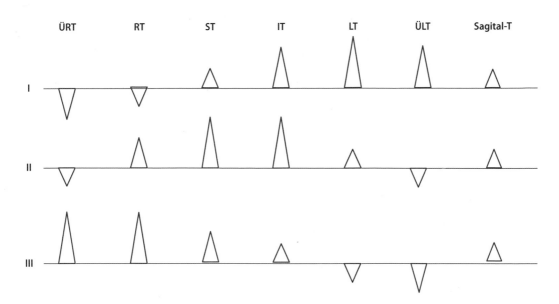

Abb. 11.4 Lagetypen. (Nach Ralph Haberl, Börm Bruckmeier Verlag, 2013)

11.1.2 Tachykarde Herzrhythmus-störungen (HRST)

Eine wichtige Information, die bei einer tachykarden Herzrhythmusstörung als erstes geprüft werden sollte ist, ob der QRS-Komplex verbeitert (>120 ms) ist oder nicht.

> Breitkomplextachykardien (QRS > 120 ms) weisen meist auf eine Kammertachykardie hin = Alarmbereitschaft! Sofortiges Hinzuziehen von fachärztlichen Kollegen ist nötig!

Ist der QRS-Komplex schmal (< 120 ms), so spricht dies a. e. für eine Tachykardie, die auf Vorhofebene entsteht (»supraventrikuläre Tachykardie«).

▪ Supraventrikuläre Tachykardien

Zur Differenzierung der verschiedenen Vorhoftachykardien müssen die Vorhofaktionen im EKG beurteilt werden.

In vielen Fällen ist dies aufgrund der Tachykardie und der kurzen Abstände der QRS-Komplexe jedoch nicht möglich. Abhilfe kann dann mittels vagalen Manövern wie dem **Vasalva-Pressversuch** oder dem **Karotis-Druckversuch** geschaffen wer-

den. Da diese Manöver eine Reduktion der Herzfrequenz auslösen, kann meist über wenige Sekunden die Lokalisation und Morphologie der P-Welle erkannt werden.

Vorhofflimmern vs. Vorhofflattern Die Unterscheidung zwischen Vorhofflimmern und Vorhofflattern fällt in der Praxis oft nicht leicht, da die P-Morphologie sich in vielen EKGs nicht so eindeutig darstellt, wie sie in der Literatur beschrieben wird.

Ein guter Leitsatz, der eine Differenzierung ermöglichen kann, ist, auf die Regelmäßigkeit der QRS-Komplexe sowie auf die gleichartige Morphologie der P-Wellen zu achten!

Vorhofflimmern/-flattern

Vorhofflimmern
- Unregelmäßige polymorphe Flimmerwellen oft ohne erkennbare einzelne P-Welle
- QRS-Komplex schmal
- Vorhoffrequenz > 300/min
- Herzfrequenz (HF) < 40/min = Bradyarrhythmia absoluta
- HF > 90/min= Tachyarrhythmia absoluta

Vorhofflattern
- Regelmäßige sägezahnartige Vorhofsaktionen in II, III, aVF (typisches Flattern)
- Vorsicht: bei wechselnden Überleitungen kann das EKG auf den ersten Blick unregelmäßig aussehen!
- Monomorphe P- Wellen
- Vorhoffrequenz 240 – 300/min
- Überwiegend konstantes Überleitungsverhältnis z. B. 2:1

Sinustachykardie vs. atriale Tachykardie Beim Vorliegen einer regelmäßigen Vorhoftachykardie und Ausschluss eines Vorhofflattern ist es hinsichtlich Ursache und Therapie von Bedeutung zwischen einer atrialen und einer Sinustachykardie zu differenzieren.

Sinustachykardie/atriale Tachykardie
Sinustachykardie
- Regelmäßige, in Morphologie gleichbleibende typische geformte P-Welle vor dem QRS-Komplex, HF >90/min

Atriale Tachykardie
- Regelmäßige P-Wellen vor QRS-Komplex (unterschiedliche Morphologie möglich)
- P kann negativ sein in II, III, aVF oder I und aVL
- Oft wechselnde Überleitung auf die Kammer (nicht jeder P-Welle folgt ein QRS-Komplex)
- Typische Frequenz ca. 100-200/min

▪ **Grafische Darstellung supraventrikulärer Tachykardien**
(Auf die Darstellung der T-Welle wurde aus didaktischen Gründen verzichtet.)
- Vorhofflimmern (◘ Abb. 11.5a)
- Vorhofflattern (◘ Abb. 11.5b)
- Sinustachykardie (◘ Abb. 11.5c)
- Atriale Tachykardie (mit wechselnder Überleitung) (◘ Abb. 11.5d)

a Vorhofflimmern

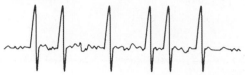

b Vorhofflattern

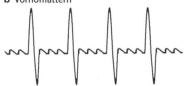

c Sinustachykardie

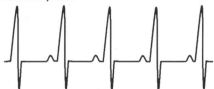

d Atriale Tachykardie (mit wechselnder Überleitung)

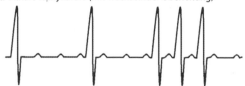

◘ **Abb. 11.5a-d a** Vorhofflimmern. **b** Vorhofflattern. **c** Sinustachykardie. **d** atriale Tachykardie

▪ **Tachykarde ventrikuläre Rhythmusstörungen**
Ventrikuläre Tachykardie (◘ Abb. 11.7)

❯❯ Ventrikuläre Tachykardien stellen oft lebensbedrohliche Komplikation dar und erfordern eine sofortige Abklärung und ggf. Therapie (EKG: QRS >120ms, HF >90/min).

Eine Kammertachykardie ist meist regelmäßig und kann monomorph oder polymorph (morphologisch gleichbleibende oder wechselnde QRS-Komplexe) sein. In speziellen Fällen findet sich ein Richtungswechsel des QRS-Komplexes (z. B. bei Torsade de pointes, ◘ Abb. 11.6)

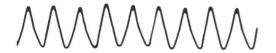

Abb. 11.6 Torsade–de-pointes-Tachykardie. (Aus Erdmann 2000)

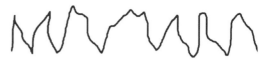

Abb. 11.8 Kammerflimmern

Nicht anhaltende ventrikuläre Tachykardie: Dauer <30 s, endet ohne Einfluss von extern spontan, oft nicht hämodynamisch wirksam.

Anhaltende ventrikuläre Tachykardie: Dauer von >30 s, oft hämodynamisch wirksam (z. B. Synkope, Dyspnoe, Angina pectoris)

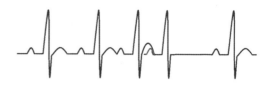

Abb. 11.9 Sinuatrialer Block

Sonderform: Blickdiagnose Spitzentorsaden (Torsade de pointes) Polymorphe Kammertachykardie, die ca. alle 5–10 Schläge die Ausschlagrichtung des QRS-Komplexes ändert. (typische Spindelform), HF >150/min

Kammerflimmern *Kammerflimmern:* HF > 250/min, unregelmäßig konfigurierte, breite QRS-Komplexe, vielfältige Reentry-Kreise chaotische Ventrikelerregung, funktioneller Herzstillstand

11.1.3 Bradykarde Herzrhythmusstörungen: AV-Block vs. SA-Block

Bradykardien können vielerlei Ursache haben. Zwei wichtige Blockbilder, mit denen man im klinischen Alltag häufig konfrontiert ist, und die oft ursächlich für eine Bradykardie sind, sind der sinuatriale Block (SA-Block) sowie der atrioventrikuläre Block (AV-Block).

- **Sinuatrialer Block**
- Blockierung der sinuatrialen Überleitung bis hin zum Ausfall der Sinusknotenaktivität und somit fehlende Vorhofserregung
- **SA-Block I°:** im normalen EKG nicht diagnostizierbar, verlängerte sinuatriale Überleitung
- **SA-Block II° Typ Wenkebach:** zunehmende sinuatriale Überleitungszeit
- EKG: kleiner werdende RR-Abstände, bei gleichbleibendem PQ-Abstand + anschließender Pause (< PP-Abstand), ■ Abb. 11.9
- **SA-Block II° Typ Mobitz:** intermittierender kompletter Block der sinuatrialen Überleitung, EKG: intermittierend auftretende Pausen (= 2x PP-Abstand), ■ Abb. 11.10
- **SA-Block III°:** Komplette, durchgehende Blockierung der sinuatrialen Überleitung, oft Ersatzrhythmus aus (meist) AV-Knoten (keine P-Welle!)

I

II

III

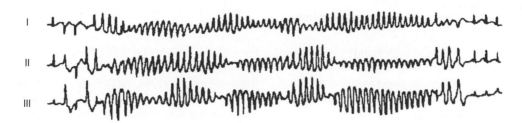

Abb. 11.7 Ventrikuläre Tachykardie

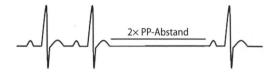

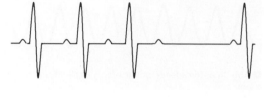

☐ Abb. 11.10 SA-Block II, Typ Mobitz

☐ Abb. 11.12 AV-Block II, Typ Wenkebach

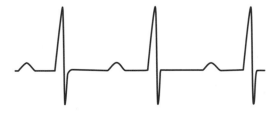

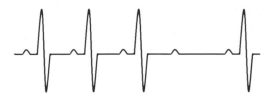

☐ Abb. 11.13 AV-Block II, Typ Mobitz

☐ Abb. 11.11 AV-Block I

■ **Atrioventrikulärer Block**

Beim AV- Block ist die Überleitung der stattfinden-
den Vorhoferregung auf die Herzkammer blockiert.

- **AV-Block I°:** EKG – PQ-Zeit > 200 m (☐ Abb.
  11.11)
- **AV- Block II°, Typ Wenkebach:** EKG – zunehmende PQ-Zeit bis letztlich ein QRS-Komplex
  ausfällt (☐ Abb. 11.12)
- **AV-Block II°, Typ Mobitz:** EKG-konstantes PQ-
  Intervall mit intermittierendem Ausfall eines
  QRS-Komplexes (☐ Abb. 11.13)
- **AV-Block III°:** EKG – komplette AV-Dissozia-
  tion, keine konstante Abhängigkeit zwischen
  Vorhof- und langsamem Ersatzrhythmus
  (oft verbreiterte QRS-Komplexe), P-Wellen in
  regelmäßigen Abständen (☐ Abb. 11.14)

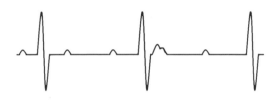

☐ Abb. 11.14 AV-Block III

> **SVES/VES**
>
> **Supraventrikuläre Extrasystole (SVES)**
> - Schmaler QRS-Komplex, nahezu identische
>   Kammermorphologie, oft vorausgehende,
>   deformierte P-Welle
>
> **Ventrikuläre Extrasystolen (VES)**
> - Breiter QRS-Komplex >120 ms, deformierte,
>   ggf. unterschiedliche Kammermorphologie
>
> monomorph = ein Ursprungsort
> polymorph= verschiedene Ursprungsorte

11.1.4 Supraventrikuläre vs. ventrikuläre Extrasystolen

Die Differenzierung zwischen supraventrikulärer
und ventrikulärer Extrasystolen kann anhand der
QRS-Breite sowie der Kammermorphologie getroffen werden. Kompensatorische Pausen sind in beiden Fällen möglich.

Klinisch und hämodynamisch relevant können ventrikuläre Extrasystolen werden, wenn eine gewisse
Regelmäßigkeit/ein Rhythmus des Auftretens zu
verzeichnen ist.

Von besonderer Bedeutung sind dabei der Bigeminus, Trigeminus, Couplets, Triplets und Salven
sowie in seltenen Fällen das R-auf-T-Phänomen.

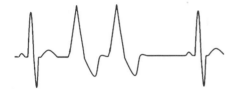

◘ **Abb. 11.15** Couplets

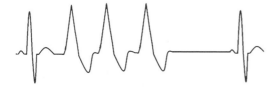

◘ **Abb. 11.16** Triplets

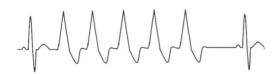

◘ **Abb. 11.17** Salve

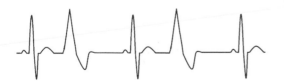

◘ **Abb. 11.18** Bigeminus

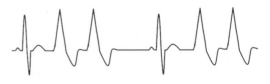

◘ **Abb. 11.19** Trigeminus

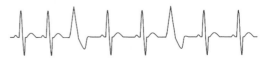

◘ **Abb. 11.20** Trigeminus II

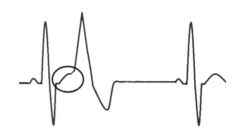

◘ **Abb. 11.21** R-auf-T-Phänomen

━ **R-auf-T-Phänomen** – VES fällt während der Repolarisation erneut ein (in die T-Welle) (◘ Abb. 11.21)

Diese können Vorboten oder Ausdruck kardialer Erkrankungen sein.

━ **Couplets** – 2 VES hintereinander (◘ Abb. 11.15)
━ **Triplets** – 3 VES hintereinander (◘ Abb. 11.16)
━ **Salve** – >3 VES hintereinander, < 30 s Dauer (◘ Abb. 11.17)
━ **Bigeminus** – Sinusschlag – VES – Sinusschlag – VES (◘ Abb. 11.18)
━ **Trigeminus I** – Sinusschlag – VES – VES – Sinusschlag – VES – VES (◘ Abb. 11.19)
━ **Trigeminus II** – Sinusschlag – Sinusschlag – VES – Sinusschlag – Sinusschlag – VES (◘ Abb. 11.20)

11.1.5 Intraventrikuläre Leitungsstörungen

Ein Schenkelblock (◘ Abb. 11.22) stellt eine Blockierung der Reizleitung im Bereich der Tawaraschenkel dar. Elektrokardiografisch zeigt sich diese in einer QRS-Verbreiterung.

Eine Unterteilung der Schenkelblöcke findet einerseits entsprechend der Lokalisation sowie andererseits entsprechend der QRS-Verbreiterung in »komplett« oder »inkomplett« statt. Liegen mehrere Blockbilder vor, so kann das Blockbild als bifaszikulärer oder bilateraler Block beschrieben werden. Ein Schenkelblock kann auch nur funktionell auftreten, d. h. z. B. im Rahmen einer tachykarden Überlei-

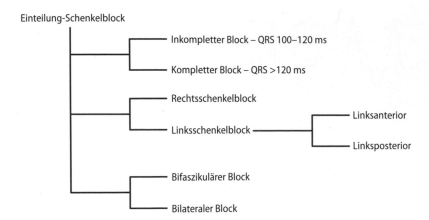

Einteilung-Schenkelblock

- Inkompletter Block – QRS 100–120 ms
- Kompletter Block – QRS >120 ms
- Rechtsschenkelblock
- Linksschenkelblock
  - Linksanterior
  - Linksposterior
- Bifaszikulärer Block
- Bilateraler Block

□ Abb. 11.22 Einteilung Schenkelblock

tung aus dem Vorhof und bei normofrequenter Überleitung nicht mehr nachweisbar sein.

Für die Entscheidung, ob und wo ein Schenkelblock vorliegt, wird die **Verzögerung des oberen Umschlagpunktes** im EKG genutzt. Als oberer Umschlagpunkt wird der **Beginn der letzten Negativitätsbewegung** bezeichnet.

- **Normal (□ Abb. 11.23)**

- **Schenkelblock (rechts oben Rechtsschenkelblock, sonst Linksschenkelblock)**

Blockvarianten
- Rechtsschenkelblock: Oberer Umschlagspunkt verzögert (>30 ms) in V_1
- Linksschenkelblock: Oberer Umschlagpunkt verzögert (>50 ms) in V_6

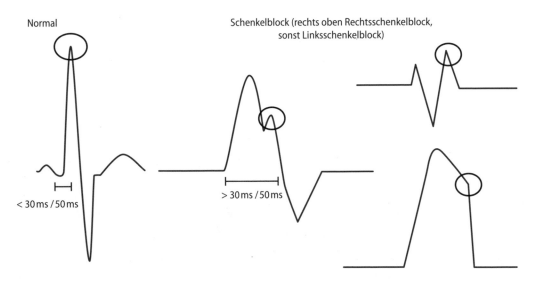

Normal

Schenkelblock (rechts oben Rechtsschenkelblock, sonst Linksschenkelblock)

< 30 ms / 50 ms

> 30 ms / 50 ms

□ Abb. 11.23 Normales EKG

- Linksanteriorer Hemiblock: Überdrehter Linkstyp + S-Persistenz bis V_6 + normale QRS-Breite
- Linksposteriorer Hemiblock: Überdrehter Rechtstyp oder Rechtstyp + ggfs. Rechtsschenkelblock
- Bifaszikulärer Block: RSB + LAHB oder LPHB (RSB= Rechtsschenkelblock, LAHB= Linksanteriorer Hemiblock, LPHB= Linksposteriorer Hemiblock)
- Bilateraler Block: Block aller Schenkel unterhalb des Hisbündels, entspricht im EKG einem AV-Block III°

11.1.6 Ischämiezeichen

Das sichere Erkennen und Deuten von Ischämiezeichen im EKG kann im Zweifelsfall lebensrettend sein. Deshalb sollte sich jeder angehende Arzt hiermit besonders gründlich beschäftigen.

■ **ST-Strecke**
Senkung (Subendokardiale Ischämie) ◨ Abb. 11.24

ST- Strecke

Senkung (Subendokardiale Ischämie)

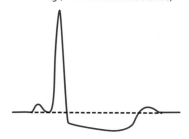

Hebung (Transmurale Ischämie)

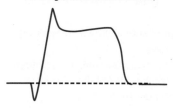

◨ **Abb. 11.24** ST-Strecken-Senkung und -Hebung

T-Welle (◨ Abb. 11.25)

T-Welle

T- Negativierungen als Zeichen älterer Ischämien.

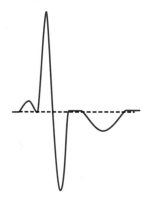

◨ **Abb. 11.25** T-Negativierungen als Zeichen älterer Ischämien

Q-Zacke Mindestens in zwei zusammenhängenden Ableitungen muss sich eine pathologische Veränderung zeigen (◨ Abb. 11.26)

Q-Zacke:

Mindestens in zwei zusammenhängenden Ableitungen.

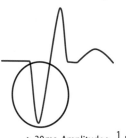

$> 30\,ms$, Amplitude $> \frac{1}{4}R$

◨ **Abb. 11.26** Pathologische Veränderung der Q-Zacke

Häufige Lokalisation der Ischämie
- Vorderwand: I, aVL, $V_1 - V_4$
- Lateralwand: I, aVL, $V_5 - V_6$
- Inferior: II, III, aVF

Bei V. a. auf eine posteriore Infarktlokalisation an die Ableitungen $V_7 - V_9$ denken!

11.2 Ergometrie

Ergometrie ist ein diagnostisches Verfahren, durch das der V. a. myokardiale Ischämien unter Belastung aufgedeckt werden können.

Indikationen/Kontrandikationen

Typische Indikationen
- V. a. belastungsinduzierte Myokardischämien
- V. a. belastungsinduzierte Herzrhythmusstörungen
- V. a. Belastungshypertonie
- Beurteilung kardiale Leistungsfähigkeit (z. B. im Rahmen von Gutachten, sportärztlichen Untersuchungen, Therapieerfolge)

Wichtige Kontraindikationen
- Akute Ereignisse wie: frischer Myokardinfarkt (< 3 Wochen), dekompensierte Herzinsuffizienz, Myo-Endo-Perikarditis, frischer Schlaganfall, akute fieberhafte Infekte, frische thrombembolische Ereignisse
- Instabile Angina Pectoris
- Ruhe-Blutdruck-Werte > 220/120 mmHg
- Schwere pulmonale Hypertonie
- Hochgradige Aortenstenose
- Maligne Herzrhythmusstörungen
- Symptomatische, höhergradige AV-Blockierungen

❯ Während der Ergometrie können jederzeit schwere Komplikationen wie ein akuter Myokardinfarkt, maligne Kammertachykardien, Schlaganfälle, Synkopen mit Sturz und Verletzungen bis hin zur Reanimationspflichtigkeit und zum Tod des Patienten auftreten. Aus diesem Grund ist eine ausführliche ärztliche Aufklärung mit schriftlichem Einverständnis durch den Patienten unerlässlich.

■ Durchführung

Aufgrund oben genannter Komplikationen sollte eine Ergometrie **in Anwesenheit eines Arztes** durchgeführt werden. Bei Patienten mit höherem Risikoprofil empfiehlt sich vorab das Legen eines venösen Zugangsweges.

- Vor Testbeginn
  - Optimale Einstellung des Ergometers (Standard: Fahrradergometer)
  - Anlegen der Blutdruckmanschette und des EKG
  - Messung des Ruheblutdrucks, Ruhe-Herzfrequenz, Ruhe-EKG
- Testphase
  - ggf. 1-2 Minuten ohne Last (Aufwärmphase)
  - Start mit 25 Watt (Sportler 50 W)
  - Steigerung um 25/50 W alle 2 Minuten
  - Ziel-Trittfrequenz 50–60
  - Ziel-Belastungsdauer: 8–12 Minuten
- Abbruch des Tests
  - Erreichen der max. zu erreichenden Herzfrequenz oder der max. zu erreichenden Sollleistung.
  - Auftreten von Abbruchskriterien (siehe unten)

Wichtige Parameter

Max. zu erreichende Herzfrequenz:
220 – Lebensalter für Sportler, Gesunde 200 – Lebensalter für Patienten
Max. zu erreichende: 3 W/ kg – 1% / Lebensjahr > 30. Lebensjahr

Sollleistung
Bsp.: Patient 80kg, 180cm Körpergröße, 50 Jahre = 3W x 80 Kg - 20% (1% pro Lebensjahr ab > 30.Lj)

❯ Abbruchkriterien
- **Auftreten von Angina pectoris**
- **Auftreten subjektiver Symptome wie Schwindel, Übelkeit, Luftnot starke Erschöpfung**
- **Ventrikuläre Tachykardie oder Bradykardien**
- **Signifikante ST-Strecken-Senkung/ Hebung**
- **RR-Anstieg > 230 mmHg systolisch, plötzlicher RR-Abfall >10 mmHg**
- **Fehlender HF-Anstieg**

- **Auswertung**

Während der Belastung ist auf Veränderungen im EKG, des Blutdruckverhaltens und des Herzfrequenzverlaufs zu achten.

Blutdruck (RR)
- Norm: RR-Anstieg systolisch 5–10 mmHg/20–30 W, diastolisch ± 10 mmHg/gesamter Test
- Belastungshypertonie: RR-Anstieg bei 75 W >180/95 mmHg bei 100 W > 200/100 mmHg

EKG Zeichen der Myokardischämie – deszendierende/horizontale ST-Senkungen ≥ 0,1 mV
- Aszendierende ST-Senkung ≥ 1,5 mV
- ST-Hebung ≥0,1 mV
- Neu auftretende Schenkelblockbilder

Herzrhythmusstörungen
- VES, Couplet, Triplet, Salven, Bigeminus etc.
- Ventrikuläre (supraventrikuläre) Tachykardie
- Bradykardien, AV- Blöcke, SA- Blöcke, Schenkelblöcke

Erholungsphase Norm – innerhalb von max. 3 Minuten Abfall der RR-Werte und der Herzfrequenz auf die Ausgangswerte
- Keine Herzrhyhtmusstörungen, keine Erregungsrückbildungsstörungen

11.3 Spirometrie

Die Spirometrie ist ein schnelles und einfach durchzuführendes Testverfahren, um die Lungenfunktion eines Patienten nicht-invasiv beurteilen zu können. Besonders zur Quantifizierung, Schweregradeinteilung und Therapiekontrolle einer Obstruktion hat sich dieses Testverfahren bewährt. Daneben erhält der Untersucher ebenfalls Hinweise auf eine vorliegende Restriktion. Diese muss allerdings in einer weiterführenden, nachfolgenden Lungenfunktionsdiagnostik (z. B. Bodyplethysmographie) quantifiziert werden.

- **Typische Indikationen**

- V. a. Atemwegserkrankungen (COPD, Asthma bronchiale)
- Dyspnoe, Husten und/oder Auswurf
- Verlaufsbeobachtung, Therapiekontrolle, Begutachtung
- Präoperative Diagnostik

- **Wichtige Kontraindikationen**

- Akute Ereignisse wie z. B. frischer Myokardinfarkt, fulminante Lungenarterienembolie
- Aortenaneurysma Spannungspneumothorax
- Hämatopneumothorax, fluride Pneumonie
- Jeder lebensbedrohliche Zustand

- **Durchführung**

- Spirometriegerät mit Atemstück
  - Patienten ruhig über dieses Atemstück ein- und ausatmen lassen
  - Nach Expiration – Atemkommando zur tiefen Einatmung
  - Dann Atemkommando zur schnellen maximalen Ausatmung
  - Danach normal weiteratmen
  - Erneute forcierte Ein-/Ausatmung

> **Motivation ist alles! Die Patienten müssen sowohl bei der forcierten Ein- als auch Ausatmung maximal motiviert werden, damit der Versuch korrekte Messwerte ergibt. Bei mangelnder Mitarbeit sind die erzielten Ergebnisse meist nicht verwertbar.**

- **Auswertung**

Gemessene Parameter
- VC = Vitalkapazität, Volumen, was zwischen I und E bewegt wird
- FVC= Forcierte Vitalkapazität, Volumen, dass nach max. I ausgeatmet werden kann
- FEV_1= Einsekundenkapazität, Volumen, dass nach max. I innerhalb von 1 s max. ausgeatmet werden kann
- FEV_1/FVC= Tiffeneau-Index, relative Einsekundenkapazität (I = Inspiration, E = Expiration)

- **Fluss-Volumen-Kurve**

Das Spirometriegerät gibt zweierlei aus: eine grafische Darstellung der Fluss-Volumen-Kurve (Abb. 11.27) und eine Tabelle mit entsprechenden Messwerten. Die grafische Darstellung ermöglicht bereits eine Blickdiagnose einer Obstruktion, Restriktion oder eines Emphysems.

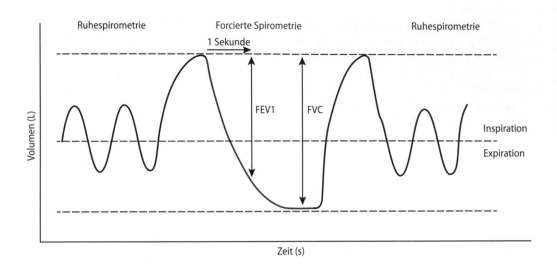

Abb. 11.27 Fluss-Volumen-Kurve (S2k- Leitlinie der deutschen Atemwegsliga, der deutschen Gesellschaft für Pneumologie und Beatmungsmedizin und der deutschen Gesellschaft für Arbeitsmedizin und Umweltmedizin zur Spirometrie, Leitlinie 020-017

- **Interpretation (Abb. 11.29)**

Obstruktion (Abb. 11.28)

$FEV_1/FVC < 70\%$ (altersabhängig 70–80 Jahre <65%, >80 Jahre <60%)

Schweregradeinteilung nach GOLD

I, leicht: FEV_1, >80%

II, mittelschwer: FEV_1, 50–80%

III, schwer: FEV_1, 30–50 %

IV, sehr schwer: FEV_1, <30 %

laut Leitlinie (S2k 020-017)

I, leicht: FEV_1 >60%

II, mittelschwer: FEV_1 40–60%

III, schwer: FEV_1 <40%

Restriktion (Abb. 11.28) $FEV_1/FVC > 70\%$, FVC < 80%

Schweregradeinteilung

I, leicht: FVC >60%

II, mittel:: FVC 40–60%

III, schwer: FVC <40 %

11.4   Schellong-Test

Dieser Test wird in der Klinik gern angewandt, um bei Patienten mit V. a. Synkopen und Schwindel aufgrund einer Kreislaufdysregulation die Kreislauffunktion, d. h. die Veränderungen des Blutdrucks und der HF in Ruhe im Liegen, Stehen und beim Wechsel der Körperposition, zu beurteilen.

- **Durchführung (Tab. 11.1)**
- 5 Minuten Liegen – 10 Minuten Stehen – 5 Minuten Liegen
- Jede Minute Messung des Blutdrucks sowie der HF
- Empfehlung: zur Dokumentation vorbereitete Tabellen nutzen (Tab. 11.1)

- **Auswertung**
- Normale Reaktion: syst. RR-Abfall <20 mmHg, diastol. <10 mmHg
- Mögliche Symptome: Schwindel, Bewusstseinsstörungen, Schweißausbruch, Palpitationen, Übelkeit, Ohrensausen, Blässe
- Orthostatische Hypotonie: Sympathikoton: Abfall syst. RR >20 mmHg, Anstieg HF > 20/min

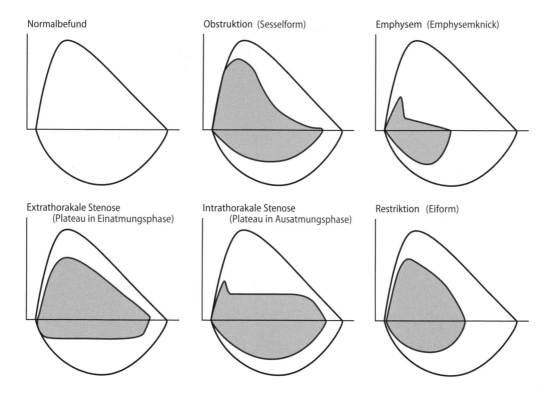

Abb. 11.28 Restriktive und obstruktive Störung (S2k- Leitlinie der deutschen Atemwegsliga, der deutschen Gesellschaft für Pneumologie und Beatmungsmedizin und der deutschen Gesellschaft für Arbeitsmedizin und Umweltmedizin zur Spirometrie, Leitlinie 020-017)

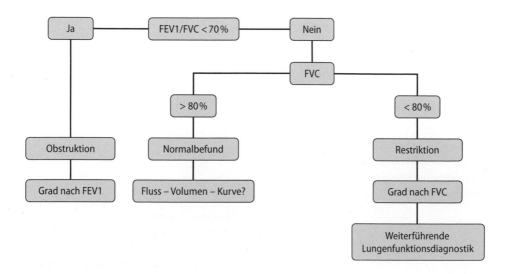

Abb. 11.29 Algorithmus bei Lungenfunktionsstörungen (S2k- Leitlinie der deutschen Atemwegsliga, der deutschen Gesellschaft für Pneumologie und Beatmungsmedizin und der deutschen Gesellschaft für Arbeitsmedizin und Umweltmedizin zur Spirometrie, Leitlinie 020-017)

□ Tab. 11.1 Tabelle zur Dokumentation der Ergebnisse beim Schellong-Test

	Liegen					Stehen										Liegen				
Min	1	2	3	4	5	1	2	3	4	5	6	7	8	9	10	1	2	3	4	5
mmHg																				
170																				
160																				
150																				
140																				
130																				
120																				
110																				
100																				
90																				
80																				
70																				
60																				
50																				
40																				
30																				
20																				
10																				

11

— Asympathikoton: Abfall systol. RR >20 mmHg, diastol >10 mmHg, HF gleichbleibend
— Orthosthaseintoleranz: HF-Anstieg >30/min (posturales orthosthatisches Tachykardiesyndrom)

❯ **Es sollte genau auf die Korrelation der typischen Symptomatik (z. B. Schwindel) mit den auftretenden Herz-Kreislauf-Veränderungen geachtet werden.**

Diagnostik und Beurteilung im Notfall

Carl Meißner

C. Meißner (Hrsg.), *Basic Skills PJ*,
DOI 10.1007/978-3-662-48703-7_12, © Springer-Verlag Berlin Heidelberg 2016

Sowohl im präklinischen Rettungsdienst als auch in der Notfallambulanz steht heute eine Reihe von Apparaturen zur Verfügung, die eine Überwachung des Notfallpatienten ermöglichen. In der Notfallmedizin sind vor allem das 12-Kanal-EKG, das Pulsoxymeter und die Möglichkeit der Bestimmung von Blut- und Urinwerten bzw. die bildgebende Darstellung die ersten diagnostischen Schritte. In diesem Kapitel sollen die wesentlichen Aspekte hierzu kurz dargestellt werden.

12.1   Standardmonitoring

Durch den steigenden Anspruch an die notfallmedizinische Grundversorgung und die Erkenntnis, dass eine frühzeitige und optimale Versorgung vor Ort das Auskommen in der Klinik verbessert wird diesem Trend zum Wohle des Patienten Vorschub geleistet.

Es ist Standard, die Notfallpatienten primär zu untersuchen und durch ein angepasstes Monitoring zu beobachten. So können pathologische Zustände oder Veränderungen frühzeitig festgestellt und therapiert werden.

Trotz aller Technik ist immer noch daran zu denken, seine eigenen 5 Sinne einzusetzen, denn auch moderne Technik unterliegt Messfehlern, die sich nur mit genauen Kenntnissen von Geräten und Fehlmessungseinflüssen einschätzen lassen.

> ❯ Zu den Komponenten des Basismonitorings zählen die Pulsoxymetrie, die Blutdruckmessung, das Elektrokardiogramm (EKG), die Blutzuckermessung (BZ-Messung), die Körpertemperatur und die Blutgasanalyse (BGA).

12.1.1 Pulsoxymetrie

Die Pulsoxymetrie dient zur Messung der prozentualen Sauerstoffsättigung des Hämoglobins (SpO_2) sowie der peripheren Pulsbestimmung. Sie ist zu einem der wichtigsten präklinischen Parameter geworden, weil hiermit quantitativ und schnell bedrohliche Störungen des Patienten zu detektieren sind.

Es ist sowohl eine Messung an den Fingern als auch am Fuß (❐ Abb. 12.1) möglich.

12.1.2 Blutdruckmessung

Die Blutdruckmessung nach Riva Rocci (RR) oder mithilfe einer oszillatorischen Messung (NIBP) ist bei jedem Notfallpatienten unerlässlich.

Der Referenzbereich für den systolischen und diastolischen Blutdruck wird von der WHO (Weltgesundheitsorganisation) wie folgt formuliert (❐ Tab. 12.1):

Ein erhöhter arterieller Blutdruckwert wird **Hypertonie** genannt. Ein erniedrigter arterieller Blutdruck **Hypotonie**. Häufiger, gefährlich und damit klinische relevanter ist die Hypertonie.

> ❯ Die Hypotonie macht meist wesentlich mehr Beschwerden (Schwindel, Schwarzwerden vor den Augen, Müdigkeit etc.), ist aber ungefährlicher als die Hypertonie, die häufig klinisch stumm verläuft, aber Gefäße und Herz vielmehr beansprucht und schädigt.

Die Blutdruckmessung kann auf zweierlei Weisen erfolgen:

- **Blutige Blutdruckmessung:** ein Druckfühler wird direkt ins Blutgefäß gebracht und der dort herrschende Druck registriert.
- **Unblutige Blutdruckmessung:** indirekte Messmethode mit Druckmanschette am Oberarm oder Handgelenk. Entweder akustisch über die Korotkoff-Geräusche oder pulsoszillometrisch. Klinisch ist die unblutige Methode am weitesten verbreitet, während die blutige Blutdruckmessung nur im Bereich der Intensivmedizin oder in der klinischen Forschung eingesetzt wird. Die Einheit des Blutdruck-

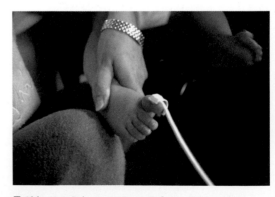

❐ **Abb. 12.1** Pulsoxymetrie am Fuß. (Aus Rücker 2011)

◻ Tab. 12.1 Referenzbereiche bei der Blutdruckbestimmung

Bewertung	Systolischer Wert (mmHg)	Diastolischer Wert (mmHg)
Optimal	< 120	< 85
Normal	< 130	< 85
Hoch normal	130–139	85–89
Hypertoniegrad I	140–159	90–99
Hypertoniegrad II	160–179	100–109
Hypertoniegrad III	< 180	< 110

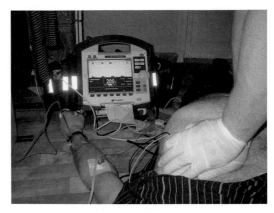

◻ Abb. 12.2 Defibrillator. (Aus Rücker 2011)

wertes ist »mmHg« = mm Quecksilbersäule. Eine gängige Abkürzung für den arteriellen Blutdruck ist **RR** nach Scipione **R**iva-**R**occi, 1863–1973, einem italienischen Internist.

(Die Weltgesundheitsorganisation stellt die Werte für den Blutdruck, jedoch ist der initiale Richtwert vor Jahren von einer großen amerikanischen Versicherungsgesellschaft als Pulsgeber der Einteilung gekommen.)

Zwischenmenschliches
Die ersten festgelegten Blutdruckwerte wurden durch eine Versicherungsgesellschaft mehr oder weniger definiert. Hier wurde bemerkt, dass Versicherungsnehmer mit erhöhten Werten die Versicherung häufiger in Anspruch genommen hatten. Hierdurch wurden die ersten »Richtgrenzen« gesetzt.

12.1.3 Elektrokardiogramm (EKG)

Das EKG-Ableitungsmonitoring wird bei der Diagnostik von Rhythmusstörungen oder zur Herzüberwachung eingesetzt (▶ Kap. 11).

❯ Bei Verdacht auf einen akuten Myokardinfarkt oder anderen Störungen des Herzens werden die Extremitäten ableitend nach Eindhoven (I, II und III, bipolar), Goldberger (aVR, aVL und aVF, unipolar) und die Brustwandableitung nach Wilson (V₁-V₆, unipolar) aufgezeichnet.

Fast alle EKG-Sichtgeräte verfügen zusätzlich über einen **Defibrillator**, der halb- oder vollautomatisch den Herzrhythmus analysieren kann und nach entsprechender Indikation die manuelle oder vollautomatische Freigabe zur Defibrillation vornimmt (◻ Abb. 12.2, ◻ Abb. 12.3). Auch als externer Schrittmacher können einige Geräte verwendet werden.

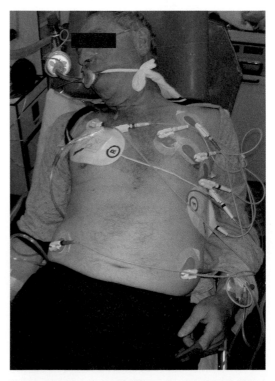

◻ Abb. 12.3 Platzierung der Elektroden. (Aus Rücker 2011)

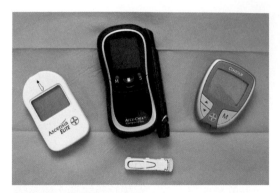

◘ Abb. 12.4 Blutzuckermessungsequipment. (Aus Rücker 2011)

12.1.4 Blutzuckermessung (BZ-Messung)

Die Blutzuckermessung dient der Bestimmung des Glukosespiegels im Blut. Heutzutage gibt es sehr kompakte Blutzuckermessgeräte (◘ Abb. 12.4).

❯ Die Blutzuckermessung sollte zum diagnostischen Standard gehören, da eine Unterzuckerung (Hypoglykämie) lebensbedrohliche Bewusstseinsstörung induzieren kann und mittels Glukoselösung einfach zu therapieren ist.

- Anleitung zur Durchführung einer Blutzuckermessung (◘ Abb. 12.5)
1. Desinfektion
2. Benutzung einer Einmallanzette
3. 1. Bluttropfen ist zu entfernen
4. Testung des 2. Bluttropfens auf Blutzucker.

12.1.5 Körpertemperaturmessung

Die Temperaturmessung gehört ebenfalls zur Basisdiagnostik. Sie wird mit einem Infrarotthermometer im Ohr durchgeführt (◘ Abb. 12.6), das die Temperatur am Trommelfell misst (Korrelation eng zur Körperkerntemperatur).

Die Messung dauert nur einige Sekunden. Eine wichtige Indikation ist die Feststellung von Fieberzuständen, Hypotonien bei Notfallpatienten sowie die Ermittlung des Körperkerntemperaturverlaufs bei Fiebersenkung und Kühlung nach Verbrennun-

gen. Die Geräte sollten einen Temperaturbereich von mindestens 28–41 °C haben. Die sogenannten altbekannten Glasfieberthermometer sind wegen der Bruchgefahr obsolet. Klassische, nunmehr elektronische Fieberthermometer arbeiten zu langsam und liefern an der Körperoberfläche sehr ungenaue Werte. Bei Verletzungen oder Zuständen, die keinen freien Weg zum Trommelfell zulassen (Verunreinigung durch z. B. Cerumen, Fremdkörper oder Wasser im Gehörgang), können die gemessenen Werte eines Infrarotthermometers von der tatsächlichen Körperkerntemperatur abweichen, da der Infrarotsensor freie Sicht auf das Trommelfell haben muss.

12.1.6 Blutgasanalyse

Synonym: BGA, aber auch unter dem Eponym Astrup nach Poul Bjørndahl Astrup bekannt

Die Blutgasanalyse ist ein diagnostisches Verfahren, welches Aussagen über die Gasverteilung von Sauerstoff, Kohlendioxid und über den pH-Wert inklusive dem Säure-Basen-Haushalt ermöglicht.

Was wird benötigt? Für die Blutgasanalyse wird arterielles Vollblut benötigt, z. B. im Rahmen der arteriellen Punktion auf der Intensivstation oder im Operationssaal (bevorzugt A. radialis).

Aber es kann auch Kapillarblut aus der Fingerbeere verwendet werden. In der Notfallsituation muss es schnell gehen und hier genügt oftmals venöses Blut (sog. venöse BGA).

Die Auswertung der Blutprobe erfolgt maschinell und dauert i. d. R. wenige Minuten. BGA-Geräte werden häufig zur Sofortdiagnostik (in Notfallambulanz, Operationstrakt und Intensivstation) vorgehalten.

Referenzbereich Der pH-Wert in der BGA sollte bei Werten zwischen 7,36 bis 7,44 liegen.

Abweichungen, unterhalb oder oberhalb dieses Normbereiches, werden als Azidose oder Alkalose bezeichnet. Der Sauerstoffpartialdruck (pO_2) sollte je nach Alter zwischen 72 und 107 mmHg liegen und es sollte eine Sauerstoffsättigung von 95–99% vorhanden sein.

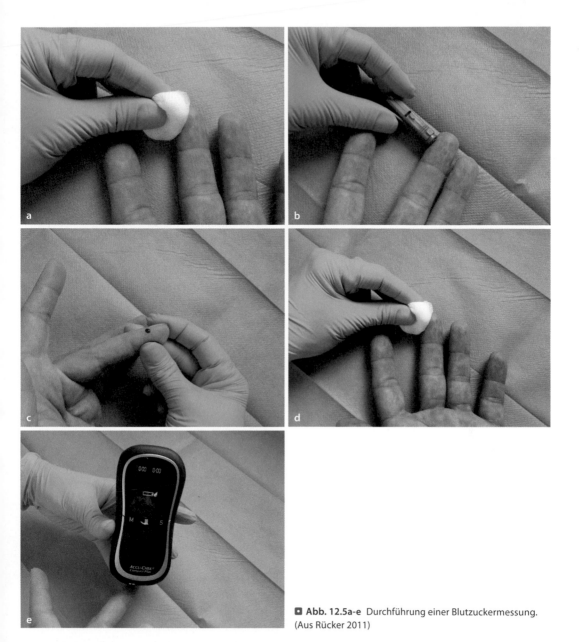

☐ **Abb. 12.5a-e** Durchführung einer Blutzuckermessung. (Aus Rücker 2011)

Der Kohlendioxidpartialdruck (pCO_2) sollte zwischen 35 und 46 mmHg bei Männern und 32 bis 43 mmHg bei Frauen betragen. Ist dieser aber geringer, so ist dies ein Zeichen einer Hyperventilation, ist er höher, liegt eine Hypoventilation vor. Bei einem Basendefizit von 0 mval/l mit einem Referenzbereich von -2 bis +3mmol/l sollte das aktuelle Bikarbonat zwischen 21 bis 26 mmol/l liegen und das Standardbikarbonat zwischen 23 bis 27 mmol/l betragen.

12.1.7 Kapnometrie

Die sogenannte Kapnometrie ist in der klinischen Anästhesie für die Narkoseführung vorgeschrieben.

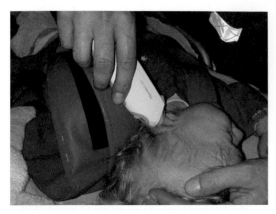

Abb. 12.6 Temperaturmessung im Ohr. (Aus Rücker 2011)

Dies sollte auch im präklinischen Bereich, der Notfallmedizin, ein Standard sein. Kapnometrisch wird der sogenannte endexspiratorische CO_2-Gehalt der Ausatemluft gemessen. Dieser entspricht bei weitgehend normaler Lungenfunktion dem arteriellen CO_2-Partialpunkt (PCO_2). Die Messung hat zwei positive Effekte:

- Zum einen ist es möglich, im Rahmen der Intubation sicher zu überprüfen, ob der Tubus endotracheal liegt (da er bei ösophagealer Lage nicht zu einer regelmäßigen CO_2-Detektion kommt).
- Zum anderen lässt sich bei der Beatmung der PCO_2 regulieren, sodass extreme Hyper- und/oder Hypoventilationen vermieden werden.

12.2 EKG – kardiales Monitoring und EKG-Rhythmusdiagnostik

Bei einem **Herz-Kreislauf-Stillstand** ist die Beurteilung des Herzrhythmus bedeutsam für das Einleiten der korrekten Therapie. Deswegen sollte so früh wie möglich ein EKG-Monitoring erfolgen (siehe auch ► Kap. 11).

Bei einigen Patienten besteht immer die Gefahr, dass eine Herzrhythmusstörung zum Kreislaufstillstand oder anderen schwerwiegenden Verschlechterungen des Gesundheitszustandes führen kann. Das frühzeitige Erkennen und Behandeln einer Rhythmusstörung kann im Einzelfall den Kreislaufstillstand oder eine lebensbedrohliche Entwicklung verhindern.

> ❯ Risikopatienten sind solche mit unklaren Brustschmerzen, Bewusstseinsstörungen, Herzschwäche, Palpitation oder einem Schock. Alle Risikopatienten benötigen deshalb ein EKG-Monitoring!

Beim Auftreten einer Rhythmusstörung kann schon das Monitoring einer einzelnen EKG-Ableitung hilfreich sein, führt jedoch nicht immer zur exakten Rhythmusdiagnose. Deshalb sollte nach Möglichkeit immer ein **12-Kanal-EKG** zur Dokumentation der Rhythmusstörung erfolgen.

Das Monitoring einer einzelnen Ableitung ist keine verlässliche Technik, um Hinweise auf eine Myokardischämie (ST-Streckensenkung) zu erkennen.

Im Kreislaufstillstand ist das Erkennen des **Kammerflimmerns** (VF) und der **pulslosen ventrikulären Tachykardie** (VT) als defibrillierbarer Rhythmus ausschlaggebend für die erfolgreiche Therapie. **Automatisch externe Defibrillatoren (AED)** und Geräte mit halbautomatischen Beratungsfunktionen können diese Rhythmen durch elektronische Auswertung verlässlich erkennen. Falls hier ein defibrillierbarer Rhythmus vorliegt, lädt der Defibrillator die geeignete Energie und informiert den Anwender über die Notwendigkeit des Schocks. Die Einführung des AEDs hat es ermöglicht, dass Helfer ohne ausreichende Kenntnisse in Rhythmusdiagnostik sowohl innerklinisch als in der Öffentlichkeit bei VS/VT erfolgreich eine Therapie einleiten können. Die korrekte Diagnose einiger Herzrhythmusstörungen erfordert Fachwissen und Erfahrung, allerdings kann auch der Nichtfachmann die meisten Rhythmusstörungen ausreichend für eine geeignete Therapie beurteilen. Oberste Priorität hat dabei, das Vorliegen einer Rhythmusstörung sowie unangemessene schneller oder langsam werdende Frequenzen zu erkennen. Um Fehler zu vermeiden, ist daher ein strukturiertes Herangehen an die Rhythmusinterpretation erforderlich. Die Dringlichkeit der Therapie wird mehr durch die Auswirkung der Rhythmusstörung auf den Patientenzustand als durch die Art der Rhythmusstörung bestimmt. Bei einer Rhythmusstörung muss zuerst der Zustand des Patienten beurteilt werden. Erst dann erfolgt die bestmögliche Interpretation des Rhythmus.

> **Behandle den Patienten und nicht das EKG!**

EKG-Geräte zeigen das EKG auf einem Bildschirm in Echtzeit an. Das Signal wird durch selbstklebende Elektroden an der Haut des Patienten aufgenommen und über Kabel oder Telemetrie zu einem Monitor übertragen. Viele Geräte haben weitere Funktionen, wie die Möglichkeit EKG-Streifen auszudrucken oder zu speichern. Die meisten modernen Geräte verfügen über eine Anzeige der Herzfrequenz, einige haben programmierbare Alarme, die bei einer Über- oder Unterschreitung eines eingestellten Herzfrequenzbereichs warnen. Viele Systeme ermöglichen das Monitoring anderweitig, wie Blutdruck oder Sauerstoffsättigung, die für die Beurteilung von Risikopatienten wichtig sind.

■ **Anlegen des EKGs**

Die Elektroden sollten wie in ◘ Abb. 12.3 gezeigt angelegt werden. Die Haut muss dabei trocken und fettfrei sein (evtl. mit Alkoholtupfer oder ähnlichem reinigen); die Elektroden sollten auf wenig behaartem Gebiet oder nach Rasur dicht behaarter Stellen angebracht werden. Die Elektroden sollen eher über knöchernen Arealen als über Muskulatur angebracht werden, damit Indifferenzen durch Muskelartefakte im EKG minimiert werden. Bei Bedarf können verschiedenen Positionen verwendet werden, zum Beispiel beim Trauma, postoperativ oder bei Hauterkrankungen. Häufig sind Ableitungen zu leichtern anbringen bzw. ankleben farbcodiert. Typischerweise wird das Ampelschema rot (rechter Arm), gelb (auf linker Arm) und grün (linkes Bein bis normalerweise über dem Abdomen, unterer Brustwand platziert) für die modifizierte Extremitätenableitung angewendet. Primär sollte die Ableitung 2 für das Monitoring benutzt werden, da hier im Regelfall eine gute Amplitude der p-Wellen und der QRS-Komplexe gegeben ist. Falls notwendig kann es zu anderen Ableitungen gewechselt werden, um das bestmögliche EKG-Signal zu erhalten.

■ **Das präklinische-Notfallmonitoring**

Beim Notfall zum Beispiel sollte beim bewusstlosen Patienten der EKG-Rhythmus sobald wie möglich analysiert werden. Dafür gibt es zwei Möglichkeiten:

— Selbstklebende Elektrodenpads können für das Monitoring und die freihändige Schockabgabe benutzt werden (◘ Abb. 12.3).
  — Die Pads in der üblichen »Paddle-Position« aufkleben sowie unter dem rechten Schlüsselbein und der linken Brustwand. Kann die übliche Position nicht verwendet werden, ist die anterior-posteriore Platzierung als Alternative sinnvoll (z. B. beim rechtspectoralem Schrittmacher oder linksseitigem Brustwandtrauma).

— **Stellableitung:** Die meisten manuellen Defibrillatoren ermöglichen ein EKG-Monitoring über die manuelle Hardpaddeds, wenn diese auf die Brustwand aufgesetzt werden. Dies ist jedoch nicht nur für eine Stellableitung geeignet. Die Herzdruckmassage sollte nur für wenige Sekunden zur Rhythmusbeurteilung unterbrochen werden. Falls über die Paddles abgeleitet wird, müssen sie sehr ruhig gehalten werden, um Bewegungsartefakte zu vermeiden.

■ **Diagnostik im EKG-Monitor**

Die Anzeige oder der ausgedruckte EKG-Streifen eines Überwachungsmonitors sind nur für die Rhythmuserkennung zu verwenden. ST-Streckenveränderung oder weitere differenzierte Beurteilungen können nicht am Monitor-EKG diagnostiziert werden.

Hält die Herzrhythmusstörung länger an, ist ein 12-EKG zu schreiben. Es ist jedoch nicht immer möglich, eine Rhythmusstörung in den einzigen Ableitungen zu erkennen. Das Herz ist ein dreidimensionales Organ und nur in einem 12-Kanal-EKG werden diese elektrischen Signale dreidimensional erfasst. Manchmal sind es einzelne Aspekte, die eine präzise Rhythmusdiagnostik ermöglichen. Diese können aber nur in einer der vielen Ableitungen des 12-Kanal-EKGs vorhanden sein. Die EKG-Aufzeichnung ist zum einen für die primäre Rhythmusdiagnostik hilfreich, aber auch für die Verlaufskontrolle und Langzeittherapie notwendig.

■ **Grundlagen der Elektrokardiografie**
  (◘ Abb. 12.7)

Im Ruhezustand sind die Zellen des Herzreizleitungssystems und des Myokards polarisiert geladen.

Eine Spannungsdifferenz von ungefähr 90 mV besteht zwischen dem Inneren, das geladen ist, und dem Extrazellulärraum. Eine plötzliche Verschiebung der Kalzium- und/oder Natrium-Ionen durch die Zellmembran bewirkt eine Depolarisation, wobei die elektrischen Signale entstehen, welche durch das Reizleitungssystem fortgeführt werden, die dann die Kontraktion der Myokardzellen verursachen. Bei einem normalen Sinusrhythmus beginnt die Depolarisation in einer Gruppe spezialisierter Schrittmacherzellen, dem **Sinusknoten.** Dieser ist nahe der Eintrittsstelle der oberen V. cava im rechten Vorhof lokalisiert. Die Depolarisationswelle läuft dann vom Sinusknoten vorübergehend über das Vorhofmyokard. Dieser Vorgang imponiert im EKG als sogenannte **P-Welle.** Die Vorhofkontraktion ist dann die mechanische Antwort auf den elektrischen Impuls. Im Ventrikel geschieht die Weiterleitung durch ein spezialisiertes Leitungsgewebe. Beginnend mit der langsamen Weiterleitung durch den **atrioventrikular (AV)-Knoten** findet eine spezielle Weiterleitung auf das ventrikuläre Myokard über spezialisiertes Leitungsgewebe **(Purkinje-fasern)** statt. Das **His-Bündel** verteilt die Fasern vom AV-Knoten zum rechten Kammerschenkel, die sich dann über den rechten und linken Ventrikel verteilen. Die Depolarisation des His-Bündels, der Kammerschenkel und des Ventrikelmyokards erscheint auf dem EKG als **QRS-Komplex.** Die Kammerkontraktion ist mechanische Antwort auf den elektrischen Impuls. Zwischen der P-Welle und dem QRS-Komplex findet sich eine schmale isoelektrische Strecke, die vor allem die Verzögerung der Überleitung durch den AV-Knoten darstellt. Der normale Ablauf einer Vorhofdepolarisation gefolgt von einer Kammerdepolarisation (P-Welle gefolgt von QRS-Komplex) ist der **Sinusrhythmus.** Die dem QRS-Komplex folgende **T-Welle** entsteht durch die Erregungszurückbildung in den Zellen des Reizleitungssystems und im Ventrikelmyokard (ventrikuläre Depolarisation). Weil das normale Reizleitungssystem den Impuls schnell auf beide Ventrikel verteilt, ist der normale QRS-Komplex von relativ kurzer Dauer (unter 0,12 s). Wenn ein Kammerschenkel pathologisch verändert ist, wird die schnelle Weiterleitung entsprechend verhindert. Der depolarisierende Impuls wandert rasch entlang der gegenseitigen Kammerschenkel zum zugehöri-

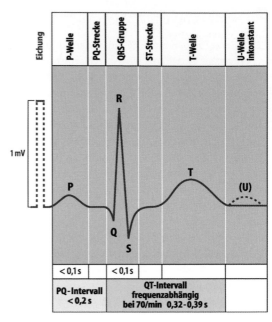

☐ **Abb. 12.7** Normales EKG. (Aus Schmidt, Lang, Thews 2000)

gen Ventrikel und erst dann langsamer durch das reguläre Kammermyokard zum Ventrikel. Dieser Zustand wird als **Schenkelblock** bezeichnet, weil dabei die Depolarisation beider Ventrikel länger dauert.

■ **Lesen eines Rhythmusstreifen**

Ein gewisses Fachwissen und Erfahrungen sind notwendig, um Rhythmusstörungen exakt zu erkennen.

6 Schritte sollten zur Analyse eines jeden EKG-Rhythmus verwendet werden:

1. Ist das EKG überhaupt an?
2. Wie hoch ist die ventrikuläre (QRS) Frequenz?
3. Ist der QRS-Rhythmus regelmäßig oder unregelmäßig?
4. Ist der QRS-Komplex schmal oder verbreitert?
5. Ist Vorhofaktivität (T-Welle) erkennbar?
6. Stehen Vorhofaktivitäten und Kammeraktivitäten miteinander in Beziehung? Wie?

Jeder EKG-Rhythmus kann unter Verwendung der ersten 4 Schritte genau beschrieben werden. Ist zum Beispiel eine unregelmäßige schmale Komplextachykardie, eine regelmäßige Breitkomplextachykardie oder dergleichen.

12.3 Labor

Als Normalwerte bezeichnet man sogenannte Richtgrößen zur Beurteilung von Messgrößen (z. B. Laborparameter). Sie werden meist als Grenzwertbereiche (Normal- oder Referenzbereiche) angegeben, innerhalb derer sich die jeweiligen Messwerte von 95 % einer repräsentativen Bevölkerungsgruppe befinden.

Zu den ersten Schritten einer zielführenden Diagnostik zählt auch die Analyse der Blut- und Urinparamter. Im Folgenden finden Sie daher eine Übersicht der wichtigsten Normalwerte und der pathologischen Abweichungen.

Wichtiger Hinweis: Die hier angegebenen Referenzbereiche geben nur eine Orientierung. Da Referenzbereiche u. a. von den angewendeten Analysemethoden und dem zuständigen Labor abhängen, ist im Zweifelsfall immer der vom untersuchenden Labor angegebene Referenzbereich relevant.

12.3.1 Klinische Chemie (◻ Tab. 12.2)

◻ **Tab. 12.2** Klinische Chemie

Wert	Referenzbereich	Frau	Mann	Kind	Einheit
Natrium	135–148			130-145	mmol/l
Kalium	3,6–5,2				mmol/l
Calcium ges.	2,20–2,65				mmol/l
Calcium ion.	1,15–1,32				mmol/l
Chlorid	95–110				mmol/l
Magnesium	0,7–1,1				mmol/l
Phosphat	0,84–1,45				mmol/l
Glucose	70–100 (nüchtern)				mg/dl
Gesamteiweiß	6,6–8,3				g/dl
Harnstoff	10–55				mg/dl
Kreatinin		0,8–1,2	0,9–1,4		mg/dl
Krea.Clearance		98–156	95–160		ml/min
Harnsäure		2,5–5,7	3,5–7,0		mg/dl
Triglyceride	150–200				mg/dl
Cholesterin	140–200				mg/dl
HDL		>42	>35		mg/dl
LDL	< 130				mg/dl
Eisen		23–163	35–168		µg/dl
Ferritin	35–217	23–110	35–217		µg/l
GOT (= AST)		<35	<50		U/l

◘ **Tab. 12.2** (Fortsetzung)

Wert	Referenzbereich	Frau	Mann	Kind	Einheit
GPT (= ALT)		<35	<50		U/l
Gamma-GT		4–18	10–71		U/l
Alkalische Phosphatase		60–170	70–175		U/l
GLDH		< 5	< 7		U/l
CHE	3500–8500				U/l
Bilirubin gesamt	< 1,1				mg/dl
Bilirubin direkt	< 0,3				mg/dl
Ammoniak		20–65	28–80		µg/dl
CK-NAC		10–70	10–80		U/l
Myoglobin	ca. < 70	19–56	21–98		ng/ml
Troponin	0,01–0,08				ng/ml
LDH	266–500				U/l
Blutalkohol	0				‰
Lipase	< 60				U/l
Pankreasamylase	17–115				U/l
Osmolalität	280–300				mosm/kg
Lactat	< 16				mg/dl

12

12.3.2 Gerinnung (◘ Tab. 12.3)

◘ **Tab. 12.3** Gerinnungswerte

Wert	Referenzbereich	Einheit
Quick-Wert	70–100	%
INR	1	dimensionslos
PTT	26–36	sec
PTZ	14–21	sec
Thrombozyten	150–300	Tsd./µl
Fibrinogen	180–350	mg/dl
Antithrombin III (AT3)	70–120	%
Blutungszeit	< 5	min
PFA-Verschlusszeit, Collagen/Epinephrin	85–165	sec
PFA-Verschlusszeit, Collagen/ADP	71–118	sec

12.3.3 Kleines Blutbild (◘ Tab. 12.4)

◘ Tab. 12.4 Kleines Blutbild

Wert	Referenzbereich	Frau	Mann	Säuglinge	Einheit
Leukozytenzahl	4,4–11,3			9,4–34,0	Tsd./mikrol
Lymphozyten	20–40				%
Neutrophile	45–85				%
Erythrozytenzahl		4,1–5,4	4,5–6,0	4,0–6,8	Mio./mikrol
Hämoglobin		11,5–16,4	13,5–18,0	14–20	g/dl
Hämatokrit		35–45	36–48		%
MCV	76–88				fl
MCH (HbE)	28–32				pg
Thrombozytenzahl	150–300				Tsd./mikrol
Malarianachweis	negativ				
Retikulozyten	7–15				o/oo
Retikulozytenhämoglobin	28–35				pg

12.3.4 Differentialblutbild (◘ Tab. 12.5)

◘ Tab. 12.5 Differentialblutbild

Zelltyp	Anteil an Gesamt-Leukozyten (%)	Anzahl /µl (absolut)
Stabkernige neutrophile Granulozyten	3–5	150–400
Segmentkernige neutrophile Granulozyten	54–62	3.000–5.800
Eosinophile Granulozyten	1–3	50–250
Basophile Granulozyten	0–1	15–50
Lymphozyten	25–33	1.500–3000
Monozyten	3–7	280–500
Gesamt-Leukozyten (Erwachsene)	100	4.000–10.000

12.3.5 Therapeutische Be reich von Medikamenten (◘ Tab. 12.6)

◘ Tab. 12.6 Medikamentenspiegel

Name	Referenzbereich	Einheit
Digoxin	0,8–2,0	µg/l
Digitoxin	10–30	µg/l
Theophyllin	8–20	mg/l
Lithium	0,4–1,3	mmol/l
Amiodaron	0,7–2,0 (> 5 mg/l toxisch)	mg/l
Vancomycin	5,0–40 (> 5 mg/l toxisch)	µg/ml

12.3.6 Hormone

Diabetes-relevante Hormone (◘ Tab. 12.7)

◘ Tab. 12.7 Diabetes-relevante Hormone

FT3	1,64–3,45 pg/ml
FT4	0,71–1,85 ng/dl
TSH basal	0,3–4,0 mI.E./l
TRH-Test	2–25 mI.E./l
Beta-HCG	< 10 I.U./l
Insulin	1,6–10,8 mU/l
Insulin OGTT	1. Std < 140
Fructosamin	2,0–2,8 mmol/dl
HbA1c	4,2–6,2 %

Sexualhormone (◘ Tab. 12.8)

◘ Tab. 12.8 Sexualhormone

Hormon	Bemerkung	Normwert	Einheit
FSH	Follikelphase	2,5–10	U/l
	Ovulation	3–33	U/l
	Lutealphase	1–9	U/l
	Schwangerschaft	< 0,3	ng/l
	Menopause	23–116	ng/l
LH	Follikelphase	2–15	U/l
	Ovulation	22–105	U/l
	Lutealphase	1–19	U/l
(17-β)-Östradiol	Follikelphase	30–120	ng/l
	Ovulation	90–330	ng/l
	Lutealphase	60–185	ng/l
	Schw.1.Tri	100–5500	ng/l
	Schw.2.Tri	850–17000	ng/l
	Schw.3.Tri	4200–30000	ng/l
	Menopause	10–50	ng/l
Progesteron	Follikelphase	0,15–1,4	µg/l
	Lutealphase	3–25	µg/l
	21. Zyklustag	>10	µg/l
Prolaktin		3,0–25	µg/l
Androstendion		< 3,1	µg/l
DHEAS		0,35–4,3	mg/l
Testosteron		0,85	µg/l

12

12.3.7 Hepatitisserologie (◘ Tab. 12.9)

◘ Tab. 12.9 Hepatitisserologie	
Anti-HAV (IgG/IgM)	negativ
Anti-Hbs	negativ
Anti-HBc (IgG/IgM)	negativ
HBs-Antigen	negativ
Anti-HCV	negativ

12.3.8 Tumormarker (◘ Tab. 12.10)

◘ Tab. 12.10 Tumormarker	
PSA	< 4,0 ng/ml
CEA	< 5,0 ng/ml
AFP	< 11 IU/ml
CA 19-9	< 40 IU/ml

12.3.9 Blutgasanalyse (BGA, ◘ Tab. 12.11)

◘ Tab. 12.11 Blutgasanalyse (BGA)	
pH	7,37–7,45
pCO_2	32–43 M.35-46 W.32–43 mmHg
pO_2	71–104 mmHg
BE	–2 – +3 mmol/l
Bikarbonat	21–26 mmol/l
O_2-Sättigung	94–98 %

12.3.10 Eiweiße (Proteine, ◘ Tab. 12.12)

◘ Tab. 12.12 Proteinwerte		
Protein	Referenzbereich	Einheit
IgE	<100	IU/ml
IgG	700-1600	mg/dl
IgA	70-380	mg/dl
IgM	40-230	mg/dl
Transferrin	200 - 360	mg/dl

12.3.11 Elektrophorese (◘ Tab. 12.13)

◘ Tab. 12.13 Elektrophoresewerte	
Albumin	55,3–68,9 %
Alpha1-Globulin	1,6–5,8 %
Alpha2-Globulin	5,9–11,1 %
Beta-Globulin	7,9–13,9 %
Gamma-Globulin	11,4–18,2 %

12.3.12 Urinanalyse (◘ Tab. 12.14)

◘ Tab. 12.14 Urinanalyse	
Leukos	< 25 Leu/mikrol
Erys	2 Erys/mikrol
Plattenepithelien	keine
Rundepithelien	keine
Bakterien	keine
Nitrit	0 mg/dl
pH-wert	6–7
Eiweiß	< 10 mg/dl
Glucose	0 mg/dl
Aceton	0 mg/dl
Bilirubin	
Urobilinogen	
Urinsediment	

12.3.13   Stuhluntersuchung auf Blut

* Hämoccult-Test (Guajak-Test): negativ

12.3.14   Immunologie (◘ Tab. 12.15)

◘ **Tab. 12.15** Immunologie

Wert	Allgemein	Frau	Mann	Einheit
CRP		< 1,0	< 0,5	mg/dl
PCT (Procalcitonin)	< 0,5			ng/ml
Blutsenkung (1. Std)		< 25	< 15	mm/h
Immunglobulin G	700–1600			mg/dl
Immunglobulin M		40–280	40–230	mg/dl
Immunglobulin A	70–380			mg/dl
Immunglobulin E	bis 100			IU/ml
RF	< 40			
Anti-Citrullin-AK				
ASL	< 200			

12.3.15   Autoantikörper (◘ Tab. 12.16)

Beim Gesunden sind Autoantikörper i. d. R. i. d. R.nicht nachweisbar.

◘ **Tab. 12.16** Autoantikörper

Autoantikörper	Vorkommen bei
Acetylcholin-Rezeptor-Antikörper	Myasthenia gravis
ANCA (ACPA, Granulozytencytoplasma)	Wegener-Granulomatose
	Vaskulitiden
	Colitis ulcerosa
	Morbus Crohn
	Primär-sklerosierende Cholangitis
AMA (Mitochondrien)	Primäre biliäre Zirrhose
	Lues
ANA/ENA-Antikörper (antinukleäre Antikörper)	Kollagenosen
	Rheumatoide Arthritis
	Autoimmune chronische Hepatitis Typ I

◘ **Tab. 12.16** (Fortsetzung)

Autoantikörper	Vorkommen bei
Becherzell-Antikörper	Colitis ulcerosa
Colonepithel-AK	Colitis ulcerosa
ds-DNS-Antikörper (Doppelstrang-DNS)	Lupus erythematodes
Endomysium-Antikörper	Zöliakie/Sprue
	Dermatitis herpetiformis
Epidermale Basalmembran AK	Pemphigoid
GADA (Glutamat-Decarboxylase-Antikörper)	Typ-1-Diabetes
Glatte Muskulatur (ASMA)	Autoimmune chronisch-aktive Hepatitis
	Polymyositis
	Primär biliäre Leberzirrhose
Gliadin-Antikörper	Zöliakie/Sprue
	Dermatitis herpetiformis
Glomerulus-Basalmembran-Antikörper	Autoimmune Glomerulonephritis
	Goodpasture-Syndrom
Granulozyten-Cytoplasma-Antikörper (ANCA, ACPA)	Wegener-Granulomatose
	Vaskulitiden
	Colitis ulcerosa
	Morbus Crohn
	Primär-sklerosierende Cholangitis
Histon-Antikörper	Medikamentöser LE
	SLE
IA2-AK (Tyrosin-Phospatase-Antikörper)	Typ-1-Diabetes
Inselzell-Antikörper	Typ-1-Diabetes
Insulin-Antikörper	Insulinresistenz
Leber-Nieren-Mikrosomen-Antikörper (LKM)	Autoimmunhepatitis Typ II
	Chronisch-aktive Hepatitis
	Medikamenten-induzierte Hepatitis
Lebermembran-Antikörper	Chronisch-aktive Hepatitis
Leber-spezifisches Protein (LSP, LSA)	Akute Hepatitis
	Chronisch-aktive Hepatitis
	Primär biliäre Zirrhose
Nebennieren-Antikörper	Morbus Addison
	Polyglanduläre Autoimmunität Typ 1
	NNR-Metastasen

◻ Tab. 12.16 (Fortsetzung)

Autoantikörper	Vorkommen bei
Nebennieren-Antikörper	NNR-Einblutungen
	(z. B. Waterhouse-Friedrichsen-Syndrom)
Parietalzell-Antikörper (Magen)	Perniziöse Anämie
	Chronisch-atrophische Gastritis
Parotis-Antikörper	Sjögren-Syndrom
Peroxidase-Antikörper (Schilddrüse)	Autoimmunthyreoiditis (Hashimoto)
	Myxödem
Phospholipid-Antikörper (ACLA)	Primäres Anti-Phospholipid-Syndrom (APLS)
	Sekundäres APLS (SLE, Kollagenosen)
Rheumafaktor (RF)	Rheumatoide Arthritis
Cyclische Citrullin Peptid-Antikörper	Rheumatoide Arthritis
	Chronische Lebererkrankungen
	Sarkoidose
	Interstitielle Lungenerkrankungen
	EBV-Infektion
	Tuberkulose
	Lues
	Z. n. Impfung
	Z.n. Transfusion
Skelett-Muskel-Antikörper	Myasthenia gravis
	Thymom
	Polymyositis
Speicheldrüsen-Antikörper	Sjögren-Syndrom
ss-DNS (Einzelstrang-DNS)	SLE
	Medikamenteninduzierter LE
	Rheumatoide Arthritis
Stachelzelldesmosomen	Pemphigus vulgaris
Spermatozoen-Antikörper	Infertilität
Thyreoglobulin-Antikörper (TAK)	Hashimoto-Thyreoiditis
	Myxödem
	Hypothyreose
TSH-Rezeptor-Antikörper (TRAK)	Morbus Basedow
	endokrine Orbitopathie
Thrombozyten-Antikörper	Autoimmunthrombozytopenie (Morbus Werlhof)

12

◨ Tab. 12.16 (Fortsetzung)

Autoantikörper	Vorkommen bei
Tubulus-Basalmembran	Autoimmune interstitielle Nephritis
	Goodpasture-Syndrom
	Autoimmunglomerulonephritis
	progressive Glomerulonephritis

12.3.16 Pathologische Laborwerte und deren Erkrankung

◨ Tab. 12.17 Pathologische Laborwerte

Parameter	Pathologisch erhöht	Pathologisch erniedrigt
Albumin	*Erniedrigt* bei Mangelernährung, Malassimilation, exsudativer Enteropathie, akuten Infektionen, Nieren- und Lebererkrankungen, Malignomen. *Erhöhung* klinisch nicht relevant (relativ bei Flüssigkeitsmangel/Exsikkose).	
Alkalische Phosphatase (aP)	Osteomalazie, Rachitis, Hyperparathyreoidismus, Morbus Paget, Knochentumoren, paraneoplastisch bei Bronchialkarzinom, Nierenzellkarzinom, Morbus Hodgkin	Malssimilation, Mangelerernährung, Vitamin-D-Überdosierung, Hypothyreose, perniziöse Anämie
α-Amylase	*Erhöht* bei akuter Pankreatitis, akutes Abdomen, Nierenerkrankungen, Ulkuspenetration, Mumps, diabetischer Ketoazidose, Morphingabe	
α-Fetoprotein (AFP)	*Erhöht* bei primärem Leberzellkarzinom und andere Neoplasien (u. a. Keimzelltumoren), fetalen Missbildungen, physiologisch leichte Erhöhung bei Gravidität	
Ammoniak	*Erhöht* bei Leberkoma infolge von Leberversagen, Begünstigung durch portokavale Anastomosen	
Antithrombin (AT) III	*Erniedrigt* bei Leberzirrhose, schwerer Hepatitis, nephrotischem Syndrom, Sepsis, intravasaler Gerinnung, angeboren, Östrogentherapie	
Bilirubin	Erhöht bei Hämolyse, großflächigen Verbrennungen, Morbus Meulengracht, Lebererkrankungen (u. a. Hepatitis, Zirrhose, Steatose, Karzinom, Metastase, Alkohol, Drogen, Pilze), Erniedrigung eher ohne Krankheitswert	
BSG(BKS)	Erhöht bei Entzündungen, Karzinom, Blutkrankheiten (Leukämien, Anämien), Plasmozytom, Morbus Waldenström, Erniedrigung bei Polycythämia vera	
Calcium	Primärer Hyperparathyreoidismus, Tumoren (Metastasen, Plasmozytom), Vitamin A- und D-Überdosierung, Sarkoidose, Schilddrüsenüberfunktion, Unterfunktion der Nebennierenrinde	Mangelernährung mit niedrigem Albumin- bzw. Eiweißkonzentration, Leberzirrhose, Vitamin-D-Mangel, Rachitis. Niereninsuffizienz, Hypoparathyreoidismus, Pseudohypoparathyreoidismus, Medikamente
CEA	*Erhöht* bei kolorektalem, Magen-, Mamma-, Pankreas-, Uterus-, Ovarial-, Bronchial-, Nieren-, medullärem Schilddrüsenkarzinom, Unspezifische leichte Erhöhung bei Alkoholismus, Leberzirrhose, Pankreastitis, Rauchern, Lungenemphysem, Pneumonie, Morbus Crohn, Collitis ulcerosa	
Chlorid	Serumspiegel verhält sich meist parallel zur Na^+ und gegensinnig zur HCO_3-Konzentration	
Cholesterin	Erhöht bei genetischer Vorbelastung, häufigem (rotem) Fleischkonsum, Adipositas, Diabetes mellitus, Schwangerschaft, Schilddrüsenunterfunktion, Medikamente, Erniedrigung bei Mangel-/Unterernährung, Leberzirrhose, Hyperthreose	

◻ Tab. 12.17 (Fortsetzung)		
Parameter	**Pathologisch erhöht**	**Pathologisch erniedrigt**
Cholinesterase (CHE)	Adipositas, Nierenerkrankungen, Fettleber, Hyperthyreose, exsudative Enteropathie	Tumoren, Lebererkrankungen, chronische Infektionen, Medikamente (Zytostatika), Muskelerkrankungen
Coeruloplasmin	Tumoren, akute Entzündungen, Cholestase, Gravidität	Morbus Wilson, nephrotisches Syndrom, Leberzirrhose
C-Peptid	Erhöht bei Insulinom, Niereninsuffizienz, Cortisoltherapie, matabolisches Syndrom, Erniedrigung bei Diabetes mellitus, Morbus Addison, Hunger, Medikamente	
CRP	Erhöht bei Entzündungen	
Creatinkinase (CK)	*Erhöht* bei Akutem Myokardinfarkt, Myokarditis, Muskelverletzungen, progressiver Muskeldystrophie, Polymyoitis, i. m. Injektion, Trauma	
CK-MB	*Erhöht* bei frischem Myokardinfarkt	
Differenzialblutbild = Blutausstrichdifferenzierung		
Leukozyten (allgemein)	Bakterielle Infektionen, Systemmykosten, Stress, Trauma, Nekrosen, Hämolyse, Urämie, Coma diabeticum und hepaticum, Gichtanfall, Cortisontherapie, myeloproliferative Erkrankungen, Leukämien und andere maligne Neoplasien, chronisch entzündliche Erkrankungen	Virusinfekte, bakterielle Sepsis, Typhus, Brucellose, zahlreiche Medikamente (z. B. Zytostatika), Benzol, ionisierende Strahlen, maligne Erkrankungen mit Knochenmarkinfiltration, Myelodysplasie, Autoimmunerkrankungen, Vitamin B_{12}- und Folsäuremangel

12.4 Sonografie

Unter Sonografie versteht man in der Medizin die Anwendung von Ultraschall. Dies dient der nichtinvasiven Untersuchung von organischem Gewebe. Das durch die Sonografie ermittelte Bild nennt man Sonogramm. Bei der Sonografie handelt es sich um eines der am häufigsten eingesetzten bildgebenden Verfahren der Medizin. Im Gegensatz zur konventionellen Röntgendiagnostik und der Computertomographie ist die Sonographie ein diagnostisches Verfahren ohne Strahlenbelastung für den Patienten, das zudem rasch angewendet werden kann.

▪ **Grundlage**
Die sonografische Diagnostik beruht auf dem Echoprinzip. Ein gerichteter Ultraschall wird ausgesandt und von den aufeinanderfolgenden Schichten des beschallten Objektes (Organe bzw. Organebenen) mehr oder weniger stark reflektiert. Aus der Laufzeit des reflektierten Signals kann die Schichtstruktur des Objekts rekonstruiert werden.

▪ **Darstellungsmethoden**
A-Mode (obsolet), B-Mode: M-Mode, 2D-Echtzeitmodus, 3D-Ultraschall
Die Aussagekraft der Sonografie kann durch die Anwendung des Dopplereffekts erhöht werden, der z. B. bei der Farbdopplersonografie zum Einsatz kommt (Gefäßmedizin).

▪ **Darstellung**
Im B-Mode-Verfahren (am häufigsten) gilt folgende grobe Regel: Alles, was schwarz zur Darstellung kommt, ist mehr oder weniger flüssig. Alles, was weiß zur Darstellung kommt, ist entweder Luft, Knochen oder z. B. Kalk. Um die Gewebe besser differenzieren zu können, werden in der Abdominalsonografie auch spezielle Kontrastmittel eingesetzt. Die Kontrastmittelsonographie findet großen Stellwert in der Beurteilung von Raumforderungen in der Leber.

In der Sonographie werden Strukturen bzw. Gewebe im Hinblick auf ihre Echogenität beschrieben – als:

- anechogen: echofrei
- hypoechogen: echoarm
- isoechogen: echogleich
- hyperechogen: echoreich

Mit der Sonographie lassen sich alle flüssigen bzw. weichen und von außen zugänglichen Strukturen gut darstellen, z. B.: Schilddrüse, Hoden, Herz, Bauchspeicheldrüse, Leber, Gallenblase, Nieren, Milz, Harnblase, Pleura, Prostata beim Mann und Uterus mit seinem Inhalt bei der Frau.

Hingegen gibt es natürlich auch schlecht darstellbare Strukturen. Dies sind alle lufthaltigen oder von Hartgeweben (Knochen) umgebenen bzw. verdeckten Strukturen, z. B. Lunge, Luftröhre, Magen, Darm, Knochen (Ausnahme die Kalotte bei Kleinkindern und die Hüftsonographie bei Säuglingen) und das Gehirn.

Sonderformen: Herzultraschall, Gefäßultraschall

12.5 Röntgenthorax

Die Röntgenuntersuchung des Brustkorbes (Thorax), kurz genannt Röntgenthorax (Synonym: Thoraxröntgen), ist die häufigste röntgenologische Untersuchung und gehört vor allem in der Notfallaufnahme zur Standarddiagnostik. In der Pulmologie (Heilkunde der Lungenerkrankungen) ist die Röntgenuntersuchung ebenfalls von größter Wichtigkeit und gehört zur Basisdiagnostik. Die korrekte Beurteilung der Aufnahmen setzt eine genaue Kenntnis der anatomischen Verhältnisse voraus. Weiterführend können eine Durchleuchtung (Röntgendarstellung mit Projektion auf einen Fernsehmonitor in Echtzeit), eine Computertomographie (CT), eine Magnetresonanztomographie (MRT) sowie diverse der Fragestellung entsprechende Untersuchungen durchgeführt werden.

- **Definition**

Als Röntgenthorax wird die standardisierte Untersuchung des Thorax durch Anfertigen von Röntgenaufnahmen in posterior-anteriorem (p. a.) und seitlichem Strahlengang bezeichnet. Ein Röntgenthorax gehört für viele medizinische Prozeduren (z. B. vor operativen Eingriffen) zur Basisdiagnostik.

- **Technik**

Die Aufnahmen werden heute i. d. R. in Hartstrahltechnik als p. a. und als Seitenaufnahme in 2 Ebenen gefertigt.

> **Die Angabe auf dem Anforderungsschein sollte lauten:**
> »Rö-Thorax, 2 Ebenen« (bzw. für 2 Ebenen das Symbol eines waagerechten Striches, auf den mittig ein senkrechter Strich platziert ist).

Unter Hartstrahltechnik versteht man in der Röntgendiagnostik die Anwendung von Röntgenspannung von 100 kV bis 150 kV. Die Untersuchung besteht aus zwei Phasen:
1. Die technische Phase der Fertigung des Röntgenbildes oder der digital gespeicherten Informationen
2. Die Phase der Befundung (ärztlichen Befundverarbeitung)

Die Anfertigung von Aufnahmen in 2 Ebenen ermöglicht eine dreidimensionale Beurteilung und ist erforderlich, wenn eine morphologische Detailanalyse erfolgen soll. Die Befundung erfolgt als optische Wahrnehmung und als Deutung. Die Indikationen sind zur Abklärung und zum Ausschluss folgender Erkrankungen für die Röntgenaufnahme des Thorax geeignet:
- **Pneumothorax**
- **Pleuraerguss** (Hämatothorax, Chylothorax), **Lungenemphysem, Pneumonie**

Röntgenthorax-Untersuchungen werden zum Nachweis oder Ausschluss von Erkrankungen der Lungen, der Mediastinalorgane, des Rippenfells, begrenzt auch des knöchernen Brustkorbskeletts und des Herzens durchgeführt.

Diese zählen zu den diagnostischen Königsdisziplinen der Pneumologen. Die radiologischen Befunde des Thorax liefern eine große Zahl von Erkenntnissen, die diagnostische und therapeutische Entscheidung sehr weitgehend beeinflussen.

Die normale **Lunge** (◘ Abb. 12.8) besteht aus dem Bronchialbau mit den peripheren Alveolen, den Lungengefäßen und dem bindegewebigen Gerüst. Die Grundstruktur der Lungen wird durch die Gefäße geprägt, die von den Lungenwurzeln zur Peripherie hin sich verzweigend und verjüngend,

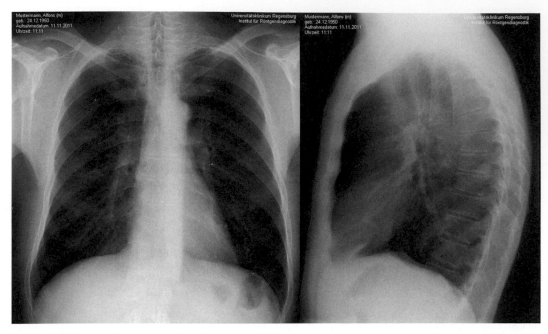

◘ **Abb. 12.8** Normaler Röntgenthorax. (Aus Hamer et al. 2013)

teils parallel, teils schräg oder in querschnittlich darstellenden Schatten imponieren. Alveolen enthalten Luft und stellen sich somit im Einzelnen nicht dar. Von den Bronchien bilden sich nur die größeren auf dem Film ab. Somit entsteht eine »Hintergrundstruktur«, die ein recht unruhiges Muster bildet. In diesem Muster können pathologische Veränderungen von geübten Befundern erkannt werden, wenn sie größer als ca. 4 mm im Durchmesser sind.

Das **Herz** (◘ Abb. 12.8) stellt sich als binnenförmiger Schatten von etwa Faustgröße dar. Die erkennbaren Veränderungen betreffen Herzform und -größe. Durch die modernen echokardiografischen Verfahren hat die Bewertung der radiologisch erkennbaren pathologischen Veränderungen des Herzens an Bedeutung verloren. Bei Herzinsuffizienz sind jedoch valide Aussagen über kardiales Lungenödem mit entsprechenden therapeutischen Konsequenzen oft unverzichtbar. Weitere, wichtige Befunde liefern die Betrachtung des Mediastinums, der Pleura und der ossären Strukturen des Thorax.

❯ Auf den Röntgenbildern müssen folgende Daten vermerkt sein: Name, Vorname, Geburtsdatum, Geschlecht des Patienten, Aufnahmedatum, Aufnahmeuhrzeit und die anfertigende Institution.

Weiterhin müssen die Bilder mit einem Seitenzeichen versehen werden, wobei bei der p.-a.- bzw. a.-p.-Aufnahme entweder ein »l« an der linken Körperhälfte oder ein »r« an der rechten Körperhälfte angebracht wird.

Es gibt Qualitätsmerkmale für eine technisch einwandfreie Röntgenthorax-Aufnahme:
- richtige Bildbeschriftung mit richtigem Patienten,
- Thoraxkompartimente komplett abgebildet,
- ausreichend eingeatmet,
- Knochenüberlagerung ausgeblendet (Scapula),
- korrekte Einstellung und korrekte Belichtung,
- Systematik der Bildanalyse.

Die Befundung und Betrachtung eines Röntgenthorax beginnt mit sehr banalen, jedoch wichtigen Schritten (◘ Abb. 12.9):

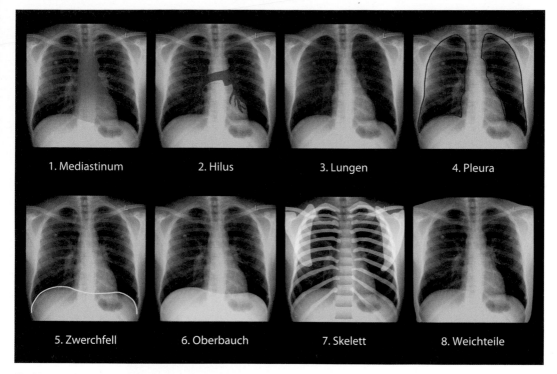

▣ Abb. 12.9 Systematische Bildanalyse. (Aus Hamer et la. 2013)

Zunächst werden Name und Geburtsdatum des Patienten erfasst und es wird überprüft, ob die Daten mit den Angaben des Anforderungsscheins übereinstimmen. Der nächste Blick auf das Aufnahmedatum gewährleistet, dass die aktuelle Aufnahme interpretiert wird. Für die nun eigentliche Bildanalyse ist es dann sinnvoll, Thoraxaufnahmen nach dem gleichen Schema und in gleicher Reihenfolge zu analysieren, um alle wichtigen Strukturen zu berücksichtigen. Eine Reihenfolge hat sich jeder geübte Röntgenthorax-Untersucher und -Befunder selbst gestellt und ist nicht didaktisch festgelegt. Die einzelnen Strukturen sind:

1. Mediastinum
2. Hilus
3. Lungen
4. Pleura
5. Zwerchfell
6. Oberbauch
7. Skelett
8. Weichteile
9. Fremdmaterial.

▪ **Beispiele**
━ Vergrößerung des linken und rechten Vorhofs (▣ Abb. 12.10)
━ Perikarderguss
━ Lungenödem (▣ Abb. 12.11)
━ Lobärpneumonie im rechten Oberlappen (▣ Abb. 12.12)
━ Zentrales Bronchialkarzinom links (▣ Abb. 12.13)
━ Pneumoperitonium und Pneumomediastinum (▣ Abb. 12.14)
━ Pleuaerguss links, Pneumothorax rechts (▣ Abb. 12.15)
━ Pneumothorax links (▣ Abb. 12.16)
━ Morbus Hodgkin (▣ Abb. 12.17)
━ Sarkoidose (▣ Abb. 12.18)
━ Hiatushernie (▣ Abb. 12.19)
━ Zustand nach Ablatio Mammae rechts, Weichteil Asymmetrie (▣ Abb. 12.20)

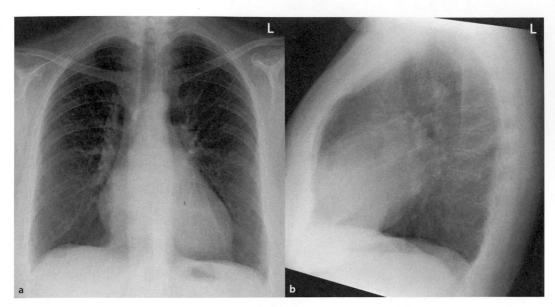

☐ **Abb. 12.10a,b** Vergrößerter linker und rechter Vorhof. (Aus Hamer et al. 2013)

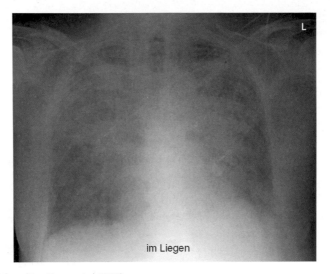

☐ **Abb. 12.11** Lungenödem. (Aus Hamer et al. 2013)

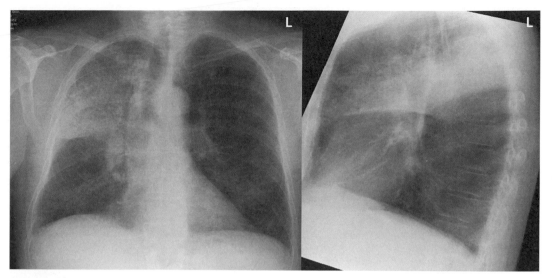

◨ **Abb. 12.12** Lobärpneumonie. (Aus Hamer et al. 2013)

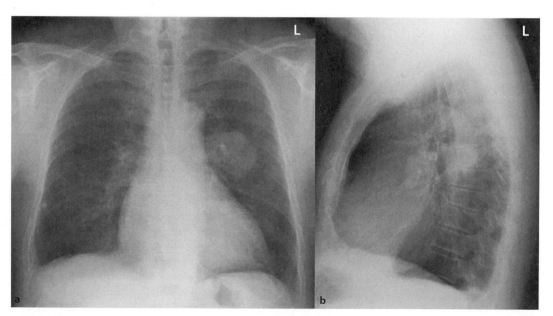

◨ **Abb. 12.13a,b** Bronchialkarzinom. (Aus Hamer et al. 2013)

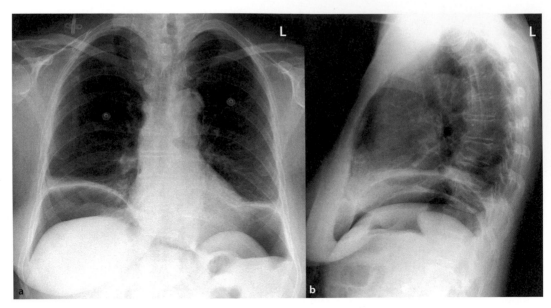

◻ **Abb. 12.14a,b** Pneumoperitonium und Pneumomediastinum. (Aus Hamer et al. 2013)

12

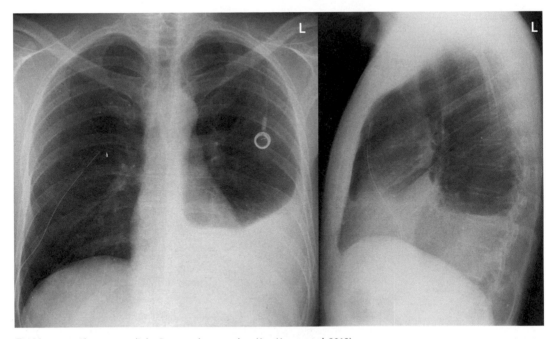

◻ **Abb. 12.15** Pleuraerguss links, Pneumothorax rechts. (Aus Hamer et al. 2013)

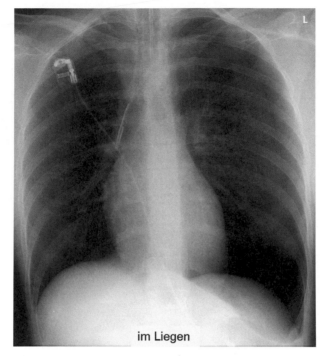

im Liegen

◨ **Abb. 12.16** Pneumothorax links. (Aus Hamer et al. 2013)

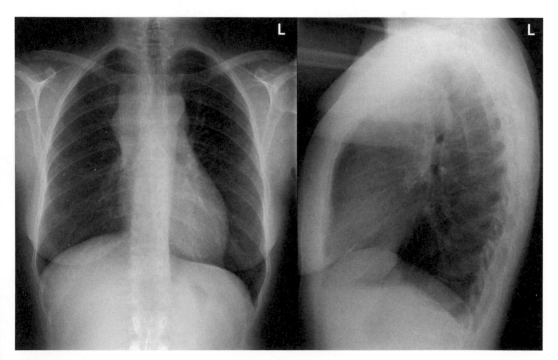

◨ **Abb. 12.17** Morbus Hodgkin. (Aus Hamer et al. 2013)

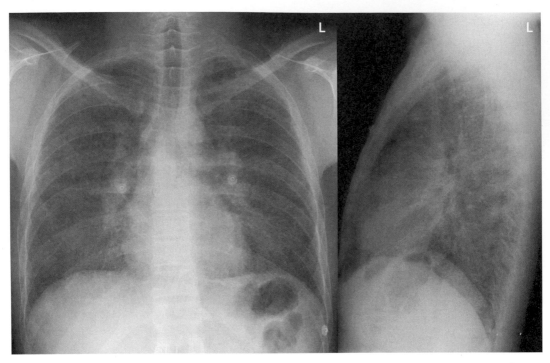

■ **Abb. 12.18** Sarkoidose. (Aus Hamer et al. 2013)

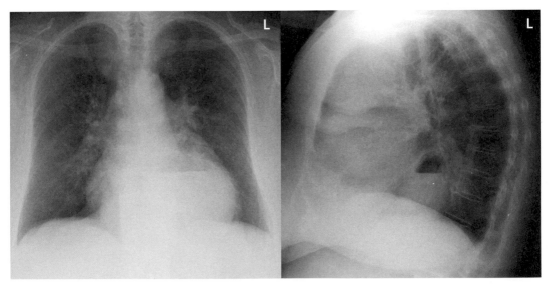

■ **Abb. 12.19** Hiatushernie. (Aus Hamer et al. 2013)

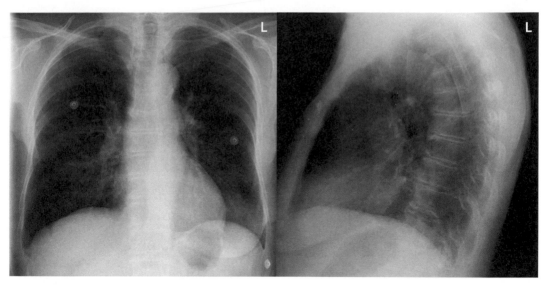

◩ **Abb. 12.20** Z. n. Ablatio mammae. (Aus Hamer et al. 2013)

Wissenswertes zur Anamnese und Untersuchung

Eva Lieske, Sebastian Lieske , Carl Meißner

C. Meißner (Hrsg.), *Basic Skills PJ*,
DOI 10.1007/978-3-662-48703-7_13, © Springer-Verlag Berlin Heidelberg 2016

Die Anamnese und Untersuchung eines jeden Patienten ist das wichtigste Instrument zur Diagnostik und Evaluierung der Beschwerdesymptomatik. Ohne Anamnese keine Therapieentscheidung. Ohne Dokumentation keine Grundlage zur Therapie.

13.1 Anamnese- und Untersuchungsbogen

Der klinische Alltag lässt sich durch eine geschickte Anamneseerhebung und systematische Untersuchung deutlich vereinfachen (▶ Kap. 1). Schon als Student wird man im Rahmen von Famulaturen und dem Praktischen Jahr häufig für diese Tätigkeiten eingesetzt. Nutzen Sie diese Gelegenheit, um sich für Ihren Berufsalltag eine gewisse Routine im Patientengespräch zuzulegen. Die Anamnese ist ein wichtiger Kernpunkt in der Arzt-Patienten-Beziehung.

Das Gespräch, wie schon ausführlich in ▶ Kap. 1 erklärt, beginnt nach der Vorstellung mit einer Eröffnungsfrage, wie z. B. » Was führte Sie ins Krankenhaus?«. Anschließend geht man dann auf die aktuellen Beschwerden ein.

Die Aufnahmeuntersuchung, ebenfalls ausführlich in ▶ Kap. 1 behandelt, ist elementar und

ermöglicht die differentialdiagnostische Einschätzung der im Aufnahmegespräche erhobenen Befunde. Die ausführlichen Untersuchungsbögen (◻ Tab. 13.1, ◻ Tab. 13.2) sollen eine Hilfestellung geben. In der Praxis hat es sich als hilfreich erwiesen, die erhobenen Befunde auf dem Untersuchungsbogen »einzukreisen«. Im Bedarfsfall ist es natürlich erforderlich, kurze schriftliche Kommentare einzufügen.

❯ Vergessen Sie bitte nicht: viele klinische Fehldiagnosen beruhen auf einer unvollständigen körperlichen Untersuchung.

In der Notfallambulanz ist die Zeit oft knapp, dafür die Patientenzahl hoch. Auch hier sollte dennoch eine gute Anamnese erfolgen. Hierbei sind vor allem die jetzige Anamnese, die Allgemein- und die Eigenanamnese wichtig. Sozial- und Familienanamnese können zunächst vernachlässigt werden, sollten aber bei Bedarf nachgeholt werden. Der Status konzentriert sich in der Notfallambulanz meist auf das betroffene Organsystem. Dieses muss aber gründlich untersucht werden. Natürlich wird eine ausführliche Anamnese und Untersuchung bei notwendiger stationärer Aufnahme nachgeholt.

13

13.1.1 Anamnesebogen (◘ Tab. 13.1)

◘ Tab. 13.1 Anamnesebogen

Name: Vorname: Geburtsdatum:	Hausarzt Einweisender Arzt:

Jetzige Anamnese:

Eigenanamnese:	Allgemeinanamnese: Gewicht: _____ Gewicht in den letzten 6 Monaten: _____ Größe: _____ Fieber: _____ Appetit: _____ Nahrungsmittelunverträglichkeiten: _____ Miktion: _____ unauffällig – Dysurie: Nykturie: _____ Stuhlgang: regelmäßig – unregelmäßig ; geformt – sehr fest – dünn – wechselnd – Blut – Schleim Kontinenz: _____ Allergien: _____ Husten: _____ Auswurf: _____ Dyspnoe: _____ Alkohol: nie – selten – regelmäßig Nikotin: nie – früher _____ Zigaretten/Tag über _____ Jahre – jetzt _____ Zigaretten/Tag über _____ Jahre Kaffee: _____
Sozialanamnese: Familienstand: Erlernter Beruf: Derzeit ausgeübte Tätigkeit: Kinder: Betreuung: Sonstiges:	Familienamnese: _____ Diabetes mellitus: _____ Hypertonie: _____ Allergien: _____ Erbleiden: _____ Tumorerkrankungen: _____
	Gynäkologische Anamnese: _____ Letzte Mens: Letzte gynäkolg. US: _____ Schwangerschaften: Geburten: _____

13.1.2 Untersuchungsbogen (Chirurgie)

◨ Tab. 13.2 Untersuchungsbogen Chirurgie

Allgemein
Konstitution: Mischtyp – asthenisch – pyknisch – athletisch
AZ: gut – mäßig – schlecht
Foetor: nein – ex ore – alkoholisch – urämisch
Haut: unauffällig – feucht – trocken – blass – gerötet
Schleimhäute: gut – mittel – schlecht durchblutet
Ikterus: nein – Skleren – allgemein
Zyanose: nein – Lippen – allgemein
Ödeme: nein – Beine – Dekompensationszeichen
LK-Schwellung: nein – cervikal – periclaviculär – axillär – inguinal

Neurologische Beurteilung:
Bewusstseinslage: wach – ansprechbar – somnolent – bewusstlos
Reflexe: _____
Orientierung: zur Person – örtlich – zeitlich – nein

Thorax / Pulmo / Cor
Äußeres: symmetrisch – deformiert – Einzug
Mamma: o.p.B. – rechts – links
Dyspnoe: nein – ja – Belastung – Ruhe
Klopfschall: sonor – hypersonor – gedämpft
Atemgeräusch: vesikulär – abgeschwächt – verschärft – Rasselgeräusche
Herzfrequenz: bpm
Puls: kräftig – flach – nicht tastbar – Pulsdefizit
Herztöne: rein – laut – leise
Herzaktion: rhythmisch – arrhythmisch

Kopf / Hals
Motilität: frei – eingeschränkt – Meningismus
Kalottenklopfschmerz: nein – ja NAP: _____
Augen: o.p.B. – rechts – links Sehschwäche: _____
Nystagmus: _____
Pupillenreaktion: o.p.B. – rechts – links prompt – träge – reaktionslos – Anisokorie
Zunge: feucht – trocken – belegt – Seitabweichung
Tonsillen: unauffällig – gerötet – vergrößert – Z. n. Tonsillektomie
Rachenring: reizlos – gerötet – entzündet
Ohren: o. p. B rechts / links Presbyakusis
Gebiss: saniert – kariös – lückenhaft –Prothese OK/UK
Struma: nein – Grad: _____
HVES: nein – leicht – stark
Schluckstörung: ja – nein

Abdomen
Bauchdecke: gut – schlecht palpabel – adipös – schlaff – straff
Bauch: weich – gebläht – Abwehrspannung: gesamt – lokal: _____
Druckschmerz: _____
Darmgeräusche: leise – laut – keine – Quadranten: _____
Hepar: nicht palpabel – vergrößert – Druckschmerz
Lien: nicht palpabel – vergrößert – Druckschmerz
Nierenlager: rechts – links – frei – Klopfschmerz – Druckschmerz
Bruchpforten: _____
Genital: _____
Digitale rektale Untersuchung: _____
Ampulle: leer – gefühlt Blut: keines – hellrot – dunkelrot
Druckschmerz: ja – nein Prostata: _____

Extremitäten
Funktionseinschränkungen: Lähmungen: nein – schlaff – spastisch Varizen: nein – rechts – links – OS – US Trophische Störungen /Ulcus: nein – rechts – links

opB = ohne pathologischen Befund, AZ = Allgemeinzustand, LK = Lymphknoten, OK = Oberkiefer, UK = Unterkiefer, HVES = Halsveneneinflussstauung, bpm = beats per minute (Pulsfrequenz), NAP = Nervenasutrittspunkte, Z. n. = Zustand nach

13

13.1.3 Die Neutral-Null-Methode

Die Neutral-Null-Methode dient der standardisierten Erfassung und Dokumentation der Bewegungsausmaße der Wirbelsäule und der Gelenke der oberen und unteren Extremitäten. Dies ermöglicht eine klare und unmissverständliche Dokumentation und eine interkollegiale Kommunikation. Hierbei macht es keinen Unterschied, ob Sie im Schockraum mit ihren Kollegen oder mit einem Arzt eines anderen Krankenhauses per Telefon sprechen. Anhand Ihrer erhobenen Daten kann sich jeder ein unmissverständliches Bild vom Patienten machen. Im Rahmen von Nachuntersuchungen kann, zusammen mit den erhoben Vorbefunden, eine genaue Verlaufsbeurteilung erfolgen. Funktionsverbesserungen oder -verschlechterungen können objektiviert werden. Dies ist von besonderer Bedeutung in der berufsgenossenschaftlichen Behandlung.

Auch International findet die Neutral-Null-Methode Anwendung. Hier wird aber meist der Begriff ROM (range of motion) verwendet.

Anfänglich fällt es den meisten jungen Ärzten schwer, aber durch zunehmenden Patientenkontakt werden Sie im Laufe der Ausbildung Sicherheit bei der Befunderhebung erlangen.

Die Untersuchung des Patienten erfolgt immer am vollständig (bis auf die Unterwäsche) entkleideten Patienten. Dadurch können wir uns inspektorisch einen ersten Eindruck machen und sehen gleichzeitig, was der Patient selbstständig machen kann. Auch vermeidet man hiermit das Übersehen eindrücklicher Befunde. Gerne erinnert man sich an eine übersehene infizierte Wunde des Unterschenkels bei einem Patienten, der für eine Operation am Kniegelenk geplant war. Fällt diese erst im Operationssaal auf, gerät man in Erklärungsnot.

> **Keine Diagnose durch die Hose!**

13.1.4 Inspektion

Mit dem ersten Blick kann Auskunft über den Ernährungszustand des Patienten, seinen Konstitutionstyp und das Muskelrelief gegeben werden. Auch das Hautkolorit und eventuell vorhandene Hautveränderungen können so beurteilt werden. Ausgeprägte Deformitäten des Rumpfes und der

Tab. 13.3 Inspektion
Gangbild (Hinken etc.)
Schulter- und Beckenstand in der Frontal- und Seitansicht (Beinlängendifferenz, Wirbelsäulendeformitäten etc.)
Schulterstand (Hoch- oder Tiefstand, Scapula alata etc.)
Kopf- und Halshaltung (Schiefhals etc.)
Achsen der oberen und unteren Extremität (Varus- oder Valgusfehlstellungen etc.)
Fuß- und Sprunggelenkstellung (Pes planovalgus etc.)

Extremitäten sind am stehenden Patienten gut zu erkennen und leiten uns in der späteren genaueren Untersuchung.

Die Beurteilung des Gangbildes ist ein wichtiger Bestandteil fast jeder Fachrichtung und sollte nicht nur bei orthopädisch-traumatologischen Patienten durchgeführt werden. Bewegungseinschränkungen der Gelenke können hiermit ebenso gut beurteilt werden wie neurologische Defizite.

Checkliste
Es werden benötigt:
- Goniometer
- Maßband

Bei der Untersuchung werden aktive und passive Bewegungsumfänge unterschieden. Bei der passiven Bewegungsüberprüfung führt der Untersucher das zu prüfende **Gelenk ohne eine Unterstützung durch den Patienten**. Das Gelenk wird so lange in der Bewegungsebene geführt, bis eine knöcherne oder muskuläre Hemmung oder der Schmerz den Endpunkt anzeigt.

Abnorme Bewegungsausmaße – über die physiologischen Normwerte hinaus – geben uns einen Hinweis auf vorliegende Pathologien (Frakturen, Luxationen). Dies ist von besonderem Interesse bei Patienten, die uns kein Feedback während der Untersuchung geben können (z. B. analgosedierter Patient im Schockraum).

Die aktive Untersuchung erfasst die Bewegungsumfänge, die der Patient ohne Unterstützung selbstständig ausführen kann.

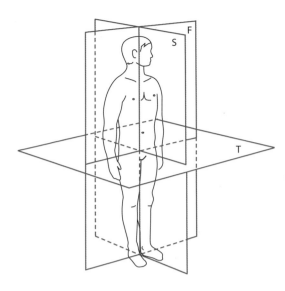

Abb. 13.1 Anatomische Bezugsebenen (S= Sagittalebene, F= Frontalebene, T= Transversalebene). (Aus Gühne 2007)

Bei **Muskellähmungen**, -kontrakturen und Schmerzen unterscheiden sich das aktive und passive Bewegungsausmaß mitunter erheblich.

13.1.5 Untersuchung

Die Untersuchung umfasst alle Ebenen im Raum (Abb. 13.1), die von dem Gelenk ausgeführt werden können. Entsprechend der Anatomie können am Schulter- und Hüftgelenk (Kugelgelenke) mehr Ebenen erfasst werden als am Ellenbogen (Schaniergelenk).

Bei der Neutral-Null-Methode wird als Neutralstellung ein stehender Patient mit herabhängenden Armen angenommen. Aus dieser »Nullstellung« wird die Untersuchung ausgeführt. Natürlich kann sie ebenso im Liegen durchgeführt werden. Neben dem Bewegungsausmaß müssen auch palpatorische Befunde mit aufgeführt werden, die während der Untersuchung erhoben werden (Krepitation, weicher oder harter Anschlag in der Endstellung etc.).

13.2   Obere Extremität

13.2.1 Schulter- und Ellenbogengelenk

An der Bewegung des Armes in der Schulter sind mehrere Gelenke beteiligt. Das Glenohumeralgelenk bildet das Hauptgelenk und das Sternoclaviculargelenk, das Acromiclaviculargelenk, das Subacromialgelenk, und das scapulothorakale Gleitlager die Nebengelenke (Abb. 13.2). Ihr Zusammenspiel ermöglicht eine große, dreidimensionale Beweglichkeit des Armes.

Für die funktionelle Untersuchung ist die Gesamtbeweglichkeit entscheidend und wird dokumentiert (Abb. 13.3).

Das Ellenbogengelenk hat als Schaniergelenk mit der Extension und Flexion nur zwei Bewegungsrichtungen (Abb. 13.4a). In Zusammenarbeit mit dem proximalen und distalen Humeroradialgelenk wird zusätzlich eine Innen- und Außenrotation des Unterarmes ermöglicht, welche als weitere Bewegungsebenen dem Ellenbogen zugeschrieben werden (Abb. 13.4b).

Zwischenmenschliches

Zum besseren Verständnis der Befunderhebung wird im Folgenden die Dokumentation am Ellenbogen aufgeführt (Abb. 13.5).

Körperfern/ Neutral Körpernah

0° – 0° – 150°

Bei einem gesunden Menschen befindet sich der Ellenbogen am hängenden Arm in Neutralstellung, also 0°. Bei der Normalbevölkerung ist die Überstreckung des Ellenbogens nicht möglich, daher ist der körperferne Wert ebenfalls 0°. Die Beugung ist i. d. R. bis maximal 150° möglich. Wir dokumentieren somit: körperfern 0°, neutral 0° und körpernah 150°: 0° – 0° – 150° (Abb. 13.6).

Bei hyperlaxen Patienten ist die Überstreckung bis 10° möglich. Körperfern dokumentieren wir 10°, durchlaufen die Neutralstellung (0°) und können bis 150° flektieren: 10° – 0° – 150°.

Liegt eine Pathologie vor und eine vollständige Streckung des Ellenbogengelenkes ist nur bis 30° vor der Neutralstellung möglich, dokumentieren wir dies wie folgt: 0° – 30° – 150° (Abbildung 5).

Bei einer Ankylose (Einsteifung des Gelenkes) in 20° Beugestellung wird folgendes dokumentiert: 0° – 20° – 20°.

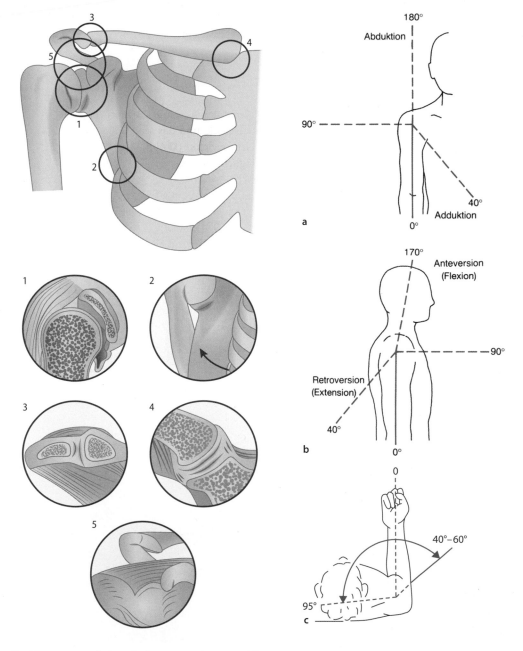

Abb. 13.2 Das Schultergelenk mit seinen Haupt- und Nebengelenken. 1. Glenohumerales Gelenk. 2. Skapulothorakales Nebengelenk. 3. Akromioklavikulares Gelenk. 4. Sternoklavikulares Gelenk. 5. Subakromiales Nebengelenk. (Nach Jerosch/Heisel, Steinkopff-Verlag)

Abb. 13.3a-c Bewegungsumfänge der Schulter. (**a** und **b** nach Krämer, Grifka 2005)

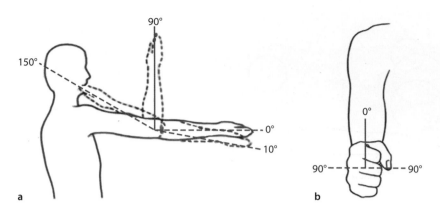

□ **Abb. 13.4a,b** Bewegungsumfänge des Ellenbogens; (**a**) Extension/ Flexion; (**b**) Pronation/ Supination. (Nach Güne 2007)

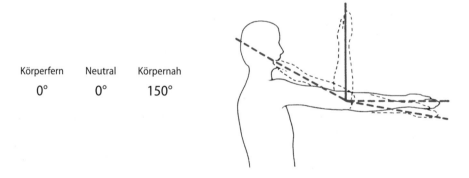

□ **Abb. 13.5** Dokumentation der Beweglichkeit Anhand des Ellenbogengelenkes

13

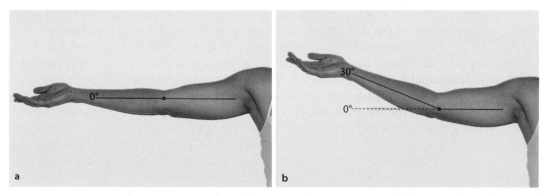

□ **Abb. 13.6a,b** **a** Physiologische Extension bis 0°: 0° – 0° – 150°; **b** pathologisches Extensionsdefizit von 30°: 0° – 30° – 150°

13.2.2 Handgelenk und Finger

Als Nusogelenk kann die Hand Bewegungen in zwei Ebenen ausführen (□ Abb. 13.7). Die Rotation im

Handgelenk ist eine Kombination aus Extension und Flexion sowie der Ulnar- und Radialabduktion.

Jeder Finger der Hand kann in jedem seiner Gelenke in der Funktion eingeschränkt sein. Um einen

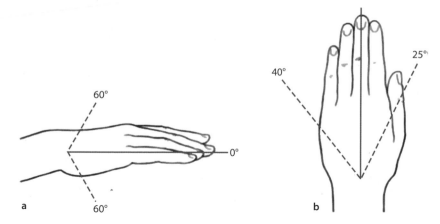

Abb. 13.7a,b Bewegungsumfänge der Hand (**a**) Dorsalextension und Palmarflexion; (**b**) Radial- und Ulnarabduktion. (Nach Krämer, Grifka 2005)

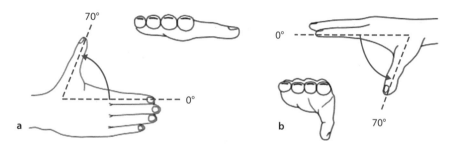

Abb. 13.8 Bewegungsumfänge des Daumens

schnellen und einfachen Überblick zu erhalten, werden der Fingerkuppen-Hohlhand-Abstand und das Fingerstreckdefizit bestimmt. Eine genauere Untersuchung sollte dann an den Fingern mit einer auffälligen Pathologie durchgeführt werden.

Der Daumen hat durch das Sattelgelenk, im Vergleich zu den Langfingern, eine weitere Bewegungsachse und somit eine vermehrte Beweglichkeit (■ Abb. 13.8).

13.3 Untere Extremität

13.3.1 Hüftgelenk

Die visuelle Inspektion und manuelle Untersuchung des Hüftgelenkes lässt oft eine erste »Blickdiagnose« ohne weiter radiologische Diagnostik zu. So ist das

verkürzte und außenrotierte Bein der klassische inspektorische Befund einer **Schenkelhalsfraktur**. In diesen Fällen muss die weitere Untersuchung der Verdachtsdiagnose »Fraktur« angepasst werden, um weitere Schmerzen für den Patienten zu vermeiden.

Im Gegensatz dazu können andere Pathologien im Bereich des Hüftgelenkes leicht übersehen werden. Hierzu zählt unter anderem die **Hüftbeuge-kontraktur**. Bei diesen Patienten findet sich ein Extensionsdefizit im Hüftgelenk. Im Liegen wird diese durch eine Hyperlordose der Lendenwirbelsäule kompensiert und kann bei einer unvollständigen Untersuchung übersehen werden. Durch eine Flexion der Hüfte der Gegenseite durch den Untersucher kann die Hyperlordose bei der Untersuchung ausgeglichen werden. Dadurch kann auf der pathologischen Gegenseite das Ausmaß der Beugekontraktur direkt beurteilt werden.

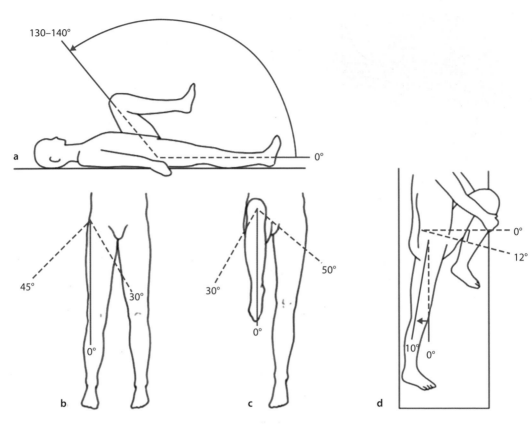

Abb. 13.9 Bewegungsumfänge des Hüftgelenkes. (**b** und **c** nach Krämer, Grifka 2005)

Abb. 13.9 zeigt die Bewegungsumfänge im Hüftgelenk.

13.3.2 Kniegelenk

Für die allgemeine Untersuchung der Bewegungsumfänge (**Abb. 13.10**) des Kniegelenks ist im Wesentlichen die Extensions- und Flexionsbewegung von Bedeutung. Aber auch Rotationsbewegungen sind möglich. Die Schlussrotation im Kniegelenk ist eine physiologische Bewegung des Kniegelenkes. In der letzten Phase der Extension (Streckung) des Kniegelenkes (ab ca. 10°) kommt es zu einer Außenrotation des Unterschenkels in Bezug auf den Oberschenkel.

Diese ist für die Kinematik des Kniegelenkes von entscheidender Bedeutung und kann insbesondere bei intraartikulären Pathologien gestört sein.

13.3.3 Sprunggelenk und Fuß

Das obere Sprunggelenk (OSG) kann als Scharniergelenk eine Flexions- und Extensionsbewegung ausführen (**Abb. 13.11a**). Das untere Sprunggelenk (USG) sollte in Bauchlage, bei flektiertem Kniegelenk und in Neutralstellung des Sprunggelenkes untersucht werden (**Abb. 13.11b**).

13.4 Erhebungsbögen und Normwerte

Im Rahmen der berufsgenossenschaftlichen Dokumentation für die Unfallversicherer sind seit vielen Jahren spezielle Untersuchungsbögen etabliert. Sie erlauben einen schnellen Überblick über den Bewegungsstatus der Gelenke und sind ein wichtiger Bestandteil der Erhebung von akuten Befunden und in der Verlaufsdokumentation. Zur Vereinfachung der

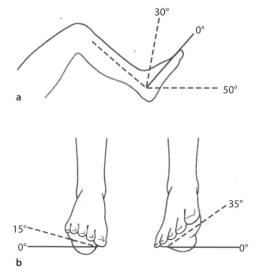

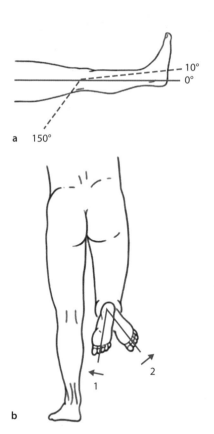

Abb. 13.10a,b Bewegungsumfänge des Kniegelenkes, (a) Extension und Flexion; (b) Rotation. (Nach Krämer, Grifka 2005)

Abb. 13.11a,b Bewegungsumfänge von Sprunggelenk und Fuß; (a) Dorsalextension und Plantarflexion; (b) Inversion und Eversion. (Nach Krämer, Grifka 2005)

Erhebung, besonders für unerfahrene Untersucher, sind auf ihnen die Normwerte mit aufgeführt (▫ Abb. 13.12, ▫ Abb. 13.13). Ergänzend ist auch der Erhebungsbogen für die Wirbelsäulenuntersuchung abgebildet (▫ Abb. 13.14).

13.5 Ernährungszustand und Ernährungsanamnese

Bis vor einigen Jahren war es normal den Zustand des Patienten wie im Folgenden zu beschreiben: »Ein 84-jähriger Patient in mäßigem Allgemeinzustand und kachektischen oder mangelernährten Zustand:« Das reicht heute nicht mehr aus.

Die Dokumentation bzw. Ermittlung des Ernährungszustandes mit folgender befundapatieren-

den ernährungstherapeutischen Konsequenz ist heut zutage gefordert und wichtig.

Patienten, die mit einem normalen Ernährungszustand zur Behandlung ins Krankenhaus kommen, entsprechen 20 % des gesamten Patientenklientels; sie sind damit in der Minderheit. Ca. 55 % der Patienten sind übergewichtig und ca. 25 % der eingewiesenen Patienten leiden an Unter- bzw. Mangelernährung. Hinzu kommt, dass ca. 75 % aller im Krankenhaus stationär betreuten Patienten einen deutlichen Gewichtsverlust während ihres Krankenhausaufenthaltes haben. Somit muss es das erklärte Ziel sein, Patienten mit erhöhtem nutritiven und metabolischen Risiko frühestmöglich nicht nur zu erkennen, sondern umgehend und befundgemäß die angepasste ernährungsmedizinische (Begleit-) Behandlung zu initiieren.

> In der Anamnese, unabhängig von der Fachrichtung, sollten folgende Daten zum Thema Ernährungszustand enthalten sein: Größe, Gewicht, BMI, Gewichtsverlust in den letzten 3 Monaten und Grunderkrankung. Sind hier Auffälligkeiten, sollte ein spezielles Ernährungsassesment erfolgen (siehe SOP-Bogen nach Meissner et. al., ▫ Abb. 13.15)

Name: Aktenzeichen:

Untersuchungstag:

☐ Rechtshänder   ☐ Linkshänder

Messblatt für obere Gliedmaßen (nach der Neutral - 0 - Methode)

Schultergelenke: Rechts   Links

Arm seitwärts / körperwärts (Abb. 1)

Arm rückwärts / vorwärts (Abb. 2)

Arm auswärts / einwärts drehen (Oberarm
anliegend) (Abb. 3)

Arm auswärts / einwärts (Oberarm 90°
seitwärts abgehoben) (Abb. 4)

Ellenbogengelenke:

Streckung / Beugung (Abb. 5)

Unterarmdrehung:

auswärts / einwärts (Abb. 6)

Handgelenke:

handrückenwärts / hohlhandwärts (Abb. 7)

speichenwärts / ellenwärts (Abb. 8)

Fingergelenke: II   III   IV   V   II   III   IV   V
Abstände in cm:
Fingerkuppe von der queren
Hohlhandbeugefalte (Abb. 9)

Fingerkuppe von der verlängerten
Handrückenebene (Abb. 10)

Daumengelenke:
Streckung / Beugung:

Grundgelenk

Endgelenk

**Abspreizung (Winkel zwischen 1. und
2. Mittelhandknochen)**

In der Handebene (Abb. 11)   0   0

Rechtwinklig zur Handebene (Abb. 12)   0   0

                                     II   III   IV   V   II   III   IV   V
Ankreuzen, welche Langfingerkuppen mit der
Daumenspitze erreicht werden können

Handspanne:
Größter Abstand in cm zwischen Daumen-
und Kleinfingerkuppe

Umfangmaße in cm:
(Hängender Arm)

15 cm oberhalb äußerem Oberarmknorren

Ellenbogengelenk

10 cm unterhalb äußerem Oberarmknorren

Handgelenk

Mittelhand (ohne Daumen)

Armlänge in cm:

Schulterhöhe / Speichenende

Stumpflängen in cm:

Schulterhöhe / Stumpfende

Äußerer Oberarmknorren / Stumpfende

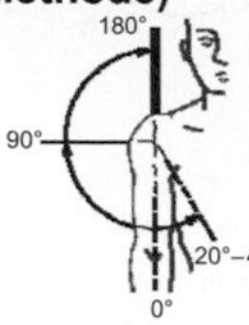

F 4222 0713 Messblatt obere Gliedmaßen

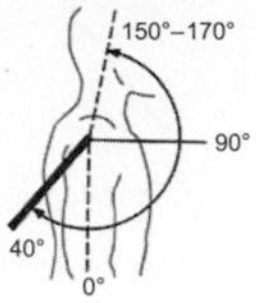

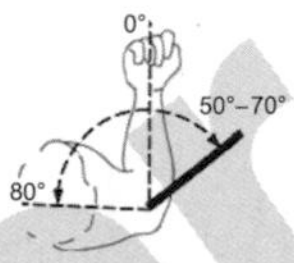

Abb. 1 seitw./körperw.   **Abb. 2** rückw./vorw.

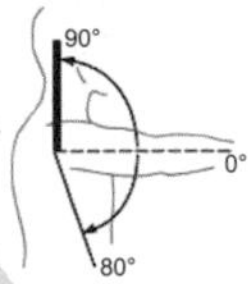

Abb. 3 Drehg. ausw./einw.   **Abb. 4** Drehg. ausw./einw.

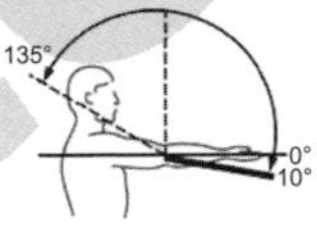

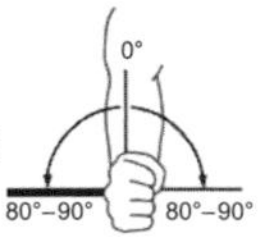

Abb. 5 Streck./Beugg.   **Abb. 6** Drehg. ausw./einw.

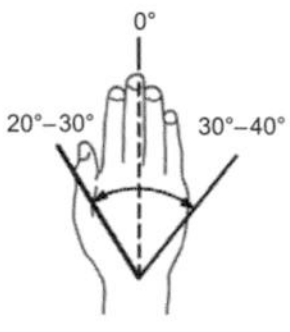

Abb. 7 handrückenw./hohlhandw.   **Abb. 8** speichenw./ellenw.

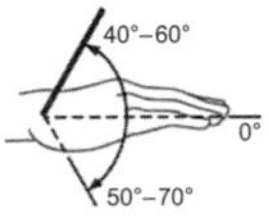

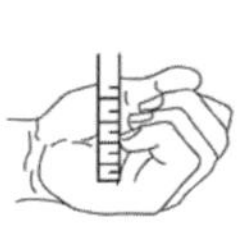

Abb. 9 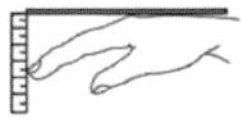   **Abb. 10**

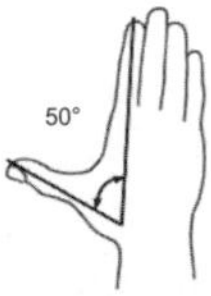

Abb. 11 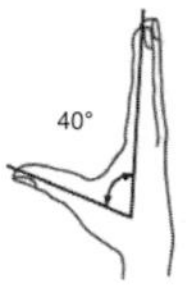   **Abb. 12**

◘ **Abb. 13.12** Messblatt für obere Gliedmaßen (Quelle: Deutsche Gesetzliche Unfallversicherung. (Mit freundlicher Genehmigung der Deutschen Gesetzlichen Unfallversicherung, http://www.dguv.de/formtexte/index.jsp)

Name: Aktenzeichen:

Untersuchungstag:

Standbein: ☐ rechts   ☐ links

Messblatt für untere Gliedmaßen (nach der Neutral - 0 - Methode)

	Rechts	Links

Hüftgelenke:

Streckung / Beugung (Abb.1 a und 1 b)

Abspreizen / Anführen (Abb. 2)

Drehung auswärts / einwärts (Hüftgelenk. 90° gebeugt) (Abb. 3)

Drehung auswärts / einwärts (Hüftgelenk gestreckt) (Abb. 4)

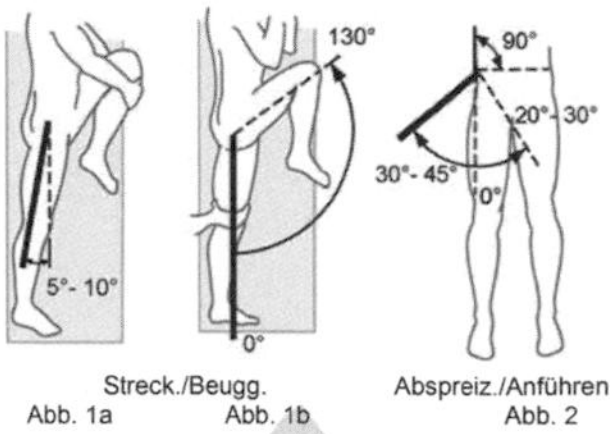

Kniegelenke:

Streckung / Beugung (Abb. 5)

Obere Sprunggelenke:

Heben / Senken des Fußes (Abb. 6)

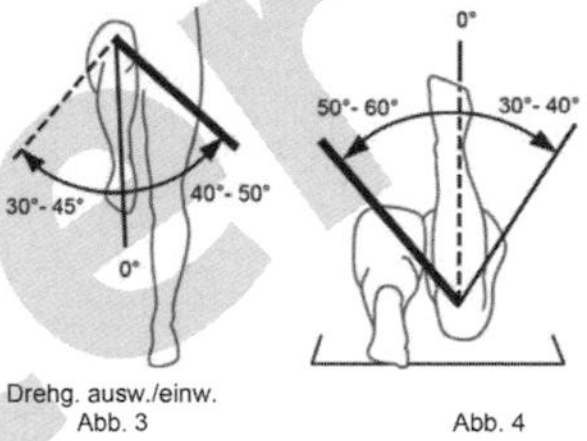

Untere Sprunggelenke:

Gesamte Beweglichkeit (Fußaußenrand heben Abb. 7 a / senken Abb. 7 b) (in Bruchteilen der normalen Beweglichkeit)

Zehengelenke:
(in Bruchteilen der normalen Beweglichkeit)

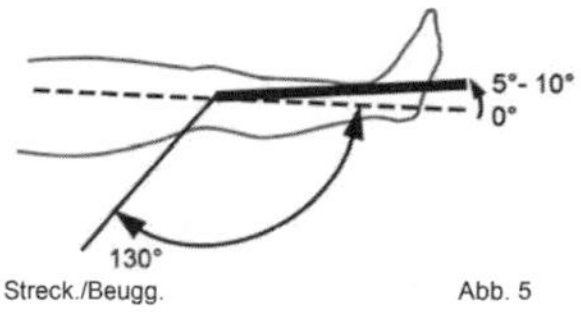

Umfangmaße in cm:

20 cm ob. innerer Knie-Gelenkspalt

10 cm ob. innerer Knie-Gelenkspalt

Kniescheibenmitte

15 cm unterhalb innerer Gelenkspalt

Unterschenkel, kleinster Umfang

Knöchel

Rist über Kahnbein

Vorfußballen

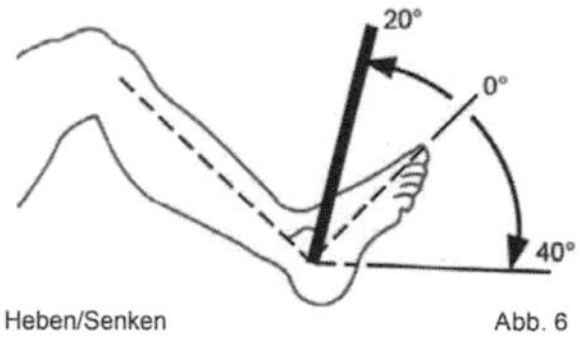

Beinlänge in cm:
Vorderer oberer Darmbeinstachel
- Außenknöchelspitze

Stumpflänge in cm:

Sitzbein - Stumpfende

Innerer Knie-Gelenkspalt - Stumpfende

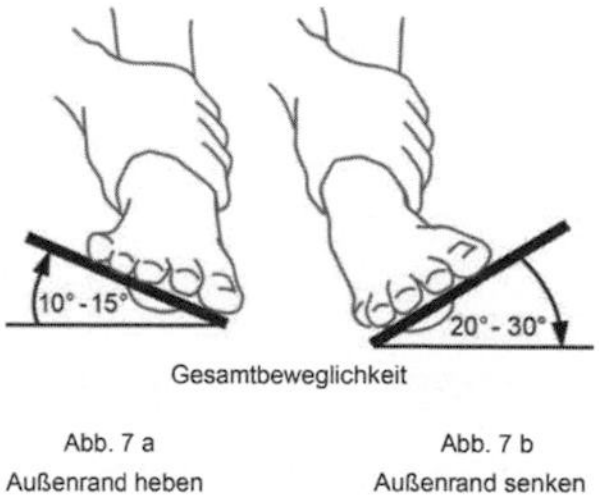

Streck./Beugg.
Abb. 1a   Abb. 1b

Abspreiz./Anführen
Abb. 2

Drehg. ausw./einw.
Abb. 3   Abb. 4

Streck./Beugg.   Abb. 5

Heben/Senken   Abb. 6

Gesamtbeweglichkeit

Abb. 7 a   Abb. 7 b
Außenrand heben   Außenrand senken

F 4224 0713 Messblatt untere Gliedmaßen

◻ **Abb. 13.13** Messblatt für untere Gliedmaßen. (Mit freundlicher Genehmigung der Deutschen Gesetzlichen Unfallversicherung, http://www.dguv.de/formtexte/index.jsp)

Az.:   , Name:

Messblatt Wirbelsäule
(nach der Neutral-0-Methode)

Größe in cm: Gewicht in kg:

HWS

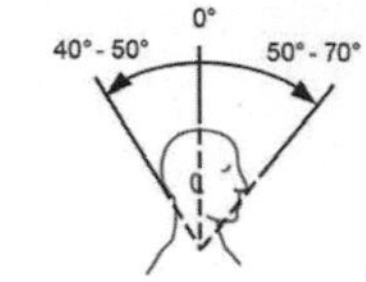

Vorneigen / Rückneigen   (Abb. 1)

Seitneigen   rechts / links   (Abb. 2)

Drehen   rechts / links   (Abb. 3)

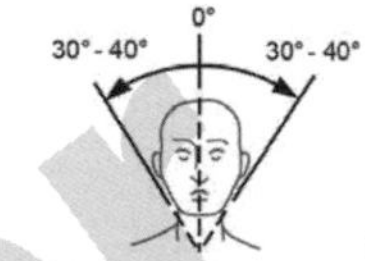

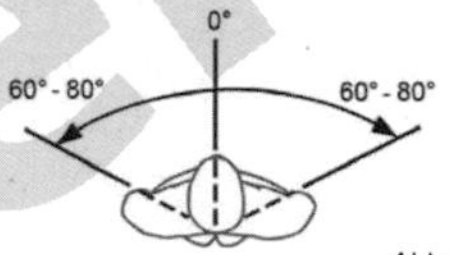

BWS / LWS

Seitneigen   rechts / links   (Abb. 4)

Drehen im Sitzen   rechts / links   (Abb. 5)

Finger - Boden - Abstand (cm)

a) Ott   (Abb. 6)
   Messstrecke DF C7 30 cm caudal
b) Schober   (Abb. 6)
   Messstrecke DF S1 10 cm cranial
c) Messstrecke 10 cm   (Abb. 6)
   mit Mittelpunkt DF L 1

Seitverbiegung

Schulterstand (rechts tief/links tief)

Sagittale Verbiegung (kyphotische oder
lordotische Fehlform)

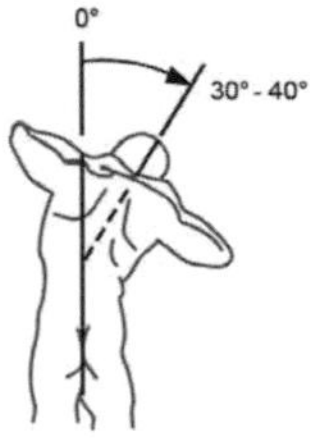

Abb. 1

Abb. 2

Abb. 3

Abb. 4

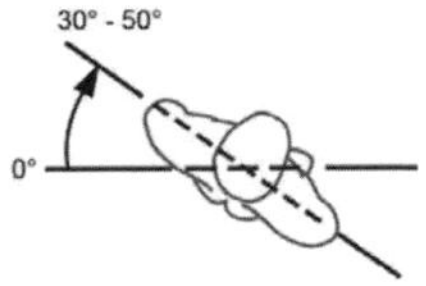

Abb. 5

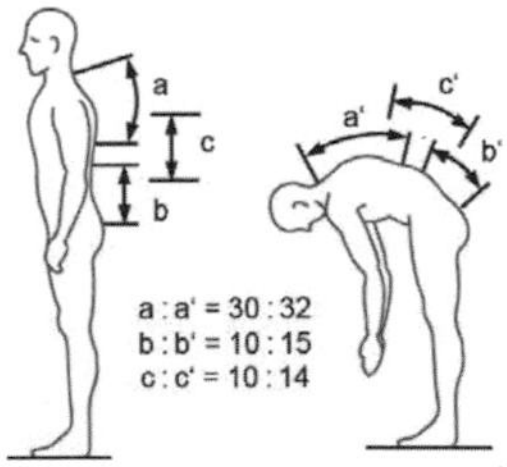

a : a' = 30 : 32
b : b' = 10 : 15
c : c' = 10 : 14

Abb. 6

F 6222 0713 Messblatt Wirbelsäule BK 2108, 2109, 2110

Abb. 13.14 Messblatt Wirbelsäule. (Mit freundlicher Genehmigung der Deutschen Gesetzlichen Unfallversicherung, http://www.dguv.de/formtexte/index.jsp)

13.5.1 Begriffsklärung in der Ernährungsmedizin

Eine international einheitliche und standardisierte Definition der einzelnen Entitäten von Mangelernährung liegt bis heute nicht vor. Die Bezeichnung Mangelernährung selbst ist nur ein Überbegriff, der das weite Spektrum der Krankheitsentitäten (Malnutrition, Unterernährung, spezielle Nährstoffdefizite, Anorexie, Kachexie, Refeeding-Syndrom) umfasst. Aus diesem besagten Grund ist die Kenntnis der im Kontext stehenden Erkrankungen für die weitere Therapie essenziell.

▪ **Unterernährung**

Aufgrund einer unzureichenden Kalorienzufuhr kann es zur Unterernährung kommen, hierbei nimmt sichtbar die Fettmasse ab. Klinische Beispiele sind Hungerzustände, aber auch Marasmus.

▪ **Mangelernährung**

Hierunter versteht man das Ungleichgewicht zwischen Nährstoffzufuhr und -bedarf, eine gestörte Nährstoffverwertung und/oder den unkontrollierten Abbau von Körpersubstanz.

▪ **Malnutrition**

Bei einem Gewichtsverlust infolge einer Krankheit und bei den damit verbundenen Veränderung der Körperzusammensetzung wird von Malnutrition gesprochen. Dies ist beispielsweise bei Infektionskrankheiten, Morbus Crohn, Colitis ulcerosa oder auch Depressionen der Fall. Es kann auch zu Passagestörungen im Gastrointestinaltraktes kommen, wie sie durch Karzinome des Verdauungstraktes ausgelöst werden können. Bei hochbetagten/geriatrischen Patienten kommt hinzu, dass diese oft einen schlechten Zahnstatus oder schlecht sitzende Prothesen aufweisen, wodurch das Kauen erschwert wird. Auch die fortschreitende Demenz und das daraus resultierende »Vergessen der Nahrungsaufnahme« spielt bei älteren Patienten eine Rolle.

▪ **Kachexie**

Dies bedeutet, dass eine Abnahme von Körpergewicht, Fett- und Muskelmasse zu beobachten ist. Der Proteinkatabolismus ist gesteigert und oft liegt eine entzündliche Grunderkrankung vor. Diese Pa-

tienten sind teilweise gleichzeitig von einer Malnutrition betroffen. Es kommt außerdem zu einem krankheitsassoziierten Gewichtsverlust, wie dies bei dialysepflichtiger Niereninsuffizienz, Tumorerkrankungen oder fortgeschrittener Herzinsuffizienz der Fall ist. Die Prävalenz krankheitsassoziierter Mangelernährung wird europaweit auf etwa 30% geschätzt. Meist sind geriatrische und/oder onkologische Patienten betroffen. Ursächlich können Appetitverlust, Schmerzen, Kau- und Schluckbeschwerden, verminderte Nährstoffverwertung, ein erhöhter Bedarf, unkontrollierter Substanzabbau, sowie Geschmacksveränderungen sein. Auch fehlende Unterstützung bei der Nahrungsaufnahme, gerade bei älteren Patienten oder psychische Faktoren können Gründe für die Kachexie sein.

▪ **Spezielle Nährstoffdefizite**

Bei Mangelzuständen eines Makro- oder Mikronährstoffs liegt ein »Spezielles Nährstoffdefizit« vor. Kwashiorkor oder ein Vitamin-D-Mangel kann dann die Folge sein.

▪ **Anorexie**

Die Appetitregulation ist gestört und aufgrund dessen kann nur eine unzureichende Zufuhr von Nährstoffen erfolgen.

▪ **Sarkopenie**

Wenn ein Verlust der Muskelmasse und -kraft aufgrund des Alters vorliegt, wird von Sarkopenie gesprochen. Ursachen können sein z. B. eine länger währende körperliche Inaktivität oder Bettlägerigkeit.

▪ **Refeeding-Syndrom**

Bei einer schweren Entgleisung des Stoffwechsels in Verbindung mit Störungen des Elektrolyt- und Wasserhaushalts kann es zum sogenannten Refeeding-Syndrom kommen. Es liegen zudem Störungen der Glukoseverwertung vor. Bei einer zu aggressiven Ernährungstherapie chronisch mangelernährter Patienten kommt es zu diesem Syndrom.

Logo der Klinik

STANDARD OPERATION PROCEDURE „Ernährungsevaluation & -therapie"

Screening zur Ernährungstherapie
– ZIELE: *Steigerung der Energie-, Nährstoffzufuhr
          *Erhaltung und/oder Verbesserung **i**) des EZ, **ii**) Funktionalität/Aktivität, **iii**) der LQ
          *Reduktion von Morbidität/Mortalität
          * ME früh erkennen bei zeitnahem adäquaten Therapiebeginn

Unter-/Mangelernährung
Eine international einheitliche und standardisierte Definition der einzelnen Entitäten von Mangelernährung liegt
bis heute nicht vor. Die Bezeichnung Mangelernährung selbst ist nur ein Überbegriff, der das weite Spektrum der
Krankheitsentitäten (Malnutrition, Unterernährung, spezielle Nährstoffdefizite, Anorexie, Kachexie, Refeeding-
Syndrom) umfasst. Aus diesem besagten Grund ist die Kenntnis der im Kontext stehenden Erkrankungen für die
weitere Therapie essenziell.

Stufenschema der Ernährung nach DGEM [1]

Stufe	Form der Ernährung oder des Ernährungssupports
I	Normalkost, Sonderkostform, Speisenanreicherung (Makro-, Mikronährstoffe), Diätberatung
II	I + orale bilanzierte Diäten (OBD)
III	(I, II) + supplementierende enterale/parenterale Ernährung
IV	totale enterale Ernährung
V	enterale Ernährung + parenterale Ernährung
VI	parenterale Ernährung + minimale enterale Ernährung
VII	totale parenterale Ernährung

Erfassung & Therapienachweis der Unter- & Mangelernährung im DRG-System (E40–E46)
– gilt auch zur Vorlage beim MDK –

DOKUMENTATION/Maßnahme (▮ Arzt, ▮ Pflege, ▮ Ernährungsassistentin):

Patientendaten (Klebchen):

Diagnose: ....
               ....
Diagnose: ....
               ....

DATUM   ┌──────────────────────┐

KLINIK

– Körpergewicht: .... kg   //   – Körpergröße: .... cm   //   – BMI: .... kg/m^2

VORSCREENING nach Kondrup J *et al.* Clin Nutrit 2003;22:415–21

–	Ist der Body Mass Index < 20,5 kg/m^2?	JA ☐ / NEIN ☐
–	Hat der Patient in den vergangenen 3 Monaten Gewicht verloren?	JA ☐ / NEIN ☐
–	War die Nahrungszufuhr in der letzten Woche vermindert?	JA ☐ / NEIN ☐
–	Ist der Patient schwer erkrankt (z. B. Intensivtherapie)?	JA ☐ / NEIN ☐

➔ Wird eine dieser Fragen mit „JA" beantwortet wird mit dem Hauptscreening fortgefahren
➔ Werden alle Fragen mit „NEIN" beantwortet, wird der Patient wöchentlich neu gescreent
➔ Wenn für den Patienten z.B. eine große Operation geplant ist, sollte ein präventiver
   Ernährungsplan verfolgt werden, um dem assoziierten Risiko vorzubeugen.   ➔

🔲 **Abb. 13.15** Bogen: Ernährungsevaluation und -therapie

Meißner *et* Meyer: – Ernährungsevaluation–

Labor:

CRP [mg/l]: .... // Serumalbumin [g/l]: .... // Protein [g/l]: .... // Hämoglobin [mmol/l]: ....

[BIA (Bioimpedanz – Analyse):

BCM: ECM/BCM: Phasenwinkel:]

Kondrup-Score (NRS) 2002:

– ERGEBNIS: * kein Risiko (0 Punkte) ☐   * Risiko (1–2 Punkte) ☐   * Mangelernährung (3/>3 Punkte) ☐

– ggf. Ernährungsberatung am .... erfolgt (nach ICD-10:Z71) ☐

Ernährungstherapie: * Enteral   ☐
                                 * Parenteral   ☐

WAS?   – Eiweißpulver   ☐
                                 – Trink- und Zusatznahrung   ☐
                                 – Olimel ......% (+ 1 Amp. Addel + 1 Amp. Cernevit)   ☐

Zusatzempfehlung – Ernährungsassistentin/Arzt – angeordnet am:

....

....

Wiedervorstellung am: ....

Ernährungsmedizinische Diagnose nach ICD-10 (Zutreffendes ankreuzen):

E43   (Kondrup-Score > 4 Punkte & BMI <18,5 kg/m² oder ungewollter
         Gewichtsverlust > 10 % in 3 Monaten)   ☐
E44.0   (Kondrup-Score: 3–6 Punkte & BMI 18,5–22,5 kg/m² oder ungewollter
         Gewichtsverlsut > 5 % in 3 Monaten)   ☐
E44.1   (Kondrup-Score: 3–6 Punkte & Gewichtsverlust von < 5 % in 3 Monaten)   ☐
E46   (Gewichtsverlust: > 10 %, Kondrup-Score: ≥ 3)   ☐
R64   (BMI: < 18,5 kg/m² &/od. Albumin: < 30 g/l)   ☐

.... Arztunterschrift / -stempel

Literatur

[1] Valentini L *et al*.: **Leitlinien der ... (DGEM): DGEM-Terminologie in der Klinischen Ernährung.** *Aktuel Ernährungsmed* 2013; 38: 97–111

[2] Pirlich M **„Was ist Mangelernährung?"** *Wiener Klin Wochenschr* 2004; 116(17–18):575–8

[3] Volkert D *et al.* **ESPEN Guidelines on Enteral Nutrition: Geriatrics.** *Clin Nutr* 2006; 25(2):330–60

[4] Pirlich M *et al.* **Ernährungsstatus.** *Akt Ernähr Med* 2003; Suppl 1:S10–25

[5] Norman K *et al.* **Prognostic impact of disease-related malnutrition.** *Clin Nutr* 2008;27(1):5–15

[6] Kondrup J *et al.* **Nutritional Risk Screening (NRS 2002).** *Clin Nutr* 2003; 22:415–21

[7] Detsky AS *et al.* **What is Subjective Global Assessment of Nutritional Status.** *JPEN* 1987;11(1):8–13

[8] Guigoz Y *et al.* **Mini Nutritional Assessment (MNA): A practical assessment tool ... of elderly patients.** *Facts Res Gerontol* 1994;4(Suppl 2):15–59

[9] Bosy-Westphal A *et al.* **Patterns of bioelectrical impedance vector distribution by body mass index and age: implications for body-composition analysis.** *Am J Clin Nutr* 2005;82(1):60–8. Erratum in: *Am J Clin Nutr* 2005;82(6):1358

[10] Lochs H *et al.* **Introductory to the ESPEN Guidelines on Enteral Nutrition: Terminology, Definitions and General Topics.** *Clin Nutr* 2006;25:180–6

Abkürzungsverzeichnis

LQ	– Lebensqualität	**ME**	– Minderernährung
DRG	– Diagnosis-Related Groups	**BMI**	– Body Mass Index [kg/m²]
NRS	– Nutritional Risk Screening	**SGA**	– Subjective Global Assessment
MNA	– Mini Nutritional Assessment	**ESPEN**	– European Society for Nutrition & Metabolism

▣ **Abb. 13.15** (Fortsetzung)

13.5.2 Vorgehensempfehlung der Ernährungsanamnese und Intervention mit dem Magdeburger Schema nach Meissner C. et. al.

Ablaufschema (◘ Abb. 13.15):

1. Pflege: Stationäre Aufnahme, Dokumentation: Datum, Diagnose, Größe, Gewicht, BMI und Vorscreening nach Kondrup J et al. (Bogen NRS)
2. Wird hierbei eine Frage mit »Ja« beantwortet – Weitergabe an den Arzt und Information an Ernährungstherapeutin (z.B. Diätassistentin, Ökotrophologin)
3. Ernährungstherapeutin: NRS-Screening, ggf. Beratung und ernährungstherapeutische Empfehlung, ggf. BIA-Dokumentation
4. Arzt: Labor (Hämoglobin, Protein, Albumin und CRP), Dokumentation, Auswahl der ernährungsmedizinischen Diagnose

Die derzeitig zu dokumentierenden Befunde und Vorgehensweisen im Rahmen der DRG (»Diagnosis Relatetd Groups«)-Abbildung von Mangelernährung, insbesondere im Vorfeld einer potenziellen MDK (Medizinische Dienst der Krankenkasse)-Anfrage lauten:

- Körpergröße und Körpergewicht,
- BMI,
- Ernährungsscreening (z. B. NRS-2002),
- Paraklinik: Albumin und Protein,
- ggf. Bestimmung der Köperzusammensetzung (BIA=Bioeletrische Impedanzanalyse),
- ggf. Ernährungsberatung,
- ärztliche Anordnung und Dokumentation einer Ernährungstherapie.

13.5.3 Schlussfolgerung

Unter- und Mangelernährung sind relevante Risikofaktoren in den Krankenhäusern und Kliniken, die wesentliche klinische Parameter beeinflussen, vor allem die **Letalität, Morbidität, Verweildauer** im Krankenhaus, die **Komplikationen**, den **Therapierfolg** und – nicht zu unterschätzen – die **Lebensqualität** des Patienten.

Um einen Therapieerfolg zu erzielen, ist die frühzeitige, gezielte Erfassung des Ernährungszustandes notwendig, um die leitliniengerechte Umsetzung der erarbeiteten Ernährungskonzepte anhand des Stufentherapieschemas durchzusetzen. Erfolg garantiert nur die konsequente Umsetzung der erstellten Ernährungskonzepte, die zum Ziel haben, den Energie- und Proteinhaushalt des Patienten zu erhalten und zu verbessern.

Europaweite Studien und Metaanalysen bestätigen eindrucksvoll die Wichtigkeit einer medizinischen Ernährungsanalyse bei stationären Patienten. Die Evaluationsscores sind eine sichere Basis für die Erfassung einer Unter- und Mangelernährung. Trink-, Zusatz- und Sondennahrung haben einen hohen therapeutischen Nutzen. Es sollte eine routinemäßige Ernährungsbetreuung mit bei Bedarf Eskalation bis zur additiven parenteralen Ernährungstherapie erfolgen. Die setzt ein qualifiziertes Ernährungsteam voraus. Dieses Team ist der Umsetzung der Leitlinien verpflichtet.

» Das, was mit der Ernährungsmedizin erreicht werden kann, bewirkt kein einziges Medikament. (C. Meißner)

Serviceteil

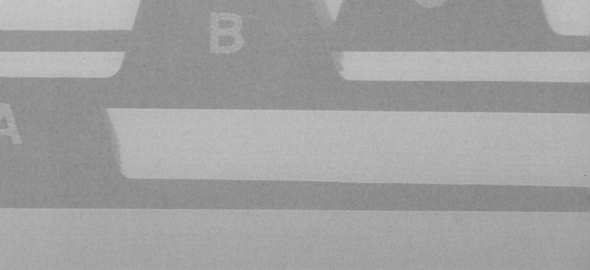

C. Meißner (Hrsg.), *Basic Skills PJ*,
DOI 10.1007/978-3-662-48703-7, © Springer-Verlag Berlin Heidelberg 2016

Stichwortverzeichnis